Ventilação Mecânica Perioperatória

1 SÉRIE **SAESP**

Ventilação Mecânica Perioperatória

EDITORES
Talison Silas Pereira
João Manoel Silva Jr.

2ª EDIÇÃO
REVISADA E AMPLIADA

saesp
SOCIEDADE DE ANESTESIOLOGIA DO ESTADO DE SÃO PAULO

manole
editora

Projeto gráfico: Departamento Editorial da Editora Manole
Editoração eletrônica: Formato Editoração
Ilustrações: Formato Editoração e HiDesign Estúdio
Capa: Ricardo Yoshiaki Nitta Rodrigues
Imagens da capa: Freepik

CIP-BRASIL. CATALOGAÇÃO NA PUBLICAÇÃO
SINDICATO NACIONAL DOS EDITORES DE LIVROS, RJ

V576
2. ed.

Ventilação mecânica perioperatória / editores Talison Silas Pereira, João Manoel Silva Jr. - 2. ed., rev. e ampl. - Barueri [SP] : Manole, 2025.
il. ; 23 cm. (SAESP)

ISBN 978-85-204-6822-7

1. Respiradores (Medicina). 2. Respiração artificial. 3. Aparelho respiratório Doenças. 4. Tratamento cirúrgico. I. Silva Jr., João Manoel. II. Pereira, Talison Silas. III. Série.

24-94641 CDD: 615.8362
CDU: 615.816

Gabriela Faray Ferreira Lopes - Bibliotecária - CRB-7/6643

Editora Manole Ltda.
Alameda Rio Negro, 967 – cj 717
Tamboré – Barueri/SP
CEP 06454-000
Fone: (11) 4196-6000
www.manole.com.br | https://atendimento.manole.com.br/

Impresso no Brasil | *Printed in Brazil*

Dedicatórias

Aos autores desta obra, meu mais sincero agradecimento pelo conteúdo compartilhado e pela oportunidade de disseminar seus conhecimentos. Aos amigos que, em meio a mares calmos e tempestuosos, sempre estiveram ao meu lado: Rômulo, Pedro e João Manoel. À minha mãe e ao meu pai, pelas orientações eternas, e ao Kelvin, por seu cuidado e dedicação a eles. Ao Paulo, pela parceria, amor e compreensão. À minha Nonna, Miriam Lazzaro, e à sólida base da família Lazzaro, que sempre emanam confiança e apoio inabalável.
Talison Silas Pereira

Gostaria de dedicar esta obra aos meus pais pelo conhecimento herdado; à minha companheira por acreditar e compreender; aos filhos por serem a alegria da minha vida e aos colaboradores pela dedicação ao projeto.
João Manoel Silva Jr.

Editores

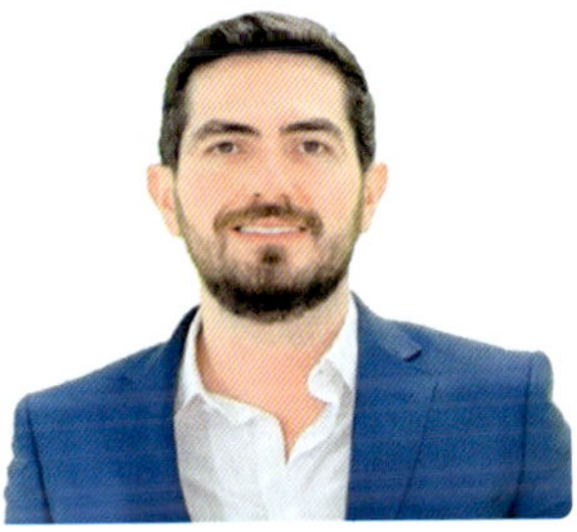

Talison Silas Pereira

Título Superior em Anestesiologia (TSA) pela Sociedade Brasileira de Anestesiologia (SBA). Coordenador do Programa de Residência Médica em Anestesiologia do Hospital do Servidor Público Estadual de São Paulo (CET-SP/IAMSPE). Anestesiologista do Serviço de Anestesiologia, Medicina Perioperatória, Dor e Terapia Intensiva (SAMMEDI). Professor de Medicina da Universidade Cidade de São Paulo (UNICID). Coordenador de Ensino da UNITÀ-Anestesiologia. Coordenador do Núcleo de Terapia Intensiva da Sociedade Paulista de Anestesiologia (SAESP).

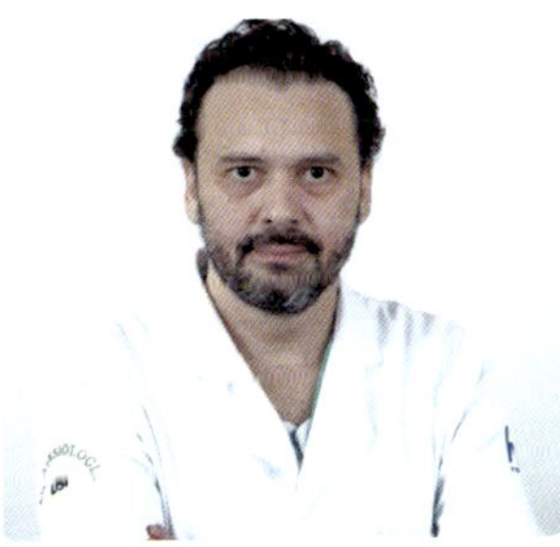

João Manoel Silva Jr.

Professor Livre-Docente e Doutor pela Faculdade de Medicina da Universidade de São Paulo (FMUSP). Chefe da Unidade de Terapia Intensiva (UTI) do Instituto do Câncer do Estado de São Paulo (ICESP) e FMUSP. Diretor do Departamento de Anestesiologia do Instituto dos Servidores Públicos do Estado de São Paulo (IAMSPE). Médico Intensivista do Hospital Israelita Albert Einstein, SP.

Autores

Anderson Alcoforado

MBA em Administração Hospitalar pela Fundação Getulio Vargas (FGV). Preceptor da Residência Médica em Anestesiologia do Hospital do Grajaú/Unità. Diretor Executivo da Unità-Anestesiologia.

Anderson Marui

Título Superior em Anestesiologia TSA/SBA. Preceptor da Residência Médica em Anestesiologia da Universidade de Santo Amaro (UNISA). Diretor Técnico da Unità-Anestesiologia.

André dos Santos Carvalho

Preceptor da Residência Médica em Anestesiologia do Hospital dos Servidores do Estado de São Paulo – CET HSPE. Anestesiologista do Grupo SAMMEDI – Serviço de Anestesiologia, Medicina Perioperatória, Dor e Terapia Intensiva.

Bruna Silveira Ferreira Klauck

Anestesiologista pelo Instituto de Assistência Médica ao Servidor Público Estadual (IAMSPE). *Fellowship* em Anestesiologia Pediátrica e Neonatal pelo Instituto da Criança do Hospital das Clínicas da Faculdade de Medicina da Universidade de São Paulo (HCFMUSP). Anesthésiste Stagiaire Associé - Centre Hospitalier du Haut-Anjou - France.

Caio César Barbosa

Título Superior em Anestesiologia TSA/SBA. Pós-graduação em Dor pelo Hospital Albert Einstein. Coordenador dos Serviços de Anestesiologia dos Hospitais Leforte Liberdade e Samaritano Paulista pela Unità Anestesiologia. Preceptor da Residência Médica em Anestesiologia do Hospital do Grajaú/Unità.

Cinthia Emy Endo Amemiya
Médica Anestesiologista. Título de Especialista em Anestesiologia (TEA) pela Sociedade Brasileira de Anestesiologia (SBA) pelo Hospital Israelita Albert Einstein (HIAE).

Carmen Silvia Valente Barbas
Graduada em Medicina pela Faculdade de Medicina da Universidade de São Paulo (FMUSP). Doutora em Pneumologia pela Universidade de São Paulo e Professora Livre-Docente da Disciplina de Pneumologia da FMUSP.

Daniel da Escóssia Melo Sousa
Título Superior em Anestesiologia (TSA) pela Sociedade Brasileira de Anestesiologia (SBA). Preceptor do Programa de Residência Médica em Anestesiologia do Hospital do Servidor Público Estadual (Centro de Ensino e Treinamento – CET-SP – do Instituto de Assistência Médica ao Servidor Público Estadual – IAMSPE). Anestesiologista Grupo SAMMEDI – Serviço de Anestesiologia, Medicina Perioperatória, Dor e Terapia Intensiva.

Eduardo Ferro Mocsári
Médico Residente em Anestesiologia no Hospital Israelita Albert Einstein (HIAE).

Eduardo Silva de Assis Brasil
Doutor em Medicina e Ciências da Saúde pela Pontifícia Universidade Católica do Rio Grande do Sul (PUCRS). Preceptor da Residência Médica em Anestesiologia do Hospital dos Servidores do Estado de São Paulo (CET HSPE). Anestesiologista do Grupo SAMMEDI – Serviço de Anestesiologia, Medicina Perioperatória, Dor e Terapia Intensiva. Docente na Universidade Cidade de São Paulo (UNICID).

Elisângela Pinto Marinho de Almeida
Especialista em Medicina Física e Reabilitação pela Associação Brasileira de Medicina Física e Reabilitação (ABMFR). Doutora em Ciências pela Faculdade de Medicina da Universidade de São Paulo (FMUSP). Chefe da Equipe de Medicina Física e Reabilitação do Instituto do Câncer do Estado de São Paulo (ICESP) do Hospital das Clínicas da FMUSP.

Hélcio Jangue Ribeiro
Médico pela Faculdade de Medicina da Universidade de São Paulo (FMUSP). Residência Médica em Anestesiologia pelo Hospital das Clínicas da Faculdade de Medicina da Universidade de São Paulo (HC-FMUSP). Anestesiologista do grupo Takaoka Anestesia e do Hospital Israelita Albert Einstein (HIAE).

João Alexandre Dias e Santos
Anestesiologista do Grupo Takaoka Anestesia.

João Manoel Silva Jr.
Professor Livre-Docente e Doutor pela Faculdade de Medicina da Universidade de São Paulo (FMUSP). Chefe da Unidade de Terapia Intensiva (UTI) do Instituto do Câncer do Estado de São Paulo (ICESP) e FMUSP. Diretor do Departamento de Anestesiologia do Instituto dos Servidores Públicos do Estado de São Paulo (IAMSPE). Médico Intensivista do Hospital Israelita Albert Einstein, SP.

João Victor Ji Young Suh
Residente de Anestesiologia SBA/MEC pelo Hospital Albert Einstein (HIAE).

Jorge Luís dos Santos Valiatti
Médico Intensivista. Mestre e Doutor em Medicina pela Escola Paulista de Medicina da Universidade Federal de São Paulo (UNIFESP). Pós-Doutorado pela Faculdade de Medicina de Botucatu da Universidade Estadual Paulista (EPM-UNESP). Coordenador das Unidades de Tratamento Intensivo (UTI) do Complexo Hospitalar da Fundação Padre Albino. Professor do Curso de Medicina do Centro Universitário Padre Albino (UNIFIPA).

José Mateus Costa
Anestesiologista formado pela Disciplina de Anestesiologia da Faculdade de Medicina da Universidade de São Paulo (FMUSP). Título Superior em Anestesiologia (TSA) pela Sociedade Brasileira de Anestesiologia (SBA). Anestesiologista da Takaoka Anestesia. Instrutor Corresponsável no Centro de Ensino e Treinamento do Hospital Israelita Albert Einstein pela SBA. Instrutor no Grupo Ecocardiografia Transtorácica e Transesofágica no Intraoperatório (ETTI) da SBA.

Josias Vidal Salomé Junior
Título Superior em Anestesiologia, TSA/SBA. Anestesiologista do Instituto de Infectologia Emílio Ribas. Anestesiologista do Hospital de Transplantes Euryclides de Jesus Zerbini. Preceptor da Residência Médica em Anestesiologia da Universidade de Santo Amaro (UNISA). Anestesiologista da Unità-Anestesiologia.

Juliano Pinheiro de Almeida
Especialista em Anestesiologia pela Sociedade Brasileira de Anestesiologia (SBA). Especialista em Terapia Intensiva pela Associação de Medicina Intensiva Brasileira (AMIB). Doutor em Ciências pela Faculdade de Medicina da Universidade de São

Paulo (FMUSP). Coordenador da Unidade de Terapia Intensiva do Instituto de Ortopedia e Traumatologia (IOT) do Hospital das Clínicas da FMUSP.

Karen Cavichini Rosseto

Médica anestesiologista pelo CET Integrado de Campinas. *Fellowship* em andamento em Medicina Perioperatória pelo Setor de Anestesiologia da Faculdade de Medicina da Universidade de São Paulo (FMUSP).

Ladyer da Gama Costa

Preceptor do Programa de Residência Médica em Anestesiologia do Hospital do Servidor Público Estadual (Centro de Ensino e Treinamento – CET-SP – do Instituto de Assistência Médica ao Servidor Público Estadual – IAMSPE). Anestesiologista do Grupo SAMMEDI – Serviço de Anestesiologia, Medicina Perioperatória, Dor e Terapia Intensiva.

Leopoldo Muniz da Silva

Doutor em Anestesiologia pela Faculdade de Medicina de Botucatu da Universidade Estadual Paulista (UNESP). Diretor em Qualidade Assistencial em Anestesia – Clínica Médica Anestesiológica (CMA) (Anestesia) – Rede D'Or, SP. Coordenador do Programa de Residência Médica em Anestesiologia ID'Or, SP.

Luís Eduardo Prado Pfingsten

Especialista em Pneumologia e Tisiologia pela Escola Paulista de Medicina da Universidade Federal de São Paulo (EPM-UNIFESP). Especialista em Clínica Médica pela Faculdade de Medicina do ABC. Médico assistente da Unidade de Terapia Intensiva do Instituto de Ortopedia e Traumatologia do Hospital das Clínicas da Faculdade de Medicina da Universidade de São Paulo (IOT-HCFMUSP).

Luiz Fernando dos Reis Falcão

Professor e Chefe da Disciplina de Anestesiologia, Dor e Medicina Intensiva da Escola Paulista de Medicina da Universidade Federal de São Paulo (EPM-UNIFESP). *Council* da World Federation Society of Anaesthesiologists. Membro da The Global Surgical Foundation da OMS/ONU. Diretor de Relações Internacionais da Sociedade Brasileira de Anestesiologia. Diretor de Práticas Médicas da ANEXTESIA.

Luiz Guilherme Villares da Costa

Médico Anestesiologista (TSA-SBA) da equipe Takaoka Anestesia. Titulado em Medicina Intensiva pela AMIB. Especialista em neurointensivismo pelo Hospital Sírio-Libanês. Doutor em Ciências pela Faculdade de Medicina da Universidade de São Paulo. Responsável (Sociedade Brasileira de Anestesiologia - SBA) pelo Centro de Ensino e Treinamento em Anestesiologia do Hospital Israelita Albert Einstein (HIAE). Membro do Comitê de Reanimação e Atendimento ao Politraumatizado da Sociedade Brasileira de Anestesiologia (SBA). Instrutor do Grupo ETTI (Ecocardiografia Transtorácica e Transesofágica no Intraoperatório) da SBA. Coordenador do Núcleo de Anestesia Cardiovascular da Sociedade de Anestesiologia do Estado de São Paulo.

Luiz Marcelo Sá Malbouisson

Médico Coordenador da Unidade de Terapia Intensiva Cirúrgica da Divisão de Anestesiologia da Unidade de Terapia Intensiva (UTI) de Emergência Cirúrgica da Divisão de Clínica Cirúrgica III e da UTI do Departamento de Gastroenterologia do Hospital das Clínicas da Faculdade de Medicina da Universidade de São Paulo (HC-FMUSP). Professor e Livre-Docente da FMUSP.

Luíza Vetorazzo Amaral

Médica Residente em Anestesiologia no Hospital Israelita Albert Einstein (HIAE).

Marcelo Tabary de Oliveira Carlucci

Doutor em Anestesiologia pela Faculdade de Medicina de Botucatu (UNESP). Corresponsável pelo Centro de Ensino e Treinamento da Sociedade Brasileira de Anestesiologia (CET-SBA) do Hospital do Servidor Público Estadual (IAMSPE). Anestesiologista do Grupo SAMMEDI – Serviço de Anestesiologia, Medicina Perioperatória, Dor e Terapia Intensiva.

Neymar Elias de Oliveira

Médico Intensivista. Mestre em Ciências pela Faculdade de Medicina de São José do Rio Preto (FAMERP). Coordenador da Unidade de Terapia Intensiva (UTI) dos convênios do Hospital de Base de São José do Rio Preto.

Rafaela Souto e Souza

Título de Especialista em Anestesiologia (TEA) pela Sociedade Brasileira de Anestesiologia (SBA). Mestrando em Neurologia/Neurociências pela Escola Paulista de Medicina da Universidade Federal de São Paulo (EPM-UNIFESP). Médica Anestesiologista no grupo Takaoka Anestesia.

Renato Carneiro de Freitas Chaves

Médico. Especialista em Anestesiologia e Medicina Intensiva. MBA em Gestão de Pessoas pela Universidade de São Paulo (USP). Pós-graduação em Nutrologia pela Associação Brasileira de Nutrologia (ABRAN). *Fellowship* em Pesquisa Médica pelo Departamento de Pacientes Graves do Hospital Israelita Albert Einstein (HIAE). Doutorando em Pneumologia pela Faculdade de Medicina da Universidade de São

Paulo (FMUSP). Plantonista na Unidade de Terapia Intensiva (UTI) do HIAE. Médico Anestesista na Takaoka Anestesia. Professor Convidado da Pós-graduação em Terapia Intensiva Adulto do HIAE.

Ricardo Esper Treml

German Board Medical Exam. Residência Médica em Anestesiologia e Medicina Intensiva pela Universidade Fridriech-Schiller-Universität Jena, Alemanha. Membro da Sociedade Alemã de Anestesiologia e Medicina Intensiva. Doutor em Anestesiologia pela Universidade Fridriech-Schiller-Universität Jena, Alemanha. European Diplom of Anesthesiology. Pesquisador do Grupo Transational Septomics, Fridriech-Schiller-Universität Jena, Alemanha.

Saullo Queiroz Silveira

Anestesiologista pelo Hospital das Clínicas da Faculdade de Medicina da Universidade de São Paulo (HCFMUSP). Título Superior de Anestesiologia (TSA) da Sociedade Brasileira de Anestesiologia (SBA). Coordenador do Programa de Residência Médica em Anestesiologia do ID'OR, SP.

Talison Silas Pereira

Título Superior em Anestesiologia (TSA) pela Sociedade Brasileira de Anestesiologia (SBA). Coordenador do Programa de Residência Médica em Anestesiologia do Hospital do Servidor Público Estadual de São Paulo (CET-SP/IAMSPE). Anestesiologista do Serviço de Anestesiologia, Medicina Perioperatória, Dor e Terapia Intensiva (SAMMEDI). Professor de Medicina da Universidade Cidade de São Paulo (UNICID). Coordenador de Ensino da UNITÀ-Anestesiologia. Coordenador do Núcleo de Terapia Intensiva da Sociedade Paulista de Anestesiologia (SAESP).

Victor Gabriel Vieira Goncho

Doutorando do Programa de Pós-graduação de Medicina Translacional da Universidade Federal de São Paulo (UNIFESP). Anestesiologista da ANEXTESIA.

Vinícius Caldeira Quintão

Título Superior em Anestesiologia (TSA) pela Sociedade Brasileira de Anestesiologia (SBA). Corresponsável pela Residência Médica em Anestesiologia da Disciplina de Anestesiologia da Faculdade de Medicina da Universidade de São Paulo (FMUSP). Master of Business Administration pela Fundação Getulio Vargas (FGV) e Doutor em Anestesiologia pela FMUSP.

Sumário

Apresentação

Esta obra consolida-se como uma referência indispensável para anestesiologistas, residentes em anestesiologia e demais profissionais da saúde em aprofundar seus conhecimentos sobre o suporte ventilatório no perioperatório. Com uma abordagem prática e objetiva, o livro reúne informações atualizadas, englobando as mais modernas técnicas e tecnologias disponíveis para a ventilação mecânica no contexto de paciente cirúrgico.

Nesta segunda edição, destacamos dois capítulos de grande relevância: "Novas ferramentas para monitorização da ventilação mecânica" e "Reabilitação e otimização pulmonar pré-operatória", que refletem os avanços mais recentes na área. Além disso, os capítulos originais foram revisados e atualizados, garantindo que o conteúdo permaneça atualizado às melhores práticas atuais.

Um diferencial desta edição é a introdução de vídeos interativos acessíveis por meio de QR *code*, que complementam o conteúdo teórico com projeções práticas e explicações visuais, oferecendo uma experiência de aprendizado mais dinâmica e aprofundada.

Em resumo, a segunda edição do *Ventilação Mecânica Perioperatória* – Série SAESP configura-se como um guia completo e atualizado, que oferece uma visão clara e detalhada para a prática da ventilação mecânica no perioperatório. Trata-se de uma fonte indispensável para profissionais que buscam aprimorar suas habilidades e atualizar seus conhecimentos nesta área essencial da medicina perioperatória.

Os Editores

Prefácio

A medicina perioperatória é um campo dinâmico, em constante transformação, e a busca por atualização contínua é necessária para uma prática médica de excelência, especialmente na resolução dos desafios cotidianos. Com essa visão, o Núcleo de Terapia Intensiva e Ventilação Mecânica Perioperatória da SAESP reuniu uma equipe de especialistas para compor uma obra que abordasse, de maneira prática e esclarecedora, os principais temas relacionados ao suporte ventilatório no período perioperatório.

Após o sucesso da primeira edição, o livro *Ventilação Mecânica Perioperatória* retorna agora em sua segunda edição, com uma proposta inovadora e enriquecida. Nesta nova versão, o conteúdo ganha uma apresentação visual aprimorada, com a inclusão de imagens coloridas, complementando o formato anterior em preto e branco, o que permite uma melhor compreensão dos conceitos envolvidos. Além disso, esta edição apresenta uma inserção de vídeos interativos acessíveis por QR *codes*, proporcionando ao leitor uma experiência de aprendizado mais dinâmica e profunda.

Dois novos capítulos foram incorporados, ampliando o total para 19. Esses capítulos, intitulados "Novas ferramentas para monitorização da ventilação mecânica" e "Reabilitação e otimização pulmonar pré-operatória", refletem as mais recentes inovações e práticas no campo, reforçando o compromisso desta obra, que é uma referência atual e indispensável para anestesiologistas e profissionais envolvidos no manejo perioperatório.

Com uma abordagem abrangente, organizada e precisa, esta edição mantém seu caráter prático, sendo ideal tanto para consultas em situações rotineiras quanto em contextos específicos da anestesiologia.

Parabenizo os autores e a equipe da SAESP pela dedicação e pelo sucesso deste projeto, que, sem dúvida, continuarão a desempenhar um papel importante no aprimoramento da prática médica perioperatória.

Prof[a]. Dra. Maria José Carvalho Carmona

Presidente da Sociedade de Anestesiologia do Estado de São Paulo (SAESP) – Gestão 2022-2024. Professora Associada da Disciplina de Anestesiologia do Departamento de Cirurgia da Faculdade de Medicina da Universidade de São Paulo (FMUSP). Diretora da Divisão de Anestesia do Hospital das Clínicas da FMUSP.

Conteúdo complementar

Os vídeos citados nos capítulos estão disponíveis em uma plataforma digital exclusiva (https://conteudo-manole.com.br/cadastro/ventilacao-mecanica--perioperatoria-2a-edicao-serie-saesp).

Utilize o QR code abaixo, digite o voucher **vmecanicasaesp** e cadastre seu login (e-mail) e senha para ingressar no ambiente virtual.

O prazo para acesso a esse material limita-se à vigência desta edição.

1

Fisiologia respiratória

Marcelo Tabary de Oliveira Carlucci

DESTAQUE DO TEMA

1. Os pulmões são os responsáveis pelas trocas gasosas, e também exercem funções metabólicas, imunológicas e são um importante reservatório da volemia.
2. As trocas gasosas ocorrem na interação entre hemácias e alvéolos. Situações em que há alteração da relação ventilação/perfusão podem levar à hipóxia.
3. A respiração tem controle central e depende da ação das pressões parciais de O_2 e CO_2 nos quimiorreceptores centrais e periféricos.
4. O estudo da fisiologia respiratória fornece substratos para o diagnóstico de anomalias dos pulmões, vias de condução e circulação; contribui assim, para intervenções que visem restabelecer a homeostase do sistema respiratório.

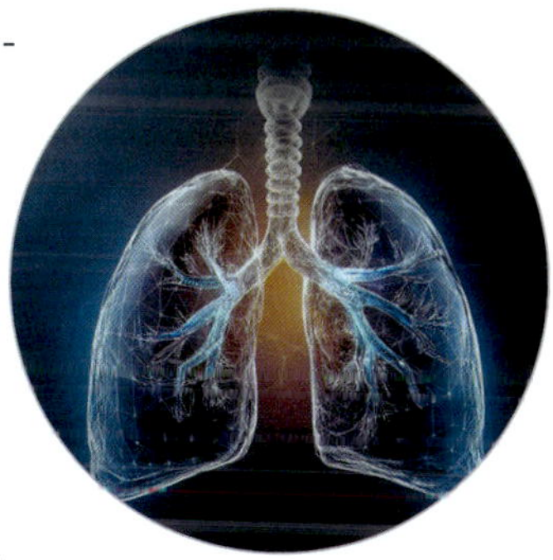

INTRODUÇÃO

A principal função dos pulmões é a de trocas gasosas, com a oxigenação e remoção do gás carbônico do sangue venoso quando em contato com os alvéolos. A ventilação mecânica tem como objetivo fornecer suporte ventilatório provisoriamente, como nos procedimentos anestésicos, ou fazer parte do tratamento dos pacientes críticos. A importância do estudo da fisiologia pulmonar e dos conceitos de ventilação mecânica visam diminuir as complicações pulmonares relacionadas à ventilação e, consequentemente contribuir com o desfecho clínico dos pacientes.

ANATOMIA FUNCIONAL

Vias aéreas

A contração do diafragma, principal músculo da respiração, promove um gradiente de pressão que possibilita a entrada do ar pelas narinas, onde é aquecido, umidificado e as grandes partículas removidas. Ao seguir pelo sistema de condução, o ar alcança a traqueia, órgão composto por cartilagens em forma de "U", parede posterior com musculatura lisa, células pseudoestratificadas ciliares na superfície e glândulas seromucosas (corpúsculos de Goblet) produtoras de muco, que atuam como barreira às pequenas partículas não filtradas anteriormente. Essas glândulas podem estar aumentadas em número e com função exacerbada em condições patológicas, como por exemplo na doença pulmonar obstrutiva crônica (DPOC).

A traqueia é bifurcada na carina em brônquio fonte direito (BFD) e esquerdo. O BFD é mais curto, vertical e com maior calibre, o que faz com que as intubações seletivas ocorram mais à direita. Os brônquios se ramificam em vias cada vez mais estreitas e numerosas, os bronquíolos. Até a décima sexta geração dos bronquíolos, denominados terminais, não ocorrem trocas gasosas. Então, essa porção do sistema respiratório é denominada via condutiva ou espaço morto anatômico, e tem aproximadamente 150 mL de volume. A intubação traqueal reduz esse volume por encurtar a distância até a traqueia. Apenas a partir da décima sétima geração, nos chamados bronquíolos respiratórios, é que as trocas gasosas têm início, pois os alvéolos já estão presentes nessas estruturas. Os bronquíolos respiratórios continuam se dividindo em ductos alveolares, e finalmente terminam nos sacos alveolares. A porção que vai dos bronquíolos respiratórios até os alvéolos é denominada via respiratória, e possui volume aproximado de 2.000 mL.

O fluxo de volume na via condutiva ocorre por movimento de massa e com grande velocidade, ao contrário da via respiratória, que se dá por difusão e em baixa velocidade, devido a grande área crosseccional a partir da divisão dos bronquíolos (Figura 1).

O fluxo de volume é laminar, quando mais lento, e segue paralelamente às vias de condução, obedecendo à lei de Poiseuille, em que:

$$V = \frac{(P1 - P2).\pi.r^4}{8.n.l}$$

Em que: V= fluxo, P = diferença de pressão entre dois pontos, r = raio do tubo, n = viscosidade, l = comprimento do tubo.

O padrão tortuoso e o estreitamento progressivo das vias aéreas ocasionam fluxo transicional ou turbilhonar em sua grande maioria, com aumento da importância da densidade em relação à viscosidade. É necessário o cálculo do número de Reinolds para determinar se o fluxo é laminar ou turbilhonar (Re > 2000), pela fórmula:

$$Re = \frac{2rvd}{n}$$

Em que:
r: raio; v: velocidade média; d: densidade; n: viscosidade.

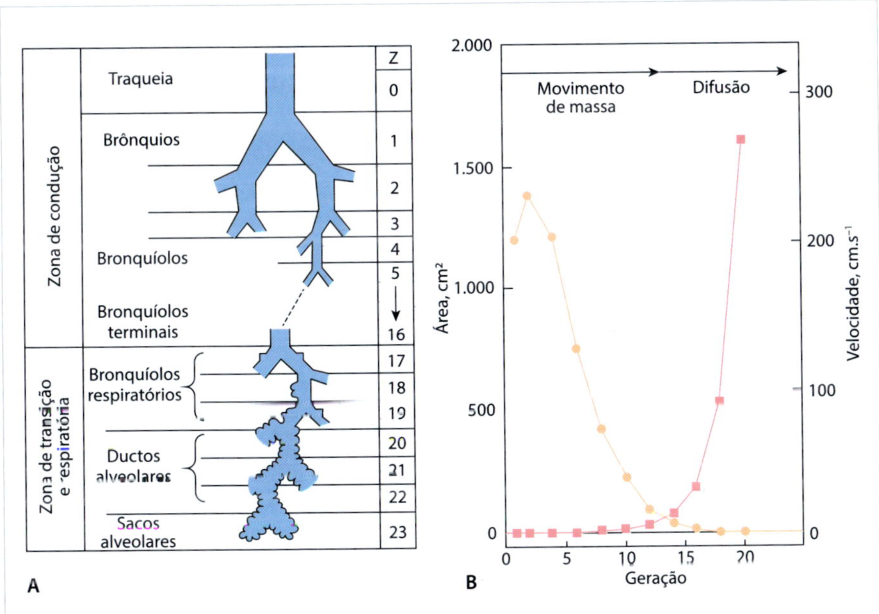

FIGURA 1 A. Demonstração da árvore traqueobrônquica com a zona de condução (espaço morto), e a zona respiratória, com os primeiros alvéolos já presentes nos bronquíolos respiratórios. B. Relação inversa entre área e velocidade do ar. A partir dos bronquíolos terminais o movimento do ar ocorre por difusão.

Fonte: modificada de Flood et al., 2022.

O fluxo laminar, então, pode estar presente apenas a partir dos bronquíolos respiratórios quando o número de Reinolds é próximo a 1. Destaca-se a importância do raio na resistência ao fluxo, que aumenta em 16 vezes quando há redução de metade da luz (ex.: broncoconstrição), como ilustrado pela fórmula:

$$R = \frac{(8.l.n)}{\pi.r^4}$$

Em que:
R = resistência; r: raio; n: viscosidade.

Alvéolos e difusão dos gases

Os alvéolos são estruturas saculares, interdependentes e conectadas pelos poros de Kohn, em número aproximado de 500 milhões, o que garante uma área para trocas gasosas de aproximadamente 70 m^2. A estrutura alveolar é composta pelas células epiteliais tipo I, com função de sustentação, as células epiteliais tipo II, que produzem o surfactante, e por macrófagos, com importante resposta imune primária aos antígenos inalados. O surfactante (dipalmitoil fosfatidilcolina) é um fosfolipídeo com áreas hidrofílicas e hidrofóbicas, e tem dentre outras funções, a de evitar o colapso alveolar a partir de forças repulsivas entre suas moléculas, principalmente em baixos volumes pulmonares.

O movimento dos gases através da membrana alvéolo-capilar (MAC) ocorre por difusão passiva e obedece à lei de Fick, em que a difusão (V) entre as membranas é diretamente proporcional à área de troca e à constante de difusão (D):

$$V = \frac{A}{T} . D . (P1-P2)$$

Onde:
A = área de troca, D (constante de difusão) = $\frac{\text{Solubilidade}}{\sqrt{PM}}$, T = espessura das membranas

Assim, apesar do CO_2 ter peso molecular não muito diferente do O_2, a elevada solubilidade faz com que aquele seja mais difusível (20 vezes). Mas a reserva de difusão do O_2 é elevada e faz com que a pressão parcial de oxigênio no capilar se iguale à alveolar já no início da passagem do sangue nos capilares alveolares (área de troca expressiva; cada hemácia tem contato com a superfície de três alvéolos pela MAC).

O pulmão direito é formado por três lobos e o pulmão esquerdo por dois lobos e a língula. Os pulmões são revestidos pela pleura visceral e a caixa torácica pela pleura parietal, e o espaço virtual formado entre elas é denominado espaço interpleural. A pleura parietal produz o líquido pleural, que permite o deslizamento entre as pleuras durante os movimentos respiratórios e promove firme adesão entre elas.

> A área de trocas gasosas é de aproximadamente 70 m2. Os alvéolos apresentam interdependência e resistem ao colapso devido ao surfactante.
>
> A membrana alvéolo-capilar é extremamente fina (30 πm) o que favorece a difusão e o equilíbrio entre os gases.

VENTILAÇÃO PULMONAR

A expansão da caixa torácica durante a inspiração ocorre a partir da contração dos músculos diafragma, intercostais externos e acessórios (esternocleidomastoideo e escalenos). A mudança da conformação e aumento dos diâmetros da caixa torácica faz com que a pressão pleural se altere, o que possibilita a entrada do ar. O diafragma é inervado pelos nervos frênicos direito e esquerdo (origem nos 3°, 4° e 5° nervos cervicais espinhais). A expiração no repouso ocorre a partir do relaxamento do diafragma, em um processo não dependente de energia. Já a expiração forçada, como a que ocorre em exercício físico intenso ou em doenças em que há aprisionamento aéreo, como asma e DPOC, há o recrutamento dos músculos intercostais internos e abdominais, em um processo dependente de energia (Figura 2).

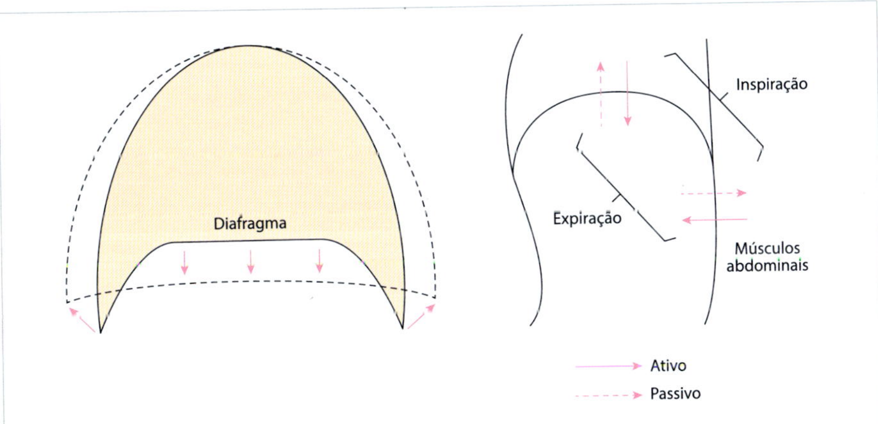

FIGURA 2 Representação da mudança dos diâmetros da caixa torácica e posição do diafragma na inspiração (gasto energético) e expiração (passiva).

Fonte: modificada de West, 2012.

Volumes e capacidades pulmonares

O volume ins/expirado no repouso é denominado volume corrente, com aproximadamente 500 mL. Quando há inspiração e expiração forçadas tem-se a medida da capacidade vital forçada (CVF). O volume que permanece nos pulmões após uma expiração forçada (máxima) é denominado volume residual (VR) e não pode ser medido por métodos convencionais, como a espirometria. O volume de ar que permanece nos pulmões após uma expiração habitual é a capacidade residual funcional (CRF), cujo valor refere-se à somatória do volume de reserva expiratório e o VR (também não facilmente medido). O oxigênio contido na CRF (500 – 600 mL) é o único reservatório desse gás em cada indivíduo (Figura 3).

Capacidade de oclusão e volume de fechamento

Os alvéolos, como visto anteriormente, são estruturas que tendem ao colapso. O volume abaixo do qual os alvéolos começam a se fechar após uma expiração lenta e contínua é denominado volume de fechamento (VF). Isso ocorre quando o VF é maior que a CRF. Assim, é importante relacionar a capacidade de oclusão (CO) (somatório entre VF e VR) com a CRF. O envelhecimento, por exemplo, leva à perda da estrutura de sustentação pulmonar com aumento do VR e, consequentemente, da CO. Apesar da CRF também aumentar com a idade, a menor proporção em relação à CO pode desencadear atelectasia e distúrbio ventilação-

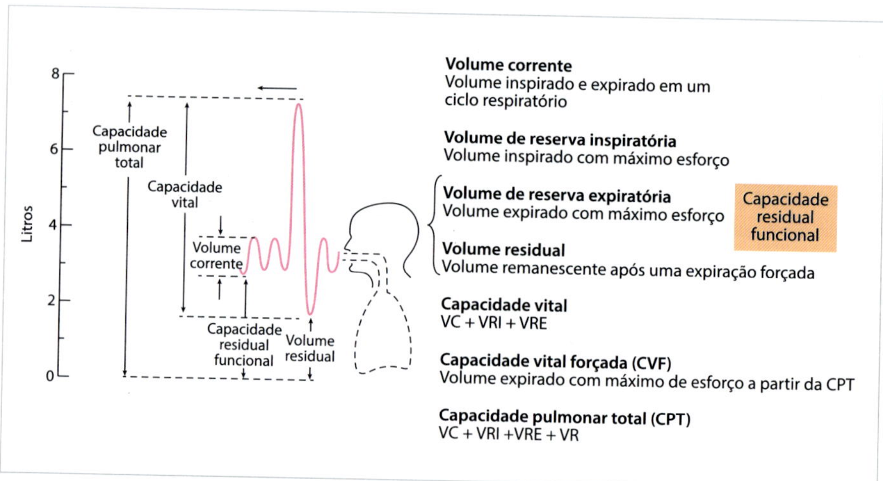

FIGURA 3 Volumes e capacidades pulmonares. O volume residual e a capacidade residual não podem ser medidos por espirometria.

Fonte: modificada de West, 2012.

-perfusão ("*shunt*"). Medidas para aumentar a capacidade residual funcional, como o posicionamento em céfalo-aclive, o uso de PEEP, a reversão do bloqueio neuromuscular no término do procedimento anestésico, são benéficas principalmente em situações em que há redução da CRF (p. ex., extremos de idade).

MECÂNICA PULMONAR

Pressão interpleural e pressão transpulmonar

Os pulmões e a caixa torácica estão em constante oposição, os primeiros com tendência à contração e a caixa torácica, à expansão. Esse movimento, somado à constante absorção do líquido pleural, gera no espaço interpleural uma pressão negativa em relação à pressão atmosférica, sendo menor no ápice (mais negativa) do que na base devido a ação gravitacional. Essa pressão é denominada pressão interpleural (valor médio = –5 mmHg). Como visto anteriormente, a ventilação pulmonar depende de um gradiente de pressão. A contração dos músculos inspiratórios faz com que a pressão interpleural fique mais negativa com consequente diminuição da pressão alveolar, que se torna menor que a atmosférica e possibilita a entrada do ar. A diferença entre a pressão alveolar e a pressão interpleural é denominada pressão transpulmonar.

Na expiração, o aumento da pressão interpleural ocasiona o aumento da pressão alveolar com a saída do ar.

Os alvéolos do ápice estão sob menor ação da pressão interpleural e consequentemente apresentam maior volume em relação aos alvéolos médio-basais (considerando a posição vertical). Isso tem como efeito um pior desempenho, pois são necessários maiores valores de pressão transpulmonar para a ventilação desses alvéolos. Dessa forma, pode-se afirmar que apresentam menor complacência e são menos ventilados (Figura 4).

Complacência pulmonar

A complacência pulmonar é a relação entre a variação de volume para cada unidade de variação de pressão. O oposto é denominado elastância. Isso determina o formato da curva sinusoidal de pressão *versus* volume, com o início e o fim da inspiração com tendência linear. Nesses extremos, tem-se a complacência aumentada devido às pequenas variações de volume decorrentes de grandes variações de pressão. Assim, a partir do terço médio da curva P × V tem-se a porção mais favorável da curva de complacência pulmonar. É importante notar que o volume pulmonar nunca é igual a zero devido ao aprisionamento de ar que ocorre nos alvéolos, também denominado CRF. A histerese do tecido pulmonar (Figura 5)

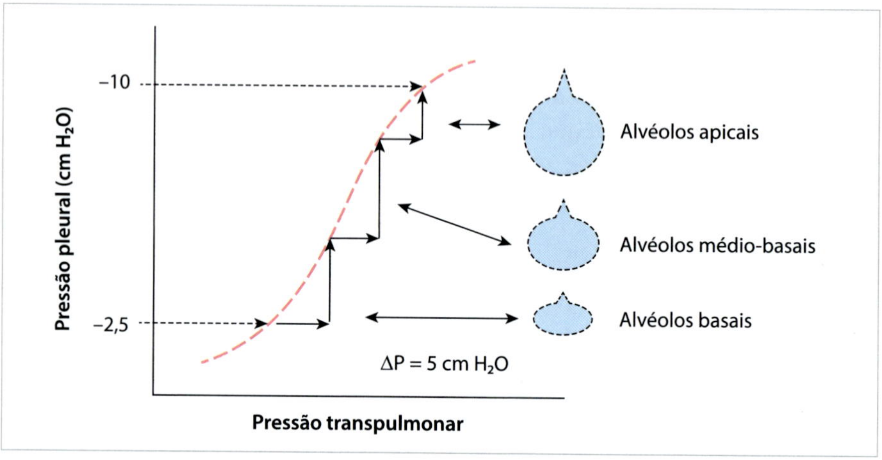

FIGURA 4 Relação entre pressão interpleural (pleural) e pressão transpulmonar com a ventilação alveolar. Os alvéolos do ápice estão submetidos a uma menor pressão pleural e apresentam maior volume. Assim, grandes variações pressóricas ocasionam pequenas variações de volume, o que faz com que sejam menos ventilados que os alvéolos médio-basais.

Fonte: modificada de Flood et al., 2022.

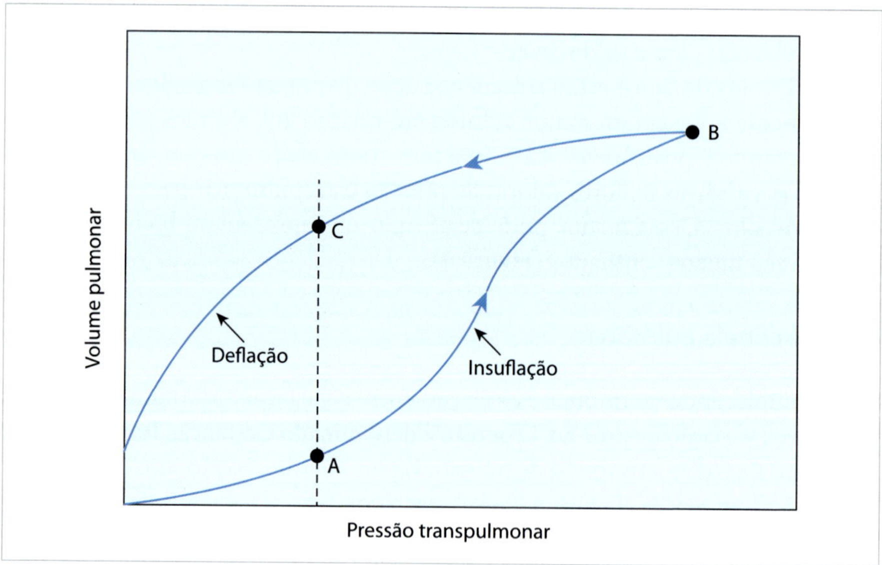

FIGURA 5 Histerese pulmonar. Para uma mesma pressão transpulmonar o volume pulmonar é maior na fase expiratória. À partir do ponto A até o início da declinação, menores pressões transpulmonares são necessárias para maiores variações de volume.

Fonte: modificada de Flood et al., 2022.

faz com que o volume pulmonar na expiração seja maior (mais complacente) que o da inspiração para uma mesma pressão transpulmonar.

Como os pulmões e a caixa torácica têm estreita relação, deve-se considerar também a complacência do sistema respiratório (C_{SR}):

$$C_{SR} = C_{pul} + C_{cx} = \frac{\Delta V}{P_{alveolar} - P_{atmosférica}}$$

Em que:

$$C_{pulmonar} = \frac{\Delta V}{P_{alveolar} - P_{interpleural}}$$

$$C_{caixa\ torácica} = \frac{\Delta V}{P_{interpleural} - P_{atmosférica}}$$

Algumas situações aumentam a complacência pulmonar, como a DPOC e a idade avançada. Nos dois casos há perda da elasticidade pulmonar com facilitação da entrada do ar, mas com dificuldade de retração do tecido na expiração (baixa elastância). Na asma aguda também ocorre o aumento da complacência, mas por mecanismo desconhecido.

A complacência pulmonar está diminuída em situações em que há aumento de fibrose tecidual (fibrose pulmonar), quando há inflamação com edema alveolar, em áreas com atelectasia decorrente de períodos de hipoventilação e na perda do surfactante (elastância aumentada) (Tabela 1).

TABELA 1 Fatores que interferem na complacência pulmonar

Fatores que interferem na complacência pulmonar
Volume pulmonar
Tensão superficial alveolar

CIRCULAÇÃO PULMONAR

A circulação pulmonar é composta pelo sangue venoso proveniente do ventrículo direito para a artéria pulmonar e a circulação bronquial (estrutural), com irrigação a partir da aorta. A artéria pulmonar recebe todo o débito cardíaco, mas diferentemente da aorta (P_{AM} = 80 a 120 mmHg), apresenta baixas pressões (P_{AP} = 9 a 16 mmHg). Os principais fatores são a menor espessura da parede da artéria pulmonar, baixa resistência e a pequena distância que o sangue venoso tem que percorrer até os capilares alveolares, quando comparada com as artérias da circulação sistêmica. A circulação pulmonar é então definida como altamente complacente.

A distribuição da perfusão pulmonar é similar à ventilação, com predomínio de maior fluxo sanguíneo para as regiões médio-basais dos pulmões. Um dos fatores está relacionado ao volume pulmonar. Quando o pulmão está próximo da capacidade pulmonar total, ou seja, com grande volume, os alvéolos comprimem os capilares com aumento da resistência. Quando os pulmões estão com volume próximo ao VR (pequenos volumes), há distorção da arquitetura pulmonar com aumento da resistência dos grandes vasos pulmonares. A menor resistência vascular pulmonar encontra-se próximo da CRF. Outros fatores que interferem são a ação gravitacional e a posição.

> A resistência vascular pulmonar aumenta quando o volume pulmonar está elevado (compressão dos capilares alveolares) ou reduzido (compressão dos vasos extra-alveolares).

Relação ventilação-perfusão

As zonas de West simplificam a relação entre ventilação e perfusão nas diversas regiões pulmonares. Há mudança a cada ciclo respiratório e apresentam distribuição periférica para central, não necessariamente igual à descrição didática a seguir.

A zona 1 é comumente representada pelo ápice, onde grandes volumes alveolares fazem com que a pressão alveolar (PA) seja maior que a pressão arterial (Pa) e a pressão venosa pulmonar (PV). São regiões ventiladas, mas não perfundidas.

A zona 2 é intermediária, com a PA maior que a PV e menor que a Pa.

A zona 3 apresenta grande perfusão, com a Pa e a PV maiores que a PA.

Distúrbios da ventilação-perfusão

O ar inspirado apresenta uma PO_2 de 150 mmHg e uma PCO_2 de 0. O sangue venoso que entra em contato na unidade alveolar apresenta uma PO_2 de 40 mmHg e PCO_2 de 45 mmHg. O alvéolo apresenta uma PO_2 de 100 mmHg e uma PCO_2 de 40 mmHg como resultado da interação entre ventilação e perfusão (Figura 6).

Quando há obstrução da ventilação alveolar, o sangue venoso passa para as arteríolas e permanece com as mesmas pressões parciais de O_2 e CO_2, assim como os alvéolos. Nesse caso, tem-se um *shunt,* que pode levar à hipoxemia que não responde

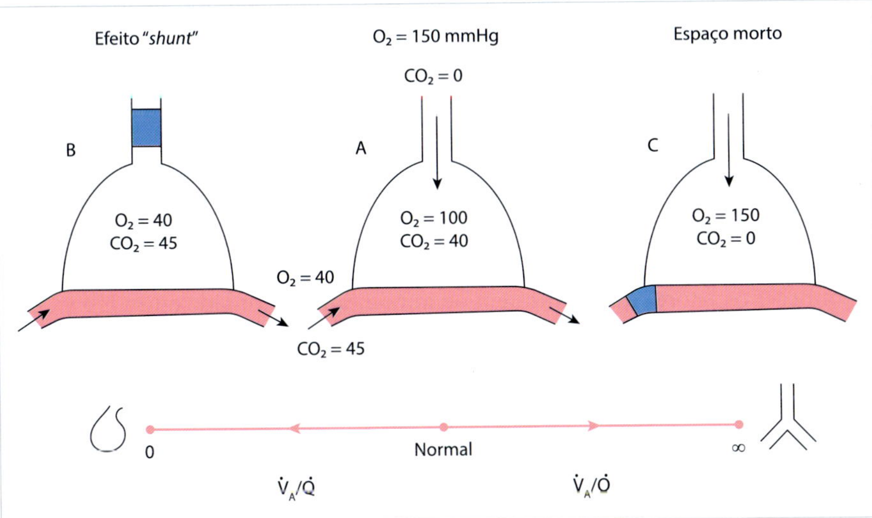

FIGURA 6 Representação das alterações da PO_2 e PCO_2 nos distúrbios ventilação-perfusão.

Fonte: modificada de West, 2012.

à administração suplementar de O_2. O *shunt* também ocorre como resultado do sangue proveniente dos bronquíolos e coronárias que desembocam na veia pulmonar e diretamente no ventrículo esquerdo (veias de Thebesius), respectivamente.

Quando se tem a diminuição do fluxo sanguíneo para os alvéolos a PO_2 alveolar permanece em 150 mmHg e a PCO_2 vai a 0. Nesse caso, tem-se o chamado espaço morto, que ocorre, por exemplo, na embolia pulmonar. É possível o cálculo do espaço morto por meio da fórmula:

Em que: tem-se P_ECO_2 como a fração expirada de CO_2.

TABELA 2 Causas de distúrbios da ventilação-perfusão

Shunt	Espaço morto
Atelectasia	Embolia pulmonar
Fisiológico	Baixo débito cardíaco
	Zona 1 de West

Transporte de gases

O oxigênio pode ser transportado dissolvido no sangue ou combinado com a hemoglobina (principal). O conteúdo arterial de oxigênio pode então ser calculado:

$$CaO_2 = (1{,}39 \,.\, Hb \,.\, SatO_2/100) \times PO_2 \,.\, 0{,}003 \; (\approx 20{,}8 \text{ mL } O_2 \,.\, 100 \text{ mL}^{-1} \text{ sangue})$$

Como a hemoglobina é o principal meio de transporte do O_2 é importante reconhecer os fatores que diminuem ou aumentam a afinidade entre Hb e O_2. O efeito Bohr ocorre quando o aumento de íons H+ desvia a curva de dissociação da hemoglobina para a direita diminuindo a afinidade com o O_2 e consequente liberação para os tecidos (Figura 7).

O CO_2 é transportado dissolvido no plasma (10%), como bicarbonato (principal) e ligado a proteínas (carbamino). O efeito Haldane ocorre quando há maior afinidade da hemoglobina reduzida com o CO_2, como por exemplo, no sangue venoso.

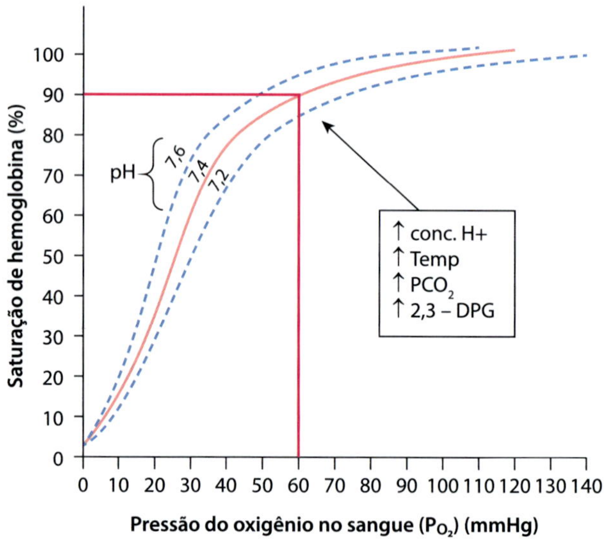

FIGURA 7 Curva de dissociação da hemoglobina. O exercício físico e a acidose diminuem a afinidade da hemoglobina pelo O_2, aumentando a disponibilidade para os tecidos. Em destaque, quando a $SatO_2$ = 90% tem-se uma PO_2 correspondente de 60 mmHg.

Adaptada de: Guyton e Hall, 2017.

CONTROLE DA RESPIRAÇÃO

O controle central da respiração encontra-se na medula do tronco encefálico. O CO_2 dissolvido atravessa a barreira hemato-encefálica com facilidade e no líquor é dissociado em HCO_{3-} e H+. O H+ é o responsável por ativar os quimiorreceptores centrais para o controle da ventilação minuto e manutenção da normocapnia.

Os quimiorreceptores periféricos estão localizados nos corpos carotídeos (bifurcação das carótidas – inervação pelo nervo glossofaríngeo) e também no arco aórtico (inervação pelo nervo vago). Esses receptores respondem primariamente a alterações da PO_2 (geralmente $PO_2 < 70$ mmHg) e são complementares ao controle central quando aumentam a sensibilidade dos quimiorreceptores centrais à variações do Ph do líquor.

LEITURA RECOMENDADA

1. Flood P, Rathmell JP, Urman RD. Stoelting's pharmacology and physiology in anesthetic practice. 6th ed. Philadelphia: Wolter Kluwer; 2022.
2. West, JB. Respiratory phisiology: the essentials, 9th ed. Philadelphia: Wolter Kluwer; 2012.
3. Guyton AC, Hall JE.Tratado de fisiologia médica, 13ª ed. Philadelphia: Elsevier; 2017.
4. Ball L, Costantino F, Orefice G, Chandrapatham K, Pelosi P. Intraoperative mechanical ventilation: state of the art. Minerva Anestesiol 2017;83:1075-88.

2

Epidemiologia das complicações pulmonares no pós-operatório

Eduardo Silva de Assis Brasil
Talison Silas Pereira
Anderson Alcoforado

DESTAQUE DO TEMA

1. Complicações pulmonares pós-operatórias têm alta incidência, morbimortalidade e custo hospitalar.
2. A estratificação correta dos pacientes com risco aumentado permite uma abordagem mais direcionada, no intuito de reduzir o número de complicações.
3. Cirurgias de aorta, transplantes e trato gastrointestinal são as mais relacionadas com complicações pulmonares pós-operatórias (desconsiderando as cirurgias torácica e cardíaca).
4. Atelectasia pode ocorrer em até 90% dos pacientes submetidos à anestesia geral.
5. Síndrome da angústia respiratória aguda tem baixa incidência, mas, quando presente, pode aumentar em até 50 vezes a mortalidade no pós-operatório.

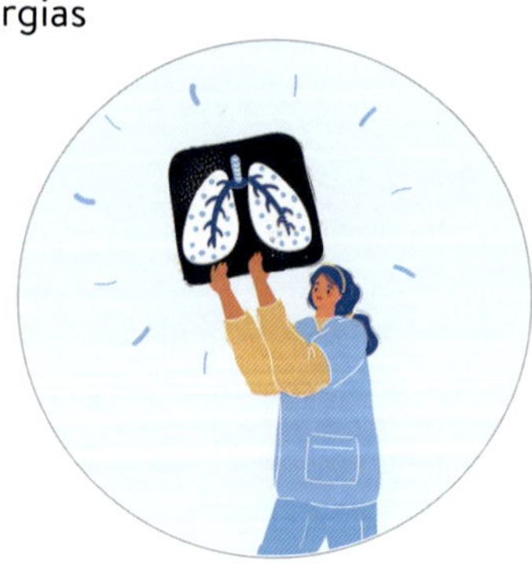

INTRODUÇÃO

Mais de 300 milhões de procedimentos cirúrgicos são realizados anualmente em todo o mundo. As estimativas de mortalidade em pacientes cirúrgicos variam de 1% a 4%, das quais mais de um quinto são devidas às complicações perioperatórias.

As complicações pulmonares pós-operatórias (CPP) representam uma parcela importante dessas complicações. Sua incidência pode variar entre 2% e 39% em cirurgia não cardíaca/torácica, sendo maior do que 30% em pacientes com estado físico da American Society of Anesthesiologists (ASA) 3 ou mais submetidos à ventilação mecânica sobre anestesia geral por mais do que 2 horas. Já a incidência de CPP em cirurgia torácica pode variar de 14% a 59%. Pacientes que desenvolvem complicações apresentam aumento considerável da morbimortalidade, podendo aumentar 5 dias de internação em unidade de terapia intensiva (UTI), e a probabilidade de readmissão pode chegar a 12,8%. Os custos excedentes variam de US$ 7.233 para qualquer complicação, podendo chegar ao importe de US$ 120.579 no caso de insuficiência respiratória prolongada com consequente traqueostomia.

A definição e a severidade, variando de atelectasia a síndrome da angústia respiratória aguda (SARA), são critérios importantes na estratificação epidemiológica das CPP. Outros critérios importantes incluem a correlação da incidência de CPP e os fatores de risco relacionados à cirurgia, ao estado clínico do paciente e a ventilação mecânica e cuidados no intraoperatório. Diferentes escores têm sido utilizados nos últimos anos para avaliar fatores de risco para CPP, entre os quais merecem destaque o *Assess Respiratory Risk in Surgical Patients in Catalonia* (ARISCAT), representado na Tabela 1. A prevenção dessas complicações é um importante objetivo terapêutico e econômico, alcançável em parte pela melhor estratificação dos pacientes, melhora do quadro clínico pré-operatório e a otimização da ventilação mecânica.

LESÃO PULMONAR

As muitas formas de lesão pulmonar perioperatória variam amplamente na incidência. Por exemplo, a inflamação pulmonar ocorre em quase todos os pacientes ventilados mecanicamente, embora o grau de inflamação possa ser influenciado pelas configurações do ventilador e tipo de anestesia. A lesão pulmonar induzida pela ventilação mecânica é dividida em cinco mecanismos principais:

- Volutrauma: lesão causada pela hiperdistensão alveolar associada ao volume aumentado.
- Atelectrauma: lesão associada a repetitivo recrutamento seguido de colapso alveolar e heterogeneidade pulmonar.

TABELA 1 Fatores de risco, pontuações e estimativa de complicação pulmonar de acordo com o escore de risco ARISCAT

Fatores de risco		Escore de risco	
Idade	51 a 80 > 80	3 16	
PaO_2 pré-operatória (%)	91 a 95 < 90	8 24	
Infecção do trato respiratório no último mês		17	
Anemia pré-operatória (Hb < 10 g/dL)		11	
Incisão cirúrgica	Abdominal superior Intratorácica	15 24	
Duração da cirurgia (horas)	2 a 3 >3	16 23	
Procedimento de emergência		8	
Nível de risco		**Pontuação**	**Risco de complicações pulmonares pós-operatórias (%)**
Baixo		< 26	0,7 a 1,6
Intermediário		26-44	6,3 a 13,3
Alto		≥ 45	42,1 a 44,9

PaO_2: pressão parcial de oxigênio.

- Biotrauma: inflamação pulmonar e sistêmica associada a lesão pela ventilação mecânica causada pela liberação de mediadores inflamatórios através da lesão direta das células e pela ativação de células epiteliais, endoteliais e inflamatórios. Esses mediadores podem causar lesão direta ao pulmão, ativar mais células inflamatórias ou iniciar mecanismos de reparação por fibrose.
- Barotrauma: lesão pela hiperdistensão do pulmão associada ao aumento de pressão transpulmonar com ruptura do alvéolo e extravasamento de ar. Tal lesão pode ocasionar pneumotórax, enfisema subcutâneo, enfisema intersticial ou pneumomediastino.
- Toxicidade pelo oxigênio: lesão causada pela concentração alta de fração inspiratória de oxigênio (FiO_2) relacionada com a liberação de radicais livres.

Mais recentemente, através do conceito de *mechanical power*, foi vista uma relação intrínseca entre volume pulmonar, pressão transpulmonar, fluxo e frequência de abertura e fechamento dos pulmões. Esse conceito procura unificar em uma só variável o mecanismo de lesão pulmonar induzido pela ventilação mecânica.

Fatores de risco

As CPP podem variar de atelectasia até o desenvolvimento de SARA (Figura 1). Segundo o estudo *Las Vegas*, que avaliou 9.863 pacientes adultos com necessidade de ventilação mecânica durante cirurgia não cardíaca/torácica sobre anestesia geral em 146 hospitais em 29 países, a complicação mais frequente foi a necessidade não planejada de suplementação de oxigênio, seguida de insuficiência respiratória e necessidade de ventilação invasiva respectivamente. Esses pacientes também foram divididos em dois grandes grupos, por meio do escore ARISCAT. Aqueles com fator de risco diminuído para o desenvolvimento de CPP apresentavam escore ARISCAT < 26, e pacientes com fator de risco aumentado apresentavam ARISCAT ≥ (Tabela 2). Outro estudo multicêntrico, que incluiu 1.202 pacientes ASA 3 submetidos a ventilação mecânica sobre anestesia geral por mais do que 2 horas em cirurgia não cardíaca/torácica, também teve como principal complicação a necessidade de oxigênio suplementar, seguida de atelectasia e derrame pleural, respectivamente (Tabela 2). Ambos os estudos apresentaram uma baixa incidência de síndrome do desconforto respiratório agudo (SDRA) pós-operatória, entretanto, quando presente, pode aumentar em até 50 vezes a mortalidade no pós-operatório.

A especialidade cirúrgica também tem forte relação com a incidência de CPP. As cirurgias não cardíacas e torácicas mais relacionadas com a necessidade não planejada de oxigênio foram transplante e cirurgias de aorta e do trato gastrointes-

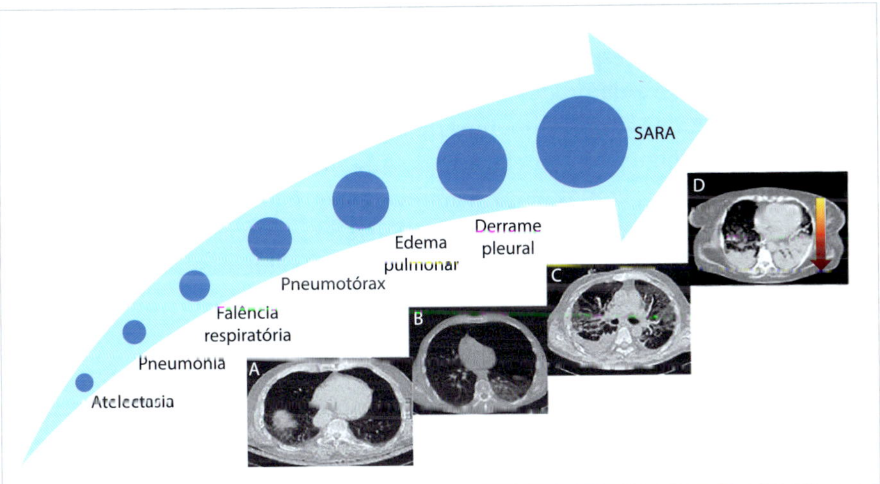

Figura 1 Progressão das complicações pulmonares: (A) tomografia computadorizada pulmonar com consolidação; (B) tomografia computadorizada pulmonar com pneumotórax; (C) tomografia computadorizada pulmonar com derrame pleural; (D) tomografia computadorizada pulmonar com síndrome da angústia respiratória aguda (SARA).

TABELA 2 Incidência de complicações pulmonares pós-operatórias em todos os pacientes e estratificada em pacientes com baixo e alto risco conforme o escore ARISCAT e pacientes ASA 3 como fator de risco isolado

Variável	Todos os pacientes	Fator de risco diminuído ARISCAT < 26	Fator de risco aumento ARISCAT ≥ 26	ASA 3 como fator isolado
Total de CPP	10,4%	7%	19,2%	33,4%
Necessidade não planejada de suplementação de O_2	8,5%	5,8%	15,5%	20,6%
Insuficiência respiratória	1,6%	0,9%	3,4%	NA
Necessidade de ventilação invasiva	1,1%	0,6%	2,3%	1,7%
Pneumonia	0,4%	0,1%	1,1%	1,8%
Pneumotórax	0,1%	0,1%	0,2%	0,3%
SARA	0,1%	0%	0,3%	0,2%
Atelectasia	NA	NA	NA	17,1%
Derrame pleural	NA	NA	NA	9,7%
Broncoespasmo	NA	NA	NA	1,1%
Necessidade de ventilação não invasiva	NA	NA	NA	3,8%

ARISCAT: *Respiratory Risk in Surgical Patients in Catalonia*; ASA: American Society of Anesthesiologists; CPP: complicações pulmonares pós-operatórias; NA: não avaliado no estudo; SARA: síndrome da angústia respiratória aguda.

tinal inferior, respectivamente. Já as especialidades cirúrgicas mais relacionadas ao desenvolvimento de CPP foram cirurgia de aorta, cirurgia do trato gastrointestinal inferior e transplante, respectivamente (Tabela 3).

Outro fator relevante no desenvolvimento de CPP é o caráter da cirurgia. Pacientes submetidos a procedimentos de urgência e emergência têm significativamente maior chance de complicação do que submetidos a cirurgias eletivas.

O paciente ASA 3, com doença sistêmica grave, é um fator de risco isolado para o desenvolvimento de complicações. Entretanto, a classificação de estado físico da ASA é generalista, por isso a importância de entender quais características específicas do paciente estão mais relacionadas ao desenvolvimento de CPP e quais estratégias podem melhorar o desfecho clínico desses indivíduos.

Já é esperado que pacientes idosos tenham maior probabilidade de complicações pulmonares. Diversos estudos demonstraram que pacientes com mais de 50 anos já apresentam mais risco de desenvolver CPP do que pacientes jovens. Esse risco aumenta de forma significativa em pacientes mais idosos. Por exemplo, uma coorte publicada em 2010 demonstrou que pacientes com mais de 80 anos têm cinco vezes mais chance de desenvolver CPP em comparação àqueles com menos de 50 anos.

TABELA 3 Incidência de necessidade não planejada de oxigênio e complicações pulmonares pós-operatórias por especialidade cirúrgica

Procedimento cirúrgico	Necessidade não planejada de oxigênio	CPP
Trato gastrointestinal inferior	16,1%	6,5%
Trato gastrointestinal superior, hepatobiliar, pâncreas	13%	5%
Vascular	11,9%	3,9%
Aorta	20,3%	10,9%
Neurocirurgia, cabeça e pescoço	7,7%	1,9%
Urológico e renal	11,4%	2,4%
Ginecológico	9,2%	1,4%
Endocrinológico	10,3%	3,6%
Transplante	38,2%	5,9%
Plástica, pele, mama	6,7%	1,6%
Ortopedia, articulação, coluna e trauma	10,3%	1,8%
Outros procedimentos	7,9%	1,9%

CPP: complicações pulmonares pós-operatórias.

Pacientes com comorbidades respiratórias prévias também têm risco aumentado de desenvolvimento de CPP. Um estudo comparou pacientes com saturação periférica da oxi-hemoglobina (SpO_2) > 96% com pacientes com SpO_2 entre 91% e 95% no pré-operatório. Aqueles com SpO_2 pré-operatória baixa apresentaram duas vezes mais chance de desenvolver CPP, ao passo que os pacientes com SpO_2 < 90% chegaram a ter risco aumentado em até dez vezes de complicação pulmonar.

Aproximadamente um terço dos pacientes europeus que se apresentam para avaliação pré-anestésica são anêmicos. Pacientes com anemia pré-operatória (hemoglobina < 10 g/dL) submetidos a qualquer tipo de cirurgia têm um aumento de três vezes no risco de desenvolver CPP. A própria transfusão de sangue também demonstrou ser fator independente associado ao desenvolvimento de CPP. Portanto, meios alternativos de tratamento da anemia pré-operatória devem ser considerados no intuito de corrigir a anemia pré-operatória sem necessidade de transfusão sanguínea.

Outra avaliação essencial no pré-anestésico é o estado nutricional. Cada vez mais pesquisas têm demonstrado a importância da otimização do estado nutricional no intuito de reduzir CPP. Pacientes sarcopênicos, desnutridos e/ou com albumina < 3 g/dL têm maior risco de complicação no perioperatório, incluindo o desenvolvimento de CPP. No Quadro 1 apresentamos um resumo de características do paciente, da cirurgia e da técnica anestésica relacionados ao aumento de incidência de CPP.

QUADRO 1 Fatores de risco relacionados ao aumento de incidência de complicações pulmonares pós-operatórias

Características do paciente 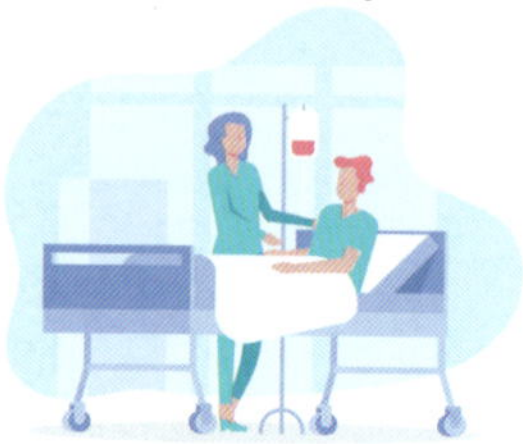	Idade > 50 anos, sexo masculino, anemia, ASA ≥ 3, doença pulmonar preexistente (infecção respiratória, DPOC), hipoxemia pré-operatória, dependência funcional, ICC, apneia obstrutiva do sono, tabagismo, insuficiência renal, DRGE, IMC ≥ 40 kg/m^2, câncer metastático, desnutrição e sarcopenia
Cirurgia 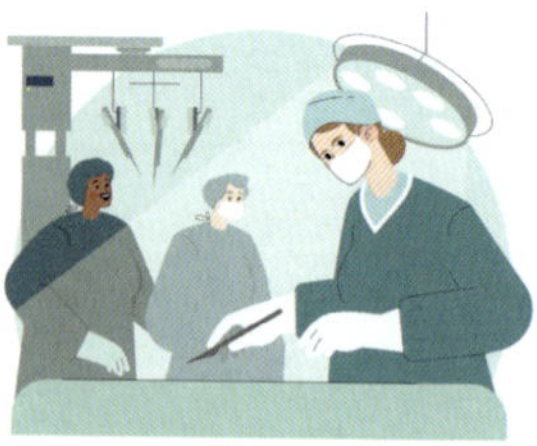	Cirurgia torácica aberta, cardíaca, trato gastrointestinal superior e inferior, aorta e vasculares de grande porte, neurocirurgia, urologia, transplante, cirurgias endocrinológicas, cirurgias ≥ 2 horas em ventilação mecânica e cirurgias de emergência ou urgência, passagem de sonda nasogástrica
Anestesia 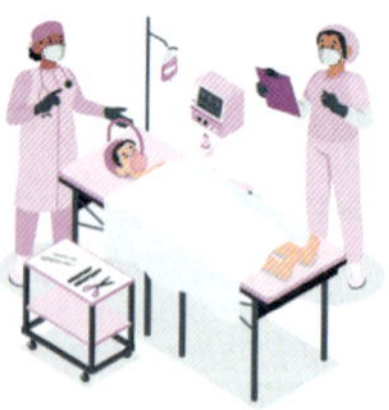	Anestesia geral, ΔP > 13 cmH_2O, P platô > 20 cmH_2O, VC > 8 mL/kg, FiO_2 elevada, hiper-hidratação, transfusão sanguínea, bloqueio neuromuscular residual

ΔP: *driven pressure*; ASA: American Society of Anesthesiologists; DPOC: doença pulmonar obstrutiva crônica; DRGE: doença do refluxo gastroesofágico; ICC: insuficiência cardíaca congestiva; IMC: índice de massa corporal; P platô = pressão de platô; VC = volume corrente.

Complicações pulmonares pós-operatórias

Englobam quase todas as complicações que afetam o sistema respiratório após anestesia e cirurgia. Essas complicações são definidas de forma heterogênea. Por essa razão, no Quadro 2 encontramos as definições de CPP de forma resumida.

ATELECTASIA

A atelectasia se desenvolve através da compressão do parênquima pulmonar, reabsorção de gás alveolar e função do surfactante prejudicado, ocorrendo em até 90% dos pacientes. A indução da anestesia geral e a paralisia induzida farmaco-

QUADRO 2 Definições das complicações pulmonares pós-operatórias

Atelectasia: radiografia mostrando opacificação pulmonar com deslocamento de estruturas anatômicas para a área afetada e hiperinsuflação compensatória do pulmão adjacente	Pneumotórax: ar no espaço pleural sem leito vascular envolvendo a pleura visceral
Infecção respiratória: tratamento com antibióticos para suspeita de pneumonia mais pelo menos um dos seguintes critérios: ▪ Escarro novo/alterado ▪ Opacidades radiográficas novas/alteradas ▪ Temperatura > 38,3°C ▪ Contagem de leucócitos > 12.000/mm³	Pneumonia: ▪ Radiografia de tórax com pelo menos um dos seguintes: infiltrado, consolidação, cavitação ▪ Mais pelo menos um dos seguintes: febre > 38°C sem outra causa, leucócitos < 4.000 ou > 12.000/mm³, > 70 anos de idade com estado mental alterado sem outra causa ▪ Mais pelo menos dois dos seguintes: escarro novo purulento/alterado, aumento das secreções, nova/piora da tosse/dispneia/taquipneia, estertores/sons respiratórios brônquicos, piora das trocas gasosas
Insuficiência respiratória: ▪ PaO_2 < 60 mmHg em ar ambiente ▪ P:F < 300 ▪ SpO_2 < 90% em oxigenoterapia	Broncoespasmo: sibilos recentes tratados com broncodilatadores
Derrame pleural: radiografia mostrando embotamento do ângulo costofrênico, perda de nitidez da silhueta diafragmática ipsilateral na posição ereta, deslocamento de estruturas anatômicas ou opacidade nebulosa com sombras vasculares preservadas vista em um hemitórax na posição supina	Síndrome respiratória aguda grave: ▪ Início dos achados/sintomas dentro de 7 dias após um fator desencadeante conhecido ▪ Opacidades parenquimatosas bilaterais consistentes com edema pulmonar ▪ Hipóxia: • Leve: P:F 201-300 • Moderada: P:F 101-200 • Grave: P:F ≤ 100
Pneumonite por aspiração: lesão pulmonar aguda após inalação de conteúdo gástrico regurgitado	

P:F: razão de PaO_2 para concentração de oxigênio inspirado fracionado; PaO_2: pressão parcial de oxigênio; SpO_2: saturação periférica da oxi-hemoglobina.

logicamente alteram a geometria e a função do diafragma e da parede torácica, levando ao aumento da pressão e colapso das regiões pulmonares dependentes. A atelectasia de reabsorção ocorre através da captação contínua de oxigênio nos capilares pulmonares distais e pode ser agravada pela administração de altas concentrações de oxigênio. Ventilação mecânica, assim como alguns fármacos utilizados durante a anestesia, podem alterar a função dos surfactantes. Além disso, o reflexo do suspiro usado para mitigar atelectasia no estado de vigília é abolido sob anestesia. A atelectasia tem muitos efeitos adversos e consequências fisiológicas, incluindo *shunt* intrapulmonar, diminuição da complacência, aumento da resistência vascular e suscetibilidade a inflamações e lesão pulmonar. Essa suscetibilidade não é potencialmente limitada a segmentos pulmonares atelectásicos, como dados pré-clínico mostraram que a inflamação concomitante pode ocorrer em regiões onde a ventilação está intacta. A atelectasia pode persistir por até 2 dias, portanto é um importante agravante das CPP.

INSUFICIÊNCIA RESPIRATÓRIA

A insuficiência respiratória aguda pós-operatória é um dos principais contribuintes para o risco geral da cirurgia, levando a um aumento na morbidade e mortalidade. O período pós-operatório imediato após a cirurgia está associado a disfunção diafragmática e diminuição da capacidade vital pulmonar, o que pode levar à formação de atelectasia e hipoxemia. O tratamento da insuficiência respiratória aguda pós-operatória geralmente se refere à reintubação traqueal e à ventilação mecânica invasiva. As razões para o aumento da mortalidade incluem complicações durante o período de reintubação e infecções, como pneumonia. Uma das estratégias para evitar a reintubação em pacientes com insuficiência respiratória aguda pós-operatória é a utilização de ventilação não invasiva, pressão positiva contínua nas vias aéreas (CPAP), cateter nasal de alto fluxo, fisioterapia respiratória etc.

PNEUMONIA

A pneumonia pós-operatória é uma das complicações mais comuns, definida como pneumonia adquirida no hospital ou pneumonia associada à ventilação em pacientes pós-cirúrgicos. Atualmente, tem a maior incidência de pneumonia hospitalar no mundo, correspondendo a cerca de 50% de todas as pneumonias nosocomiais. Em um estudo recente, os principais patógenos responsáveis por pneumonia pós-operatória foram *Klebsiella pneumoniae* (22,22%), seguido por *Escherichia coli* (11,76%), *Staphylococcus aureus* (9,15%) e *Acinetobacter baumannii* (8,50%), respondendo por metade do total de patógenos. A resistência de patógenos aos medicamentos também tornar-se um problema grave, o que torna o tratamento clínico mais difícil. Nesse estudo, a incidência de multirresistentes bactérias foi de aproximadamente 16,99%.

PNEUMONIA ASPIRATIVA

Pneumonia aspirativa é uma complicação pós-operatória muitas vezes evitável e com taxas de mortalidade de até 38,5%. Considerando a incidência de 0,8% a 1,9%, espera-se que a mortalidade geral associada à pneumonia aspirativa em pacientes cirúrgicos seja de cerca de 0,5%, além de levar a um aumento da duração da hospitalização, maior necessidade de cuidados intensivos e maiores custos. As taxas de incidência e mortalidade não melhoraram nas últimas décadas, apesar dos avanços em anestesia, terapia intensiva e técnicas cirúrgicas, o que é preocupante. Uma das melhores formas de evitar a pneumonia aspirativa é um planejamento adequado do manejo da via aérea.

BRONCOESPASMO

O broncoespasmo pode se manifestar como dispneia, sibilância, uso de musculatura acessória, falta de coordenação dos movimentos do tórax ou da parede abdominal, retração supraesternal, supraclavicular e intercostal. Em paciente ainda em ventilação mecânica, pode ser evidenciado pelo aumento da pressão de resistência da via aérea (pressão de pico – pressão de platô). Sibilos associados ao aumento da pressão de resistência da via aérea que respondem a broncodilatador evidenciam o diagnóstico de broncoespasmo (Figura 2).

PNEUMOTÓRAX

O pneumotórax pode levar ao colapso pulmonar, com deslocamento do mediastino para o lado contralateral. Pode ser detectado por hipertimpanismo à percussão e ausência de sons respiratórios no lado afetado, e a radiografia de tórax indicará falta de marcações vasculares no lado afetado. O ar pleural sobe para a área mais alta do tórax – por exemplo, no paciente em decúbito dorsal, o ar se encontra na superfície anterior do pulmão. Isso pode dificultar a detecção de um pequeno pneumotórax ao avaliar uma radiografia de tórax feita com o paciente em posição supina.

Outra forma de detectar pneumotórax em pacientes em ventilação mecânica é observar mudanças progressivas na pressão de pico. Aumentos na pressão de pico dentro de um curto período podem sinalizar a presença de pneumotórax de início rápido. Como um pequeno pneumotórax pode evoluir para um pneumotórax hipertensivo, a monitorização adequada desse paciente é essencial. Um pneumotórax hipertensivo é uma situação de risco de vida que deve ser tratada imediatamente. O ar no espaço pleural colapsa o pulmão afetado, e o deslocamento do mediastino exerce pressão sobre o coração e o pulmão não afetado, podendo levar a choque obstrutivo e parada cardiorrespiratória.

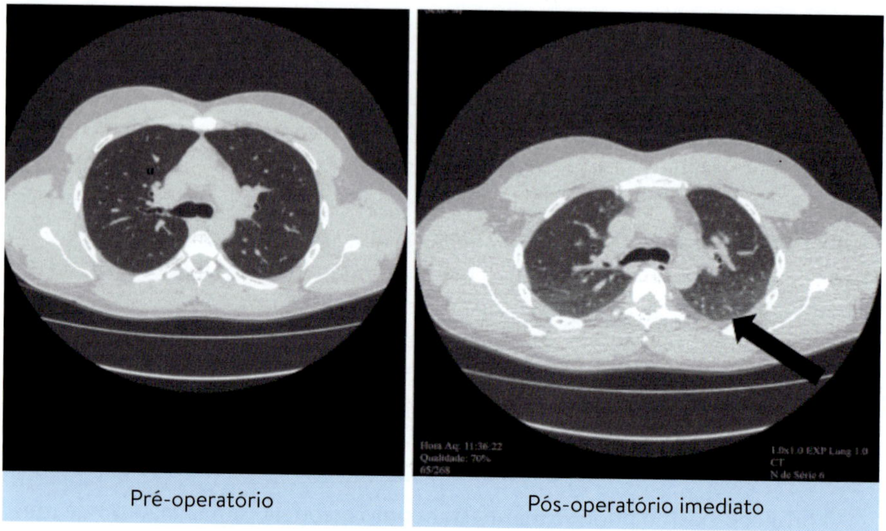

FIGURA 2 Exemplo de complicação pulmonar pós-operatória em paciente asmático com tratamento irregular. A imagem tomográfica de corte pulmonar do pré-operatório demonstra exame sem alterações significativas; após o procedimento cirúrgico de pancreatectomia caudal + esplenectomia, o paciente evolui com SpO_2 89%, taquidispneia e sibilos bibasais posteriores. A imagem tomográfica em corte pulmonar da direita foi realizada em pós-operatório imediato, onde foi identificada, após expiração forçada, presença de aprisionamento aéreo com predomínio em regiões basais posteriores (seta preta) e atelectasias.

DERRAME PLEURAL

O derrame pleural (DP) se caracteriza pelo acúmulo de líquido na cavidade pleural. Causado devido a alterações de pressão na microcirculação, permeabilidade vascular e distúrbios de drenagem linfática. O fluido no espaço pleural é responsável por 0,1 a 0,3 mL/kg e é tipicamente filtrado dos capilares sistêmicos devido à pressão hidrostática dos vasos sistêmicos. A produção e absorção do fluido pleural ocorrem no lado parietal da pleura. A fisiopatologia do DP decorre de um desequilíbrio entre a produção e a reabsorção do fluido pleural, influenciada pelas pressões hidrostática e oncótica entre as circulações sistêmica e pulmonar e o espaço pleural, levando a classificações de transudato ou exsudato com base nos níveis de proteína do fluido. Importante notar que esta CPP possui uma forte relação com pacientes com sarcopenia. A sarcopenia aumenta o risco de DP em pacientes oncológicos, transplantados hepáticos e idosos (Figura 3).

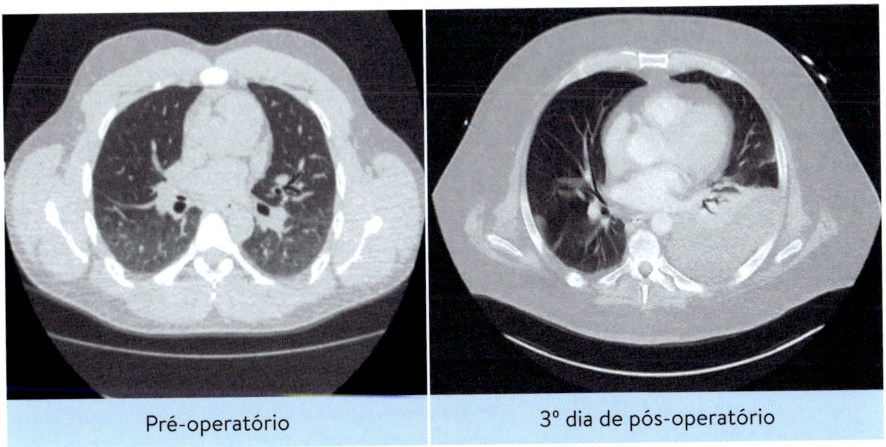

FIGURA 3 Tomografia de tórax em paciente no pré-operatório de citorredução com quimioterapia hipertérmica (HIPEC) por adenocarcinoma de apêndice, no terceiro dia de pós-operatório. O paciente evolui com complicação pulmonar pós-operatória do tipo derrame pleural de moderada monta à esquerda e laminar à direita.

SÍNDROME DO DESCONFORTO RESPIRATÓRIO AGUDO

As principais características da SDRA incluem o início da insuficiência respiratória hipoxémica dentro de 7 dias de suspeita de lesão pulmonar e concomitante evidência radiográfica de edema pulmonar ou ultrassonográfica. Em maio de 2023, foi publicado pela American Thoracic Society uma nova atualização da definição de lesão pulmonar aguda, determinada dentro do conceito de SDRA. A atualização recebe o nome de Nova Definição Global de SDRA, que se baseia na anteriormente dominante Definição de Berlim – para mais detalhes, *vide* o Capítulo 17. Abaixo estão as principais alterações e recomendações atualizadas:

- Inclusão da necessidade de suporte respiratório com cânula nasal de alto fluxo (CNAF) ≥ 30 L/min ou necessidade de CPAP ou ventilação não invasiva com PEEP > 5 cmH_2O para pacientes não intubados.
- Inclusão da relação $SpO_2/FiO_2 \leq 315$ com $SpO_2 \leq 97\%$ como critério alternativo à relação PaO_2/FiO_2.
- Inclusão de ultrassonografia pulmonar (realizada por profissional capacitado) para avaliar a presença de infiltrados pulmonares bilaterais.
- Nota: em situações de acesso limitado a recursos, desconsiderar a necessidade de critérios como necessidade de PEEP, alto fluxo ou uso de dispositivos específicos de suporte respiratório.

RESUMO FINAL

A avaliação de risco das CPP por muito tempo permaneceu pouco valorizada, entretanto, nas últimas décadas, cada vez mais estudos abordaram esse assunto, uma vez que essas complicações apresentam altas incidência e morbimortalidade, prolongando o tempo de internação e custo hospitalar. A correta estratificação de risco, o estado clínico do paciente no pré-operatório e a ventilação mecânica protetora são os pontos-chave na redução da incidência de CPP.

REFERÊNCIAS

1. Arkas GI, Karakousis ND, Daniil Z, Gourgoulianis KI, Kotsiou OS. Sarcopenia and Pleural Effusions: Exploring a Potential Link. Muscles. 2024;3:189-201.
2. Canet J, Gallart L, Gomar C, Paluzie G, Valles J, Castillo J, et al. Prediction of postoperative pulmonary complications in a population-based surgical cohort. Anesthesiology. 2010;113(6):1338-50.
3. Fernandez-Bustamante A, Frendl G, Sprung J, Kor DJ, Subramaniam B, Ruiz RM, et al. Postoperative pulmonary complications, early mortality, and hospital stay following noncardiothoracic surgery: a multicenter study by the Perioperative Research Network Investigators. JAMA Surg. 2017;152(2):157-66.
4. LAS VEGAS Investigators. Epidemiology, practice of ventilation and outcome for patients at increased risk of postoperative pulmonary complications - LAS VEGAS, an observational study in 29 countries. Eur J Anesthesiol. 2017;34(8):492-507.
5. Meara JG, Leather AJM, Hagander L, Alkire BC, Alonso N, Ameh EA, et al. Global Surgery 2030: evidence and solutions for achieving health, welfare, and economic development. Lancet. 2015;386(9993):569-624.
6. Miskovic A, Lumb AB. Postoperative pulmonary complications. Br J Anaesth. 2017;118(3):317-34.
7. Neto AS, Hemmes SN, Barbas CS, Beiderlindem M, Fernandez-Bustamante A, Futier E, et al. Association between driving pressure and development of postoperative pulmonary complications in patients undergoing mechanical ventilation for general anaesthesia: a meta-analysis of individual patient data. Lancet Respir Med. 2016;4(4):272-80.
8. O'Gara B, Talmor D. Perioperative lung protective ventilation. BMJ. 2018;362:k3030.
9. Sabaté S, Mazo V, Canet J. Predicting postoperative pulmonar complications: implications for outcomes and costs. Curr Opin Anesthesiol. 2014;27(2):201-9.
10. Xiang B, Jiao S, Yongyu S, Yao Y, Yuan f, Chen R. Risk factors for postoperative pneumonia: a case-control study. Front. Public Health. 2022;10:913897.
11. Young CC, Harris EM, Vacchiano C, Bondar S, Bukowy B, Elliott RRD, et al. Lung-protective ventilation for the surgical patient: international expert panel-based consensus recommendations. Br J Anaesth. 2019;S0007-0912(19):30647-6.

3

Reabilitação e otimização pré-operatória pulmonar

Juliano Pinheiro de Almeida
Elisângela Pinto Marinho de Almeida
Luís Eduardo Prado Pfingsten

DESTAQUE DO TEMA

1. A reabilitação pulmonar é um programa supervisionado de treino com exercício, como exercícios aeróbicos, exercícios respiratórios e treino da musculatura inspiratória, além de educação em portadores de condições pulmonares crônicas.
2. A pressão positiva contínua nas vias aéreas (CPAP), embora não reduza o número de complicações, diminui a necessidade de suporte em unidade de terapia intensiva no pós-operatório.
3. Pacientes com doença pulmonar obstrutiva crônica (DPOC) apresentam um risco comprovadamente maior de complicações pulmonares pós-operatórias, tornando desejável que, no período pré-operatório, atinjam sua melhor condição funcional basal para obter os melhores resultados.

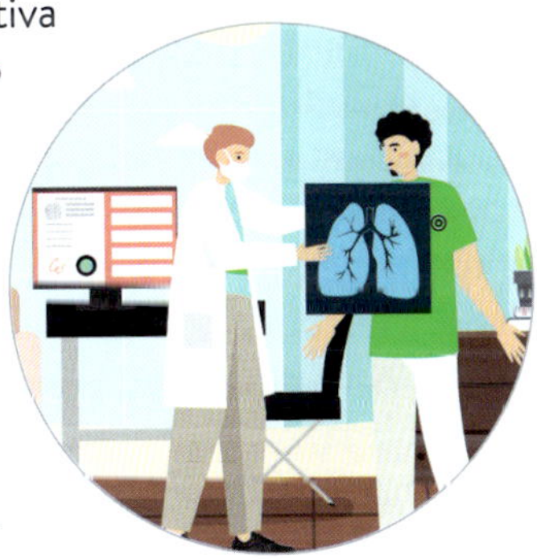

4. A cessação do tabagismo está associada a diversos benefícios, como melhor cicatrização de feridas e recuperação pulmonar mais eficiente no pós-operatório.

INTRODUÇÃO

Dependendo da definição utilizada, a incidência de complicações pulmonares pós-operatórias varia entre 1 e 23%. Para complicações pulmonares graves, excluindo-se pacientes submetidos a cirurgias cardíacas e procedimentos obstétricos, esse índice aumenta para cerca de 28%. As complicações pulmonares pós-operatórias são mais frequentes que as cardiovasculares e estão associadas a um maior tempo de internação hospitalar, maiores custos e maior mortalidade. Exemplos de complicações pulmonares incluem atelectasia (detectada em radiografia de tórax ou tomografia computadorizada), pneumonia, síndrome do desconforto respiratório do adulto, broncoaspiração, necessidade não planejada de oxigênio ou ventilação mecânica invasiva, exacerbação da doença pulmonar obstrutiva crônica (DPOC) e broncoespasmo.

Algumas intervenções pré-operatórias são eficazes em reduzir as complicações pulmonares pós-operatórias, melhorando o prognóstico dos pacientes com risco aumentado para esse tipo de complicação. Elas são baseadas em estratégias de otimização de condições respiratórias preexistentes e pré-reabilitação pulmonar. Neste capítulo, revisaremos as principais características dessas importantes intervenções pré-operatórias.

REABILITAÇÃO PULMONAR PRÉ-OPERATÓRIA

A American Thoracic Society e a European Respiratory Society definem a reabilitação pulmonar como uma "intervenção abrangente baseada em uma avaliação completa do paciente seguida por terapias personalizadas que incluem, mas não estão limitadas a, treinamento de exercícios, educação e mudança de comportamento, projetadas para melhorar a condição física e psicológica de pessoas com doença respiratória crônica e promover a adesão a longo prazo a comportamentos que melhoram a saúde". As contraindicações à reabilitação pulmonar são pouco frequentes, mas incluem condições que colocariam o paciente em risco aumentado durante o exercício (por exemplo, doença cardíaca não controlada) ou apresentariam obstáculos à participação (por exemplo, artrite grave, comprometimento neurológico, distúrbios cognitivos ou psicossociais).

A reabilitação pulmonar é um programa supervisionado de treino com exercício, como exercícios aeróbicos, exercícios respiratórios e treino da musculatura inspiratória, além de educação em portadores de condições pulmonares crônicas. A reabilitação pulmonar em pacientes com DPOC estável está associada a melhor prognóstico e melhora dos sintomas e da qualidade de vida relacionada à saúde. Um programa de exercício pré-operatório pode reduzir complicações pulmonares pós-operatórias em pacientes submetidos a cirurgias cardíacas, pulmonares e abdominais. Deve ser indicada em todos os pacientes com risco moderado a alto de desenvolver complicações pulmonares pós-operatórias.

Além de um programa educacional estruturado para a cessação do tabagismo e compreensão dos sintomas e opções de autocuidado para o DPOC, os participantes são submetidos a um programa de exercícios supervisionado por pelo menos 6 semanas, duas vezes por semana, consistindo em exercícios aeróbicos e resistidos individualizados e progressivos, de acordo com a capacidade funcional do paciente.

Outro pilar da reabilitação pulmonar é o treino respiratório, composto de um conjunto de exercícios com o objetivo de melhorar a função respiratória. Esse treino se baseia em espirometria de incentivo, exercícios de respiração profunda, fisioterapia e treino de músculos inspiratórios. Essas intervenções têm o objetivo de aumentar os volumes pulmonares, reduzir o trabalho respiratório e facilitar a mobilização e o clareamento de secreções. Existe pouca evidência de que essas intervenções individualmente reduzam o risco de desenvolvimento de complicações respiratórias, devendo ser utilizadas em conjunto como um pacote de medidas que incluem educação do paciente, higiene oral, mobilização frequente e cabeceira elevada. Essas intervenções devem ser iniciadas no período pré-operatório para que o paciente possa aprender as manobras antes de desenvolver dor e disfunção da musculatura respiratória consequentes da cirurgia.

O objetivo do treino dos músculos inspiratórios é aumentar tanto a força como a resistência muscular. Com esse fortalecimento pré-operatório, os pacientes estarão mais preparados para minimizar a redução do volume pulmonar e consequente colapso pulmonar e das vias aéreas, aumentando a habilidade de expandir o pulmão no período pós-operatório, revertendo a atelectasia que ocorre na maioria dos pacientes submetidos a anestesia geral para as cirurgias de grande porte.

Normalmente os treinos respiratórios são iniciados pelo menos 2 semanas antes do procedimento cirúrgico, sendo realizadas de cinco a sete sessões supervisionadas por semana, com duração de 15 a 30 minutos. Os pacientes utilizam espirômetros de incentivo a fluxo com carga baseados na pressão inspiratória (Pimax). Embora essas medidas não melhorem significativamente os valores de Pimax, os benefícios clínicos com o treino respiratório são vistos através da redução do tempo de permanência hospitalar, redução de atelectasia e pneumonia pós-operatória.

OTIMIZAÇÃO DE CONDIÇÕES RESPIRATÓRIAS PREEXISTENTES

O tabagismo, assim como a presença de doenças respiratórias crônicas, como asma, DPOC e apneia obstrutiva do sono, são condições relativamente frequentes em submetidos a procedimentos cirúrgicos. Embora essas condições estejam associadas a complicações pulmonares pós-operatórias, não são determinantes para o desenvolvimento de tais complicações, segundo estudos clínicos. Por outro lado, uma baixa saturação de oxigênio no período pré-operatório e um histórico recente de infecção respiratória (nos últimos 30 dias antes da cirurgia) são alguns dos principais fatores preditivos independentes de complicações pulmonares pós-operatórias. Esses fatores de risco costumam estar presentes em pacientes com doenças respiratórias crônicas não compensadas, o que aumenta o risco pós-operatório e justifica a necessidade de estratégias para identificar e tratar essas descompensações.

O tabagismo é o principal fator de risco modificável para o desenvolvimento de complicações pulmonares pós-operatórias, embora o aumento desse risco seja pequeno em tabagistas sem doenças pulmonares crônicas. A duração ideal da abstinência do cigarro para reduzir a incidência de complicações pulmonares ainda não está bem definida, mas acredita-se que um período de 4 a 8 semanas seja o mais indicado. A cessação do tabagismo está associada a diversos benefícios, como melhor cicatrização de feridas e recuperação pulmonar mais eficiente no pós-operatório.

Um estudo prospectivo observacional em pacientes submetidos à cirurgia cardíaca de revascularização do miocárdio mostrou um aumento de até quatro vezes no risco de complicações pulmonares em quem interrompeu o tabagismo até 2 meses antes da cirurgia, em comparação com aqueles que haviam parado há mais de 2 meses. Esse dado levantou a hipótese de que a interrupção do tabagismo por um curto período aumentaria as complicações pulmonares. Todavia, esse achado não foi confirmado por estudos subsequentes.

Uma revisão sistemática mais recente, envolvendo ensaios clínicos randomizados e estudos observacionais, mostrou que a interrupção do tabagismo está associada à redução de complicações pós-operatórias gerais e pulmonares, em comparação com tabagistas ativos. Além disso, quanto maior o tempo de abstinência, maior o benefício observado. A recomendação atual é que o paciente interrompa o tabagismo antes de qualquer procedimento cirúrgico, e, quanto maior o período de abstinência, maior a redução de complicações pulmonares.

O período perioperatório e o preparo para cessar o tabagismo antes do procedimento cirúrgico representam uma oportunidade para o paciente interromper o uso do cigarro permanentemente. Embora ainda não haja um consenso sobre a melhor maneira de ajudar o paciente a parar de fumar, sabe-se que, quanto mais intensiva for a intervenção, maior a sua eficácia. Aconselhamento e terapia comportamental são ferramentas importantes para aumentar a probabilidade de sucesso. A terapia com nicotina deve ser considerada em pacientes com sinais de dependência, como fumar em menos de 30 minutos após acordar, embora essa terapia deva ser suspensa 24 horas antes da cirurgia. Outros tratamentos farmacológicos, como vareniclina e bupropiona, também devem ser considerados.

APNEIA OBSTRUTIVA DO SONO

Pacientes com apneia obstrutiva do sono apresentam um risco maior de desenvolver complicações pós-operatórias, incluindo complicações pulmonares, em comparação com a população geral. Por ser uma condição frequentemente subdiagnosticada, o período de avaliação pré-operatória oferece uma oportunidade de rastrear pacientes com essa condição, utilizando o questionário STOP-BANG.

O resultado desse questionário pode ser utilizado para selecionar os pacientes que necessitam de uma investigação mais aprofundada com polissonografia e, quando indicado, iniciar o tratamento. Além disso, o questionário auxilia no planejamento do manejo anestésico, seja para reduzir o uso de opioides no tratamento da dor pós-operatória, seja para indicar a monitorização apropriada no período pós-operatório. A apneia obstrutiva do sono deve ser investigada em todos os pacientes obesos submetidos a procedimentos cirúrgicos, especialmente em pacientes no pré-operatório de cirurgias bariátricas.

A pressão positiva contínua nas vias aéreas (CPAP), embora não reduza o número de complicações, diminui a necessidade de suporte em unidade de terapia intensiva no pós-operatório. No contexto de cirurgias não bariátricas, a evidência sobre o benefício do CPAP no pré-operatório, bem como o tempo mínimo necessário para reduzir o risco nesses pacientes, ainda é limitada.

ASMA

A asma é provavelmente a comorbidade respiratória mais frequentemente observada na avaliação pré-anestésica. Estimativas indicam que entre 10% e 15% da população em países desenvolvidos apresente essa condição. Embora a incidência perioperatória de broncoespasmo em pacientes asmáticos seja baixa, por volta de 17%, aqueles que apresentam o sintoma tendem a ter tido sintomas respiratórios recentes, evidência clínica de infecção ou necessidade de intervenção médica no período pré-operatório.

Pacientes asmáticos podem apresentar risco aumentado de complicações pulmonares pós-operatórias se a doença não estiver bem controlada no período pré-operatório. Esses pacientes devem ter sua terapia para asma intensificada, o que pode incluir um breve curso de corticosteroides sistêmicos para aqueles cujo volume expiratório forçado no primeiro segundo (VEF1) ou o pico de fluxo expiratório (PFE) estejam significativamente abaixo dos valores preditos.

Em cirurgias eletivas, os pacientes devem estar livres de broncoespasmo e apresentar um PFE > 80% do valor predito. Mesmo em procedimentos de urgência e emergência, o tratamento com broncodilatadores e/ou corticosteroides pode ser eficaz em poucas horas. O acompanhamento conjunto com um pneumologista pode contribuir para melhores resultados.

DOENÇA PULMONAR OBSTRUTIVA CRÔNICA

Pacientes com DPOC apresentam um risco comprovadamente maior de complicações pulmonares pós-operatórias, tornando desejável que, no período pré-operatório, atinjam sua melhor condição funcional basal para obter os melhores resultados. Em casos de exacerbação recente ou em andamento, é aconselhável adiar a cirurgia eletiva até a completa resolução do quadro.

Mesmo em pacientes com DPOC estável, a otimização do tratamento no pré-operatório deve ser considerada, embora o ganho funcional seja menos provável. Isso ocorre porque as alterações fisiopatológicas da doença, como o remodelamento das vias aéreas, a hiperinsuflação pulmonar, a redução da eficiência dos músculos respiratórios e as mudanças morfológicas musculares, não são reversíveis.

A indicação de tratamentos específicos, como broncodilatadores e corticosteroides inalatórios, é a mesma para todos os pacientes com DPOC, independentemente do contexto perioperatório.

Além da cessação do tabagismo e da otimização do tratamento farmacológico, a terapia nutricional é uma importante abordagem adjuvante para pacientes com DPOC. Uma das características da doença é a alta demanda metabólica e energética, que frequentemente causa perda de peso. O baixo índice de massa corporal foi identificado como um fator preditivo independente de aumento da mortalidade.

Distúrbios de humor, como ansiedade e depressão, assim como o nível de estresse psicológico, parecem influenciar o prognóstico de pacientes com DPOC. Pacientes com distúrbios psicológicos, incluindo distúrbios de humor, tendem a apresentar maior mortalidade após uma exacerbação da doença, em comparação com outros pacientes sem transtornos psicológicos, mesmo quando ajustados para a mesma gravidade e tempo de doença.

Intervenções como *yoga*, *tai chi*, técnicas de relaxamento e de concentração têm mostrado resultados na melhora do humor e da saúde física, além de melhorar a avaliação de dispneia e a distância percorrida no teste de caminhada de 6 minutos.

A remoção cirúrgica de tecido pulmonar enfisematoso pode ser uma alternativa a pacientes selecionados, especialmente aqueles com enfisema predominantemente nos lobos superiores e baixa tolerância ao exercício. No entanto, esse procedimento está associado a um risco aumentado de mortalidade precoce e eventos adversos. A cirurgia de redução de volume pulmonar pode ser utilizada como medida de otimização para retardar a necessidade de transplante pulmonar ou oferecer uma melhora temporária para aqueles na fila de transplante.

Outra opção seria o uso de válvulas pulmonares implantadas por broncoscopia em pacientes com enfisema grave. No entanto, essas válvulas são eficazes apenas em pacientes com fissura interlobar intacta, pois a ventilação colateral entre o lobo-alvo e o pulmão adjacente impede a atelectasia do lobo-alvo.

OUTRAS MEDIDAS

Pacientes com infecções das vias aéreas superiores aparentemente não apresentam maior risco de complicações pós-operatórias. No entanto, para procedimentos eletivos que podem ser adiados, é razoável postergar a cirurgia até a resolução da infecção, especialmente em casos que necessitam de intubação.

Em pacientes com infecções das vias aéreas inferiores, como pneumonias bacterianas ou virais (incluindo *influenza*, SARS-CoV-2 e vírus sincicial respiratório), recomenda-se aguardar de 2 a 4 semanas após a resolução da infecção para realizar a cirurgia programada.

Pacientes com histórico de infecção moderada a grave por SARS-CoV-2 devem aguardar pelo menos 12 semanas antes da cirurgia. Já aqueles com histórico de pneumonia bacteriana, que necessitaram de internação hospitalar ou ventilação mecânica, se beneficiam de aguardar pelo menos 4 semanas após a resolução do quadro. No entanto, a decisão de fazer a cirurgia deve ser individualizada, considerando tanto os riscos de complicações pós-operatórias quanto os de adiar o procedimento. A utilização de antibiótico em pacientes com asma ou DPOC estáveis não é indicada para prevenir complicações infecciosas pulmonares.

Cuidados como higiene oral e utilização de enxaguante bucal com clorexidina estão associados ao risco de complicações pulmonares pós-operatórias em submetidos a cirurgia cardíaca. Consulta odontológica pré-operatória e higiene dental com remoção de saburra lingual também foram associados a menor risco de pneumonia pós-operatória e devem ser incorporados nos cuidados pré-operatórios.

CONCLUSÃO

A otimização pré-operatória e a reabilitação pulmonar desempenham um papel crucial na redução das complicações pulmonares pós-operatórias, que são frequentes e podem impactar significativamente a recuperação dos pacientes. Intervenções como a cessação do tabagismo, o manejo adequado da apneia obstrutiva do sono e o controle de condições respiratórias crônicas, como asma e DPOC, são essenciais para melhorar os resultados cirúrgicos e a qualidade de vida dos pacientes.

A personalização do cuidado, com base na avaliação detalhada das condições respiratórias de cada paciente, permite a implementação de estratégias eficazes que vão além do tratamento farmacológico, incluindo programas de exercícios e reabilitação, intervenções nutricionais e suporte psicológico. Ao abordar os fatores de risco de forma abrangente e integrada, é possível não só reduzir a morbidade e mortalidade associadas às complicações pulmonares, mas também otimizar a capacidade funcional dos pacientes, promovendo uma recuperação mais rápida e segura.

TABELA 1

Tópico	Mensagem principal
Reabilitação pulmonar pré-operatória	Programa de exercícios e treinamento respiratório para melhorar a condição física e psicológica de pacientes com doenças pulmonares crônicas.
Otimização de condições respiratórias preexistentes	Identificação e tratamento de descompensações respiratórias preexistentes como asma, DPOC e apneia do sono para reduzir complicações.
Cessação de tabagismo	Cessação do tabagismo é essencial para reduzir riscos pós-operatórios; tempo de abstinência superior a 4-8 semanas é recomendado.
Apneia obstrutiva do sono	Identificação de apneia obstrutiva do sono com questionário STOP-BANG e manejo com CPAP quando necessário.
Asma	Controle pré-operatório da asma para minimizar risco de broncoespasmo e outras complicações, incluindo uso de corticosteroides.
Doença pulmonar obstrutiva crônica (DPOC)	Otimização de DPOC com tratamentos farmacológicos, nutricionais e de saúde mental para melhorar o prognóstico.
Outras medidas	Manejo de infecções respiratórias e cuidados pré-operatórios como higiene oral para minimizar complicações.

REFERÊNCIAS

1. Abbott TEF, Fowler AJ, Pelosi P, Gama de Abreu M, Møller AM, Canet J, et al. A systematic review and consensus definitions for standardised end-points in perioperative medicine: pulmonary complications. Br J Anaesth. 2018;120(5):1066-79.
2. Azhar N. Pre-operative optimisation of lung function. Indian J Anaesth. 2015;59(9):550-6.
3. Holland AE, Cox NS, Houchen-Wolloff L, Rochester CL, Garvey C, ZuWallack R, et al. Defining Modern Pulmonary Rehabilitation. An Official American Thoracic Society Workshop Report. Ann Am Thorac Soc. 2021;18(5):e12-e29.
4. Lee AHY, Snowden CP, Hopkinson NS, Pattinson KTS. Pre-operative optimisation for chronic obstructive pulmonary disease: a narrative review. Anaesthesia. 2021;76(5):681-94.

5. Lumb AB. Pre-operative respiratory optimisation: an expert review. Anaesthesia. 2019;74 Suppl 1:43-48.
6. Smetana GW, Pfeifer K. Strategies to reduce postoperative pulmonary complications in adults. Waltham: UpToDate; 2024.
7. Spruit MA, Singh SJ, Garvey C, ZuWallack R, Nici L, Rochester C, et al. An official American Thoracic Society/European Respiratory Society statement: key concepts and advances in pulmonary rehabilitation. Am J Respir Crit Care Med. 2013;188(8):e13-64. Erratum in: Am J Respir Crit Care Med. 2014;189(12):1570.
8. Yoon HK, Kim HJ, Kim YJ, Lee H, Kim BR, Oh H, et al. Multicentre validation of a machine learning model for predicting respiratory failure after noncardiac surgery. Br J Anaesth. 2024;132(6):1304-14.

4

Modos ventilatórios e suas aplicabilidades clínicas na anestesia

Luíza Vetorazzo Amaral
Eduardo Ferro Mocsári
Luiz Guilherme Villares da Costa

DESTAQUE DO TEMA

1. Discussão da importância da ventilação mecânica em anestesiologia.
2. Abordagem dos princípios de ventilação mecânica protetora e fisiopatologia da lesão pulmonar induzida pela ventilação mecânica.
3. Descrição dos principais modos ventilatórios, aplicações e comparação entre as modalidades.
4. Estudos em ventilação mecânica, evidências e desfechos conhecidos atualmente.
5. Avaliação crítica do modo ventilatório mais adequado a cada paciente e ao momento em que este se encontra.

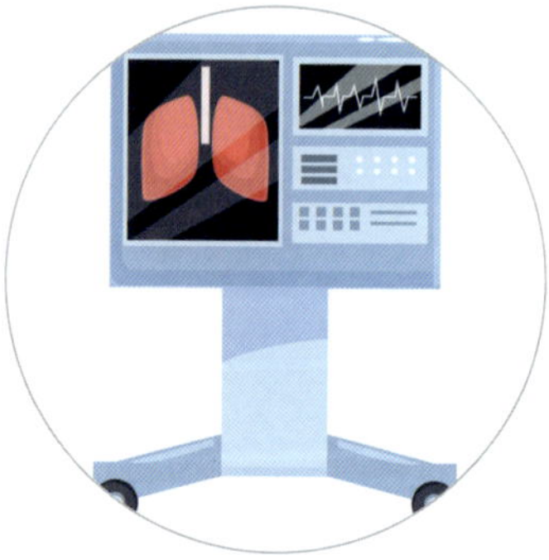

INTRODUÇÃO

A ventilação mecânica (VM) é um método de suporte ventilatório, geralmente transitório, utilizado quando a função respiratória do paciente está comprometida durante uma enfermidade ou anestesia. Pode ser definida como a utilização de meios artificiais para substituir, total ou parcialmente, o trabalho respiratório do paciente para a manutenção das trocas gasosas.

Na ventilação por pressão positiva, o ventilador ou o paciente devem determinar o início da inspiração. Em um paciente paralisado, incapaz de gerar um esforço inspiratório inicial, a inspiração vai ocorrer dependendo do tempo desde a última respiração. A frequência respiratória desejada pode ser configurada no ventilador, assim como a proporção de tempo gasta entre inspiração e expiração (I:E). Essa é a definição de ventilação mandatória contínua, pois o ventilador controla o início tanto da inspiração quanto da expiração. Se o paciente é capaz de realizar esforços respiratórios, isso pode ser detectado e utilizado para determinar o início da inspiração. Se o ventilador não faz nenhum esforço para assistir à inspiração, a respiração é considerada espontânea. Se o ventilador for configurado para detectar e contribuir com o trabalho inspiratório a partir de um gatilho pré-definido como um determinado fluxo inspiratório, seguido por pressão respiratória pré-determinada a ser garantida pelo aparelho, pode ser considerado como pressão de suporte ventilatório.

A ventilação mecânica (VM) é um ponto-chave no manejo intraoperatório, e apesar do uso crescente de anestesia locorregional, ainda é fundamental para muitos procedimentos. Apesar dos avanços nos ventiladores e modos ventilatórios terem reduzido substancialmente as complicações, cerca de 19% da mortalidade perioperatória ainda é atribuída a causas pulmonares. A VM por si só pode ser danosa para pulmões saudáveis, deflagrando mecanismos fisiopatológicos que levam à lesão pulmonar induzida pela ventilação mecânica (VILI). Além disso, fatores relacionados ao procedimento cirúrgico e ao paciente podem contribuir de maneira importante para potencializar esses danos. Portanto, o conhecimento acerca dos modos ventilatórios em anestesia é essencial para fornecer suporte adequado, minimizando seus efeitos negativos.

SUPORTE VENTILATÓRIO EM ANESTESIA

Milhares de pacientes são submetidos a intervenções cirúrgicas anualmente, necessitando de ventilação mecânica. Os efeitos gerados pela administração de fármacos durante a indução e manutenção da anestesia frequentemente levam à perda da patência/recrutamento das vias aéreas e do *drive* respiratório, impactando significativamente a capacidade do paciente manter trocas gasosas adequadas; por isso, torna-se necessário o controle parcial ou total da ventilação. A administração do volume-minuto respiratório por forças externas pode ser realizada por qualquer dispositivo capaz de substituir, total ou parcialmente, a força necessária para gerar volume alveolar adequado para manter a troca gasosa. Portanto, nem sempre são necessários equipamentos sofisticados. Por exemplo, quando se utiliza um dispositivo bolsa-válvula-máscara em uma ressuscitação ou máscara com bolsa reservatório durante a indução anestésica, realiza-se suporte ventilatório.

A ventilação mecânica invasiva implica intubação traqueal (ou o uso de dispositivos supraglóticos) e a utilização de ventiladores mecânicos que trabalham com pressão positiva nas vias aéreas. Em pacientes que se apresentam para procedimentos cirúrgicos eletivos, a escolha da VM é baseada em critérios diversos relacionados ao tipo de cirurgia, duração do procedimento, gravidade da doença de base, necessidade de controle ventilatório, necessidade do uso de bloqueadores neuromusculares, entre outros.

MODOS VENTILATÓRIOS

Ventilação espontânea

O paciente tem autonomia sobre sua respiração, determinando seu volume corrente (VC) e frequência respiratória (FR). Pode ser ofertada ao paciente pressão contínua nas vias aéreas (CPAP) ou pressão positiva nas vias aéreas em dois níveis (BiPAP).

Ventilação controlada a volume (VCV)

Nesse modo ventilatório, pode-se selecionar o VC, e o fluxo inspiratório é entregue de maneira constante até que o volume pré-determinado seja atingido. Ao final da inspiração o fluxo é zero, o volume entregue aos pulmões gera uma pressão de pico (Ppico). Se for programado um tempo de pausa inspiratória o fluxo vai cessar antes do tempo inspiratório programado e, após essa pausa, a pressão vai reduzir e se estabilizar em um platô (Pplatô). Esse fenômeno ocorre devido à redistribuição dos gases e à deformação tecidual, revelando a verdadeira pressão alveolar (Palv). Após o término da fase inspiratória, ocorre a ciclagem para a fase expiratória.

O ajuste da frequência respiratória (FR) influencia o fluxo. Um aumento de FR gera uma redução no tempo inspiratório (Tinsp), com isso, para se entregar um mesmo VC a cada ciclo, é necessário ocorrer aumento no fluxo inspiratório, normalmente feito de maneira automática pelo ventilador. Esse aumento no fluxo inspiratório pode gerar maiores pressões nas vias aéreas, principalmente em situações de baixa complacência, gerando uma distribuição inadequada de fluxo para os alvéolos e consequente piora da troca gasosa.

Como o VC é assegurado nesse modo ventilatório, a ventilação alveolar também está assegurada, e mesmo em situações de mudanças na mecânica respiratória, as alterações podem ser facilmente identificadas. Recomenda-se estabelecer um limite de pressão (Pmáx) para evitar que, na presença de alterações importantes, o VC pré-estabelecido gere pressões que possam levar ao barotrauma. O tempo expiratório também deve ser monitorado, uma vez que a duração muito curta pode levar ao fenômeno de *air traping* (aprisionamento de volume de ar alveolar), ocasionando volutrauma. A Figura 1 ilustra o padrão de fluxo, pressão e volume corrente observado na VCV.

Ventilação controlada à pressão (VCP) ou *pressure-controlled ventilation* (PCV)

Esse modo de ventilação é limitado à pressão e ciclado ao tempo. A pressão máxima nas vias aéreas, ou seja, a pressão de pico inspiratório, é selecionada e apli-

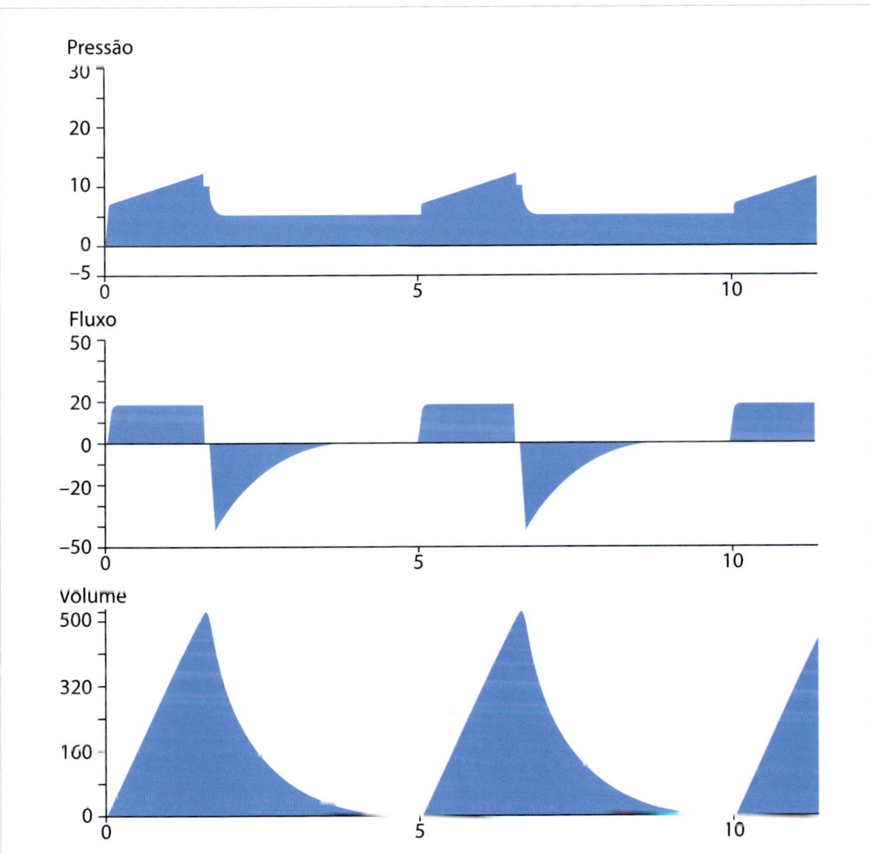

FIGURA 1 Padrões de mecânica respiratória na VCV: possui como meta entregar o VC programado ao paciente, respeitando-se o Tins (tempo inspiratório) e o Fluxo insp (inspiratório), para determinada frequência respiratória. Observa-se na primeira curva de Pressão *versus* Tempo a ocorrência de pressão variável.

cada durante a fase inspiratória. Outros parâmetros a serem ajustados são Tinsp, a relação de tempo inspiratório e expiratório (relação I:E) e a FR. O VC gerado depende do Tinsp selecionado e da pressão gerada pelo ventilador, e é influenciado principalmente pela resistência das vias aéreas e pela complacência do sistema respiratório. O fluxo é proporcional ao gradiente de pressão gerado entre a via aérea e o interior dos pulmões e é inversamente proporcional à resistência das vias aéreas. A Figura 2 mostra os padrões de fluxo, pressão e volume característicos da PCV.

Vias aéreas com menor resistência recebem maiores quantidades de fluxo, alcançando o equilíbrio com ventilador mais rapidamente que regiões com maior resistência. Quando as pressões entre o ventilador e as áreas de menor resistência se equilibram, ocorre uma redução no fluxo, enquanto as regiões de maior resistência continuarão a se equilibrar. Essa desaceleração do fluxo durante a PCV

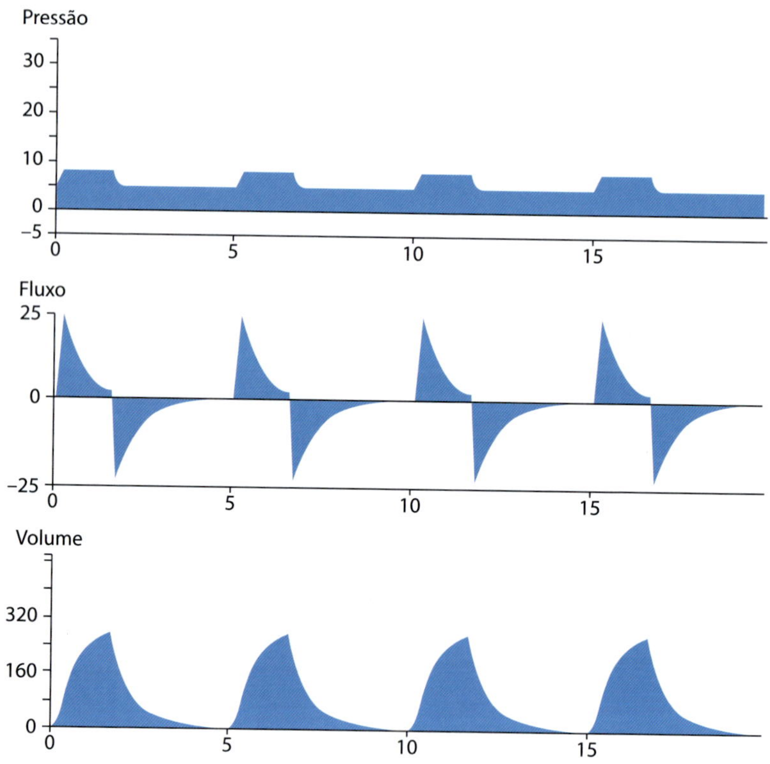

FIGURA 2 Padrões de mecânica respiratória na PCV: possui diretiva primária de manter a pressão no nível pré-determinado até o tempo inspiratório atingir certo valor, quando se iniciará a expiração. A pressão é fixada, com ciclagem a tempo e VC variável.

melhora a distribuição do fluxo para os pulmões. A Figura 3 ilustra o mecanismo de equilíbrio de volume, fluxo e pressão alveolar na PCV.

Durante a fase expiratória inicial, o gás sai rapidamente dos pulmões devido ao elevado gradiente de pressão existente entre os pulmões e a pressão atmosférica. Como o gás continua a sair, o gradiente pressórico diminui e o fluxo desacelera. A exalação continua até que a pressão nos pulmões alcance a pressão atmosférica somado ao valor da PEEP ou até que o tempo inspiratório pré-ajustado determine que a próxima inspiração se inicie. É essencial certificar-se que o novo ciclo inspiratório só se inicie após o fluxo expiratório zerar, para que não haja aprisionamento de ar nas vias aéreas de pequeno calibre, o que traria como consequência a geração de PEEP intrínseca (ou auto-PEEP), com repercussões hemodinâmicas indesejáveis.

No modo PCV, como o fluxo aéreo varia de acordo com a demanda do paciente, a chance de assincronia é reduzida. Contudo, a variação do VC devido a mudanças na mecânica respiratória aumenta as chances de alterações no equilíbrio de trocas gasosas. A complacência pulmonar intraoperatória e a resistência das vias aéreas são fatores que devem ser levados em consideração, porque podem ser altamente variáveis; por exemplo: alterações no grau de bloqueio neuromuscular, compressão abdominal, laparoscopia, uso de afastadores, compressão do tórax por instrumentais ou equipe cirúrgica, entre outros. A redução da complacência e o aumento da resistência levam a uma redução no VC, o que pode contribuir para o desenvolvimento de hipercarbia e atelectasia. Por essa razão, o anestesista deve

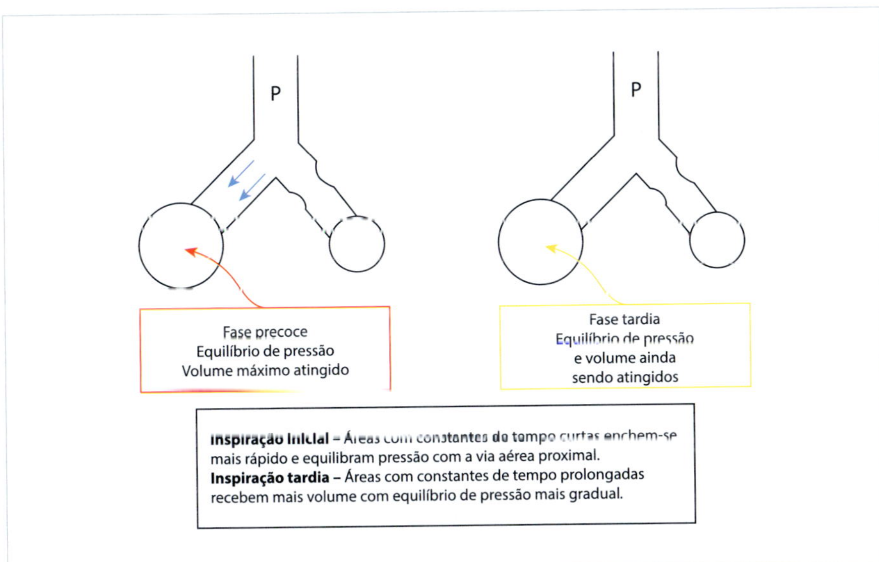

FIGURA 3 Mecanismo de equilíbrio de volume, fluxo e pressão alveolar na PCV.

ficar atento às mudanças no intraoperatório e manter-se vigilante para corrigir precocemente alterações que possam levar à degeneração clínica.

A PCV pode ser benéfica quando se utilizam dispositivos supraglóticos ou cânulas sem balonete, pela sua capacidade de reduzir fugas de gás e insuflação gástrica.

Ventilação com pressão regulada e volume controlado (PRVC)

É um modo ventilatório ciclado a tempo e limitado à pressão. O primeiro ciclo respiratório é no modo controlado a volume, permitindo ao ventilador calcular a mecânica respiratória. Nos próximos ciclos a ventilação é entregue com limite de pressão determinado a partir da Pplatô calculada inicialmente. Ao longo dos ciclos, o ventilador ajusta o limite de pressão de acordo com informações sobre o ciclo prévio até atingir o VC configurado. O fluxo varia de acordo com mudanças relacionadas ao plano anestésico ou à mecânica pulmonar, o que pode ser mais confortável para o paciente.

Ventilação controlada à pressão com volume garantido (PCV-VG)

É um modo capaz de combinar os benefícios da ventilação controlada à pressão com os da controlada a volume. O VC configurado no ventilador é entregue com a menor pressão possível e com um fluxo em desaceleração. O primeiro ciclo é controlado a volume, possibilitando o cálculo da complacência pulmonar, a partir de onde se determina a Pinsp para os ciclos subsequentes. A Pinsp é ajustada ciclo a ciclo de acordo com a mecânica respiratória, de forma que a menor pressão seja utilizada. O PCV-VG entrega ventilações com a eficiência e benefícios da PCV e ainda tem o benefício de compensar mudanças na complacência pulmonar com um volume garantido.

Ventilação mandatória intermitente sincronizada (SIMV)

O modo SIMV é um modo assisto-controlado em que o paciente interage com o ventilador. Permite ventilações espontâneas sincronizadas com ventilações geradas pelo ventilador.

Serve como modo de *backup* ventilatório para pacientes que já apresentam esforço inspiratório, mas que seriam incapazes de manter um volume-minuto adequado, seja por bloqueio neuromuscular ou anestesia residual, proporcionando um conforto maior quando comparado à ventilação espontânea nesses pacientes. O suporte ventilatório pode variar desde suporte total até ausência de suporte ventilatório (FR configurada é zero), podendo ser utilizado como modo de transição para ventilação espontânea, que é feito reduzindo progressivamente a frequência das ventilações mandatórias até que o paciente tenha autonomia suficiente.

As ventilações mandatórias podem ser controladas a volume (SIMV-VCV) ou a pressão (SIMV-PCV). A FR é definida de acordo com as necessidades do paciente para se manter um volume-minuto adequado. O disparo dos ciclos auxiliados pelo ventilador, que pode ser por fluxo ou pressão, ocorre quando se atinge um gatilho pré-definido a partir do ajuste do controle de sensibilidade. A combinação com pressão de suporte ventilatório (PSV) gera um conforto ainda maior ao paciente, uma vez que auxilia a inspiração e reduz o trabalho respiratório, garantindo um volume-minuto adequado enquanto o paciente evolui no desmame até que não necessite mais das ventilações mandatórias.

Pressão de suporte ventilatório (PSV)

No PSV o ventilador detecta o início de um ciclo inspiratório a partir de uma redução no fluxo ou na pressão do circuito. Quando isso atinge um gatilho pré-definido pelo ajuste de sensibilidade, o ventilador é disparado e entrega uma pressão também pré-definida para aumentar o VC do paciente. Na porção final da inspiração o fluxo começa a diminuir e quando atinge outro valor pré-definido (geralmente uma redução de 25%), o ventilador para de fornecer a pressão de suporte e inicia-se a fase expiratória. O volume corrente é variável.

Esse modo aumenta a efetividade de ciclos espontâneos do paciente ao fornecer incrementos variáveis ao volume corrente, reduzindo o esforço respiratório. Promove melhora na troca gasosa e reduz atelectasia perioperatória em pacientes com respiração espontânea, em uso de cânulas traqueais ou dispositivos supraglóticos (p. ex.: máscara laríngea).

O nível de pressão de suporte desejado geralmente é ajustado entre 30 a 50% da *driving pressure* (Pplatô – PEEP). Portanto, deve-se pré-definir uma pressão de suporte suficiente para atingir o VC desejado e reduzir gradativamente à medida que o VC ultrapasse o desejado, o que sinaliza que menores pressões de suporte (PS) podem ser utilizadas. O teste de autonomia ocorre quando se atingem valores mínimos de PS, necessária apenas para vencer a resistência do circuito ventilatório. Nesse momento, o paciente tem autonomia para seguir sem suporte ventilatório e a sua ventilação espontânea é suficiente para manter um volume-minuto adequado.

Indicações de ventilação mecânica não invasiva (VNI) na anestesia

O uso de VNI no pós-operatório pode melhorar as trocas gasosas, minimizar a formação de atelectasias e aumentar a capacidade residual funcional (CRF). Tem importante papel na redução de complicações pulmonares no pós-operatório de cirurgias cardíacas, torácicas, da parte superior do abdome (salvo em contraindicações, como cirurgias esofágicas), bariátricas e em pacientes portadores da síndrome da apneia obstrutiva do sono (SAOS). Ainda, tem sido utilizada com sucesso na pré-oxigenação de pacientes com via aérea difícil (VAD) através da cânula nasal de alto fluxo (CNAF), e nos pacientes obesos através de CPAP combinado ou não com ventilação com PSV.

ALERTA

Durante a pré-oxigenação para indução da anestesia, usar preferencialmente fração inspirada de oxigênio (FiO_2) < 0,8, salvo se risco de via aérea difícil (menor atelectasia).

Há diferença entre PSV e ventilação espontânea no despertar da anestesia?

O desmame da ventilação mecânica para extubação realizado com PSV demonstrou menor incidência de atelectasia e maior oxigenação quando comparado à extubação sob ventilação espontânea em pacientes submetidos à colectomia videolaparoscópica e prostatectomia robótica. Entretanto, uma das principais medidas para prevenir a atelectasia durante a recuperação da anestesia segue sendo manter uma FiO_2 baixa.

ALERTA

FiO_2 entre 0,3 e 0,4 demonstrou menor incidência de atelectasia, quando comparada à FiO_2 1,0 durante o despertar da anestesia geral.

A Tabela 1 traz um resumo sobre os modos ventilatórios mais utilizados na prática clínica.

Há diferença entre PCV e VCV?

A Tabela 2 traz um resumo de estudos que avaliaram potenciais diferenças de desfechos entre PCV e VCV.

TABELA 1 Características dos principais modos ventilatórios

Modo	Tipo	Detalhes	Uso na anestesia
VCV	Mandatório	Ventilação controlada, alvo no volume corrente, ciclada a tempo	Modo mais comum de ventilação, oferta bom controle do volume corrente, sobretudo com aparelhos modernos de anestesia com compensação da complacência
PCV	Mandatório	Ventilação controlada, alvo na pressão de vias aéreas, ciclada a tempo	Modo ventilatório comum, oferece melhor controle do pico de pressão inspiratória. Útil para compensar perdas de ar em tubos sem *cuff* e diminuir a insuflação gástrica em ventilação sob máscara laríngea e outros dispositivos supraglóticos. Frequentemente utilizada em ventilação monopulmonar
VCV VG (volume garantido), AF (autofluxo) ou PRVC (pressão regulada com volume controlado)	Mandatório	Ventilação controlada, volume corrente alvo, ciclado a tempo, limitado a pressão. Este modo objetiva entregar o volume desejado com a menor pressão inspiratória possível	Combina VCV e PCV, permitindo um controle estrito do volume corrente, com uma melhor pressão de pico inspiratória
V ou P-ACV (ventilação assisto-controlada a volume ou pressão)	Mandatório/ assistido	Entrega o volume ou pressão-alvo, ambos automaticamente ou sob esforço inspiratório do paciente	Pode ser usado em pacientes com *drive* respiratório residual para assistir ventilação espontânea, sem risco de apneia

(*continua*)

TABELA 1 Características dos principais modos ventilatórios *(continuação)*

Modo	Tipo	Detalhes	Uso na anestesia
V ou P-SIMV (ventilação mandatória intermitente sincronizada a volume ou a pressão)	Mandatório/ assistido	Entrega o volume ou pressão mandatórios desejados, além de volume ou pressão assistido quando um esforço inspiratório é detectado dentro de uma janela de sensibilidade	Similar ao V ou P-ACV, pode ser usado em pacientes com *drive* respiratório residual, ou durante despertar da anestesia geral
PSV	Assistido	Entrega uma pressão-alvo quando um esforço inspiratório é detectado	Em pacientes com *drive* respiratório, na presença de doença pulmonar restritiva, indução da anestesia geral, doença neuromuscular
CPAP	Assistido	Aumenta a pressão média das vias aéreas em pacientes sob ventilação espontânea	Na indução para prevenir perda excessiva da CRF; pode diminuir o esforço inspiratório em pacientes intubados, antes da extubação

CONSIDERAÇÕES FINAIS

A ventilação mecânica possibilita otimizar as trocas gasosas de pacientes, permitindo a realização de cirurgias de forma segura. O suporte ventilatório tanto invasivo, quanto não invasivo, deve ser realizado de modo adequado para evitar a VILI. A ventilação com FiO_2 baixa (suficiente para prevenir a hipóxia e evitar a hiperóxia) e PEEP ideal, mostrou reduzir atelectasia. Deve-se ter como meta uma *driving pressure* inferior a 15 cmH_2O, e buscar ventilação com VC de 6 a 8 mL/kg de peso ideal (exceto na SDRA, em que este valor idealmente deve ser reduzido para 4 a 6 mL/kg). A maior parte dos trabalhos não demonstra superioridade entre os modos VCV e PCV, apesar do último apresentar menores Ppico. A ventilação adequada é um dos objetivos primordiais do anestesiologista. Deve-se garantir a ventilação protetora dos pacientes, melhorando os desfechos e reduzindo a morbimortalidade.

TABELA 2 Estudos de desfechos comparando PCV e VCV

Estudo	Número	Pacientes	Laparoscópica	Cirurgia	Via aérea	Ppico	Complacência	Hemodinâmica	Troca gasosa
De Baerdemaeker 2008	24	Obesidade mórbida	Sim	Banda gástrica	Tubo traqueal	=	=	=	↑$PaCO_2$
Hans 2008	40	Obesidade mórbica	Não	*By-pass* gástrico	Tubo traqueal	↓	=	=	=
Cadi 2008	35	IMC > 35	Sim	Banda gástrica	Tubo traqueal	=	=	=	↑PaO_2 ↓$PaCO_2$
Ogurlu 2010	60	Mulher, ASA I e II	Sim	Cirurgia ginecológica	Tubo traqueal	↓	↑	=	Não avaliado
Jeon 2011	60	Mulher	Sim	Cirurgia ginecológica	Máscara laríngea	↓	=	=	↓$PaCO_2$
Tyagi 2011	42	IMC < 30	Sim	Colecistectomia	Tubo traqueal	↓	↑	=	=
Kim 2011	34	Criança	Sim	Apendicectomia	Tubo traqueal	↓	↑	=	Não avaliado
Gupta 2012	102	ASA I e II, obeso IMC 30-40	Sim	Colecistectomia	Tubo traqueal	↓	Não avaliado	=	↑PaO_2
Aydin 2014	70	ASA I e II	Sim	Colecistectomia	Tubo traquea	=	=	=	↓PAO_2-PaO_2

LEITURA RECOMENDADA

1. Cangiani LM, Carmona MJC, Ferez D, Bastos CO, Duarte LTD, Cangiani LH et al (eds). Tratado de anestesiologia: SAESP. 9.ed. São Paulo: Editora dos Editores, 2021.
2. Ball L, Dameri M, Pelosi P. Modes of mechanical ventilation for the operating room. Best Pract Res Clin Anaesthesiol. 2015;29(3):285-99.
3. Ball L, Costantino F, Orefice G, Chandrapatham K, Pelosi P. Intraoperative mechanical ventilation: state of the art. Minerva Anestesiol. 2017;83(10):1075-1088.
4. Damico NK. Mechanical ventilation of the anesthetized patient. Crit Care Nurs Clin North Am. 2015;27(1):147-55.
5. Jeong H, Tanatporn P, Ahn HJ, Yang M, Kim JA, Yeo H et al. Pressure support versus spontaneous ventilation during anesthetic emergence-effect on postoperative atelectasis: a randomized controlled trial. Anesthesiology. 2021;135(6):1004-1014.

5

Como monitorizar a ventilação mecânica? Curvas e *loops*

Neymar Elias de Oliveira
Jorge Luís dos Santos Valiatti
Talison Silas Pereira

DESTAQUE DO TEMA

1. A ventilação mecânica com pressão positiva é uma terapia de suporte rotineiramente utilizada em pacientes cirúrgicos.
2. Apesar de ser uma estratégia de suporte de vida, pode gerar graves lesões pulmonares, cardiovasculares e sistêmicas.
3. A maneira mais indicada de reconhecer, tratar e prevenir situações de risco ao paciente é por meio da monitorização contínua da interação paciente-ventilador.
4. Os ventiladores atuais possuem sensores que monitoram tanto dados contínuos, em forma numérica e gráfica, quanto calculados de forma intermitente.
5. Dados de fluxo, volume e pressão em função do tempo geram curvas.
6. A interação entre fluxo, volume e pressão geram alças (*loops*).
7. O conhecimento fisiopatológico da interação paciente-ventilador e a pronta atuação protetora é obrigação do médico responsável pela ventilação mecânica.

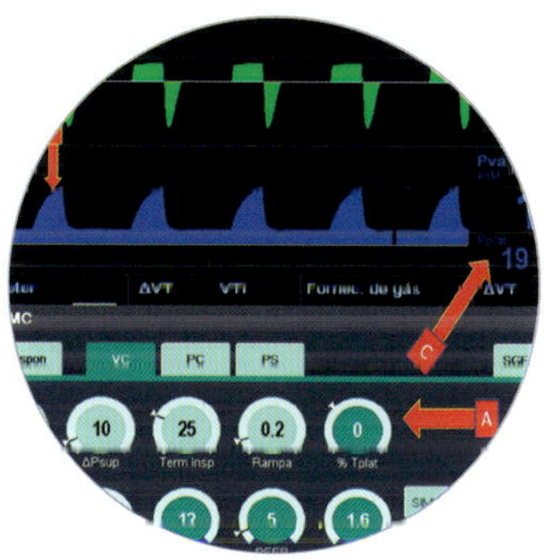

INTRODUÇÃO

Ventilar um paciente artificialmente com pressão positiva em todas as fases do ciclo exige controle e atenção contínuos, uma vez que a mecânica ventilatória é altamente dinâmica. O desenvolvimento de ventiladores microprocessados com módulos gráficos incorporados tornou possível a análise dos parâmetros de ventilação, tanto em forma de curvas de fluxo, volume e pressão em relação ao tempo como na forma dos *loops* de fluxo-volume e pressão-volume. Com isso, é possível avaliar a interação paciente-ventilador de maneira mais ágil com possibilidade de diagnóstico precoce das mudanças da mecânica ventilatória. Esse reconhecimento permite a adequação dos parâmetros ventilatórios e a observação da resposta após cada reajuste e, assim, uma ventilação mais segura aos pacientes.

Como o maior benefício desse monitoramento é a possibilidade de intervir a partir da interpretação dos dados gerados, tem-se como objetivo tornar esse capítulo simples, didático e aplicável na prática diária.

É importante lembrar também que o capítulo tratará apenas da monitorização da mecânica ventilatória de pacientes sob anestesia e sem nenhum esforço muscular, ou seja, na vigência de ventilação controlada.

MONITORIZAÇÃO DA MECÂNICA VENTILATÓRIA: QUEM, POR QUE E QUAIS PARÂMETROS?

A monitorização da mecânica ventilatória deve ser realizada rotineiramente em todo paciente submetido a suporte ventilatório invasivo. Seus principais objetivos incluem:

- diagnóstico preciso de condições fisiopatológicas relacionadas à mecânica respiratória;
- detectar potenciais falhas de funcionamento do ventilador mecânico;
- ajuste adequado e individualizado dos parâmetros ventilatórios respeitando limites fisiológicos e alvos terapêuticos;
- avaliação sequencial da resposta aos vários tratamentos estabelecidos.

Diversos parâmetros são fornecidos pelo ventilador mecânico para que se compreenda a interação entre a ventilação e a condição fisiopatológica do paciente (Quadro 1).

Para uma melhor aplicabilidade prática à beira leito as "Recomendações brasileiras de ventilação mecânica de 2013" destacaram os parâmetros recomendados e sugeridos para monitorização da mecânica ventilatória (Quadro 2).

QUADRO 1 Parâmetros que contribuem para a compreensão da mecânica ventilatória

Curva de fluxo *vs.* tempo
Curva de volume *vs.* tempo
Curva de pressão *vs.* tempo
Pressão de pico, pressão de platô, PEEP
Pressão resistiva, pressão elástica (*driving pressure*)
Loop pressão-volume, *loop* fluxo-volume
Complacência dinâmica, complacência estática
Constante de tempo, PEEP intrínseco (auto-PEEP)

QUADRO 2 Definições das "Recomendações brasileiras de ventilação mecânica de 2013 para monitorização da mecânica ventilatória". SDRA ou situações que possam alterar gravemente a mecânica ventilatória

Recomendação (todos os pacientes):
Volume corrente
Pressão de pico (pressão inspiratória máxima)
Pressão de platô ou pressão de pausa inspiratória (sob ventilação controlada)
PEEP extrínseca (programada)
Auto-PEEP ou PEEP intrínseco
Sugestão:
Calcular a resistência das vias aéreas (Rva) e a complacência estática (Cest), monitorar as curvas de fluxo *vs.* tempo, pressão *vs.* tempo e volume *vs.* tempo

PRINCÍPIOS FISIOLÓGICOS BÁSICOS DA MECÂNICA VENTILATÓRIA

Para melhor compreensão da ventilação mecânica é importante relembrar como a ventilação espontânea fisiológica acontece. Ela se divide em duas fases: a inspiratória e a expiratória. A fase inspiratória tem início com o estímulo do centro respiratório levando à despolarização e contração muscular (principalmente diafragma e intercostais). Assim, há um aumento longitudinal e látero-lateral da cavidade torácica, criando um gradiente de pressão negativa (Pmus) em relação à pressão atmosférica, o que resulta na entrada de um fluxo de gás inspiratório através das vias aéreas até a intimidade alveolar. Essa massa de gás precisa vencer dois obstáculos para chegar aos alvéolos: o atrito imposto pelas vias aéreas (pressão resistiva: Pres) e a força elástica do parênquima pulmonar (pressão elástica: Pelast). Após a entrada de volume suficiente para equalização das pressões entre atmosfera e cavidade intratorácica termina a fase inspiratória. Nesse momento, com o relaxamento muscular diafragmático e intercostal, as fibras elásticas pulmonares retornam à situação de repouso (propriedade chamada elastância), fazendo com que a pressão intratorácica fique maior que a atmosférica, deslocando o gás inspirado em direção ao meio externo. Após a expiração, ainda permanece um volume de gás dentro dos pulmões (capacidade residual funcional – CRF) que contribui para impedir o colapso das unidades alveolares e um maior tempo de contato entre gás e sangue na membrana alvéolo-capilar para otimizar as trocas gasosas, principalmente do oxigênio. Portanto, a fase inspiratória é a fase "ativa", com gasto energético para a contração muscular e que é representada pela equação:

$$P_{mus} = P_{res} + P_{elast} + P_{inicial}$$

Em que:
P_{mus} = pressão de contração muscular respiratória
P_{res} = pressão resistiva (atrito das vias aéreas)
P_{elast} = pressão elástica (parênquima pulmonar)
$P_{inicial}$ = pressão das vias aéreas ao final da expiração (referente ao volume da CRF)

A Figura 1 representa esquematicamente as fases do ciclo respiratório.

Na ventilação mecânica um aparelho substitui a contração muscular da fase inspiratória. Assim como na ventilação espontânea, o ciclo respiratório é composto de duas fases: inspiratória e expiratória. Após a abertura da válvula de fluxo inspiratório, o ventilador mecânico insufla, de forma intermitente, um volume de gás a uma determinada velocidade (fluxo inspiratório), devido a um gradiente pressórico positivo (Pva) capaz de superar as pressões "resistiva" das vias aéreas (atrito) e "elástica" do parênquima pulmonar, ou seja, os mesmos obstáculos impostos à ventilação espontânea. Essa válvula de fluxo permanecerá aberta até atingir o volume corrente (VC) ou tempo inspiratório (Tinsp) conforme a modalidade selecionada. Após fechada a válvula de fluxo inspiratório, a válvula exalatória é aberta e a expiração se dá pela retração elástica das estruturas pulmonares e caixa torácica (elastância) com saída passiva do VC.

Como a prótese traqueal é rígida e impede o fechamento da glote, o ventilador deve ser programado para permitir que um determinado volume de gás permaneça nos pulmões ao final da exalação, na tentativa de manter a CRF. Esse volume, relacionado à CRF, é o que gera uma pressão positiva ao final da expiração, ou seja, a "PEEP". Assim como na ventilação fisiológica, tem como objetivo impedir o colapso alveolar e aumentar o tempo de contato do gás com a membrana alvéolo-capilar, otimizando as trocas gasosas, principalmente do oxigênio.

Assim, fica claro que, diferentemente da ventilação espontânea, a pressão intratorácica permanece positiva em relação à atmosférica durante todo o ciclo respiratório;

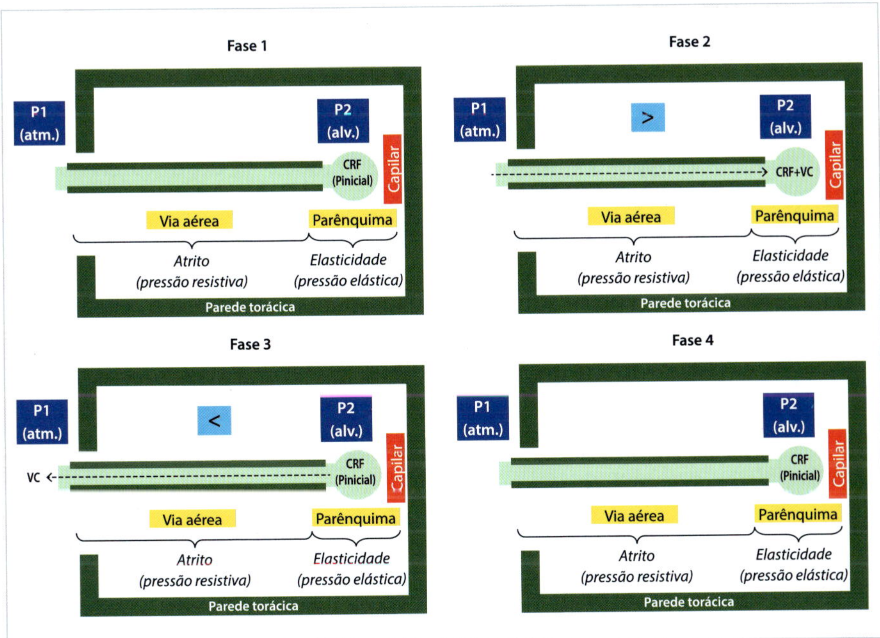

FIGURA 1 Representação esquemática das fases de repouso muscular com ausência de movimento de gás nas vias aéreas (fase 1). Contração muscular com movimento de gás pelas vias aéreas até os alvéolos ou inspiração (fase 2). Relaxamento muscular com retração elástica do parênquima e impulsão do gás inspirado pelas vias aéreas até exalação do volume inspirado, ou expiração (fase 3). E, por fim, ao término da exalação do volume corrente inspirado de maneira passiva, há, novamente, ausência de movimento de gás nas vias aéreas com retorno ao repouso ou CRF (fase 4).

maior na inspiração e menor na exalação. Essa característica de inversão fisiológica pode causar dano, principalmente aos sistemas respiratório e cardiovascular.

Matematicamente, a equação que representa a pressão necessária ao movimento de gás do ventilador mecânico até a intimidade alveolar passa a ser:

$$P_{va} = P_{res} + P_{elast} + PEEP$$

Em que:

P_{va} = pressão total do sistema respiratório (pressão de pico), medida na via aérea

P_{res} = pressão resistiva (atrito das vias aéreas)

P_{elast} = pressão elástica (parênquima pulmonar)

PEEP = pressão positiva ao final da expiração (relacionada à CRF)

Portanto, de maneira simplista, uma alíquota de volume gasoso entra e sai dos pulmões ao final de cada "ciclo ventilatório" (inspiração e expiração) – o volume corrente. Isso é possível graças a uma importante propriedade física que o parênquima pulmonar possui, a elasticidade.

Como na inspiração os pulmões são deformados e na expiração retornam à situação de repouso, pode-se observar as características de complacência e elastância em diferentes pacientes ou em um mesmo paciente em diferentes momentos e situações clínicas (Figuras 2 e 3). Por essa análise é possível diagnosticar condições que alteram a elasticidade pulmonar (congestão, atelectasia, pneumotórax), ajustar parâmetros para evitar lesões provocadas pela ventilação (VILI) e monitorar a resposta às terapêuticas utilizadas.

O volume corrente inspiratório é determinado pelo fluxo de gás impulsionado pelo ventilador mecânico através da válvula inspiratória (ou fluxo inspiratório) durante determinado tempo:

VC = Fluxo *vs.* Tempo ... ou seja, Fluxo = VC / Tempo

O fluxo, tanto inspiratório quanto o expiratório, é uma massa de moléculas gasosas em movimento ao longo de uma superfície composta pelos ramos do ventilador, filtros, tubo orotraqueal e vias aéreas. O choque dessas moléculas em movimento contra essa superfície parada sofre ação da força de atrito.

ALERTA

Conceito de elasticidade: é a qualidade dos materiais ou tecidos (como o pulmonar) que, quando submetidos à influência de uma força externa, se deformam, mas recuperam sua forma original uma vez eliminadas essas forças. Um elástico, por exemplo, pode ser esticado com as mãos. Se a pessoa parar de usar essa força, ele retorna ao seu estado original. A força necessária para essa deformação pode ser distinta para diferentes materiais ou tecidos, ou para um mesmo tecido exposto a condições físicas diversas.

Ainda referente à elasticidade, a capacidade de um corpo se distender pode ser definida como "complacência". Já a capacidade de resistir à distensão chama-se "elastância", ou seja, o contrário da complacência. Um tecido que resiste muito à distensão (alta elastância e baixa complacência) retorna mais rápido à sua forma inicial e vice-versa.

Assim, de uma forma adaptada, pode-se inferir que a resistência imposta ao fluxo de gás pelos ramos do ventilador, filtros, tubo traqueal e vias aéreas pode ser determinado conforme a Figura 4.

Para a adaptação do conceito substitui-se:

- Tensão elétrica (ou diferença de potencial) por diferença entre as pressões proximal e distal das vias aéreas.
- Corrente elétrica por fluxo inspiratório (em litros por segundo).
- Resistência elétrica por resistência das vias aéreas.

A resistência das vias aéreas (Rva) calculada durante a fase inspiratória pode estar aumentada por fatores presentes nos ramos dos ventiladores ou tubo traqueal (dobradura, mordedura, secreções aderidas), nos filtros HME

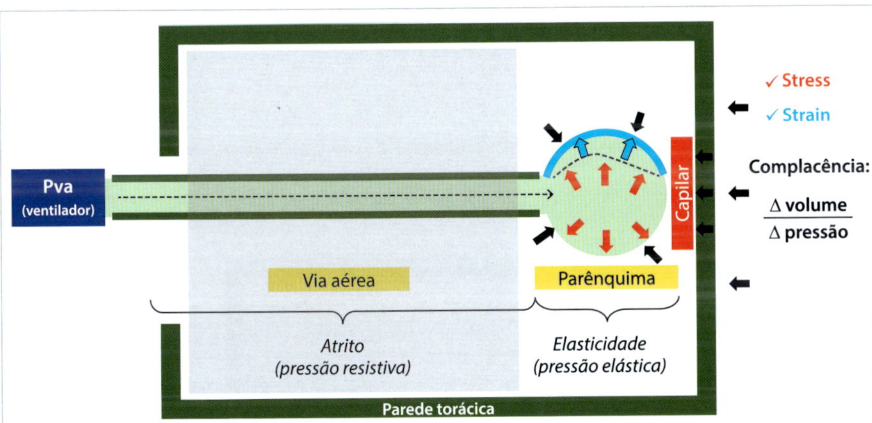

FIGURA 2 Inspiração em relação ao parênquima: durante a ventilação mecânica, quando o parênquima é analisado em situação de repouso, o volume de gás ali contido (CRF) exerce uma força na superfície alveolar que resulta em uma tensão (ou pressão = força/área), no caso a PEEP, que o mantém com determinada deformação estrutural estática. Após a entrada do volume corrente, ao final da inspiração, a força exercida por esse aumento de volume vai gerar maior pressão nas unidades alveolares que o receberam e, consequentemente, uma deformação estrutural nessas unidades. A pressão exercida na superfície ventilada relaciona-se ao estresse (setas vermelhas); A deformidade estrutural das unidades ventiladas relaciona-se ao *strain* (estático: linha pontilhada acima das setas vermelhas; dinâmico: intervalo entre a linha escura contínua e pontilhada). A relação entre a variação de volume (no caso do volume corrente) e a consequente variação de pressão gerada, mostra a capacidade de distensão que é denominada "complacência". Os fatores que podem prejudicar essa capacidade de distensão podem estar a nível alveolar, intersticial, espaço pleural e cavidade abdominal (setas pretas).

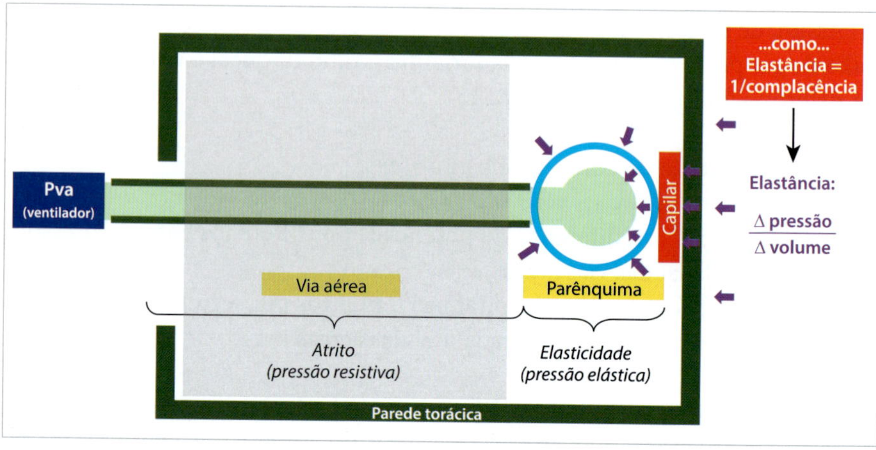

FIGURA 3 Expiração em relação ao parênquima: a resistência à distensão (ou elastância) está diretamente relacionada à capacidade de retorno ao repouso. Os mesmos fatores que influenciam na complacência (alveolares, intersticiais, espaço pleural, parede torácica e cavidade abdominal) também determinam a elastância, porém de maneira inversamente proporcional (conforme setas).

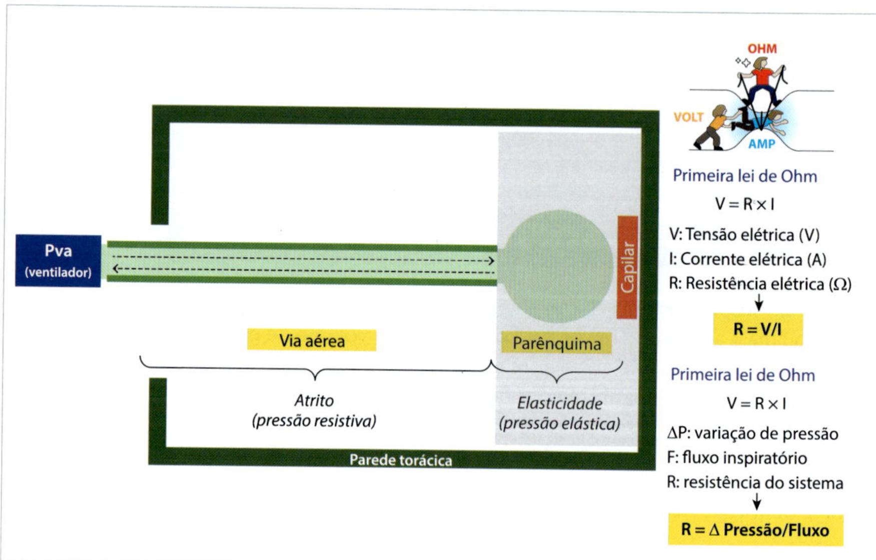

FIGURA 4 Inspiração e expiração em relação às vias aéreas.

ALERTA

O atrito é uma força física que surge em oposição ao movimento de um corpo que esteja em contato com outra superfície. Resumidamente, é a "dificuldade" ou "resistência" ao movimento. Como descrito nas leis fundamentais da eletricidade, a resistência elétrica é uma propriedade física de materiais condutores cuja função é a de se opor à travessia da corrente elétrica. Isso ocorre por colisão entre os elétrons livres da corrente elétrica e os átomos do condutor.

E assim, a primeira lei de Ohm determina que a tensão elétrica (V) é proporcional à corrente elétrica (i) para uma resistência constante (R):

$V = R \times i$, ou seja,

$$R = V / i$$

(umidade excessiva, secreção), nas vias aéreas proximais (estenose, secreção) e distais (broncoespasmo). Ainda vale a pena lembrar que a resistência imposta ao fluxo inspiratório é a mesma ao fluxo expiratório. Como a exalação é passiva e dependente da elastância, a resistência aumentada pode exigir que o tempo necessário para o VC sair seja superior ao tempo expiratório programado no ventilador ocasionando acúmulo de gás não expirado a cada ciclo respiratório subsequente. Esse aumento "não programado" de gás ao final de cada expiração (CRF) e, consequentemente, da pressão gerada (auto-PEEP ou PEEP intrínseca), quando não corrigido, pode atingir níveis críticos com risco de dano ao parênquima pulmonar e ao sistema cardiovascular (colapso de capilares, aumento da pressão na artéria pulmonar) por aumento da pós-carga do VD, cor pulmonale agudo e morte.

Como analisar esses conceitos na prática diária?

Os ventiladores mecânicos atuais, denominados microprocessados, possuem *softwares* que decodificam os sinais enviados pelos transdutores de "fluxo" e "pressão", tanto em forma numérica, quanto gráfica. Assim, além da ventilação, funcionam como excelentes monitores da inter-relação entre os parâmetros ofertados e a mecânica ventilatória do paciente (Figura 5).

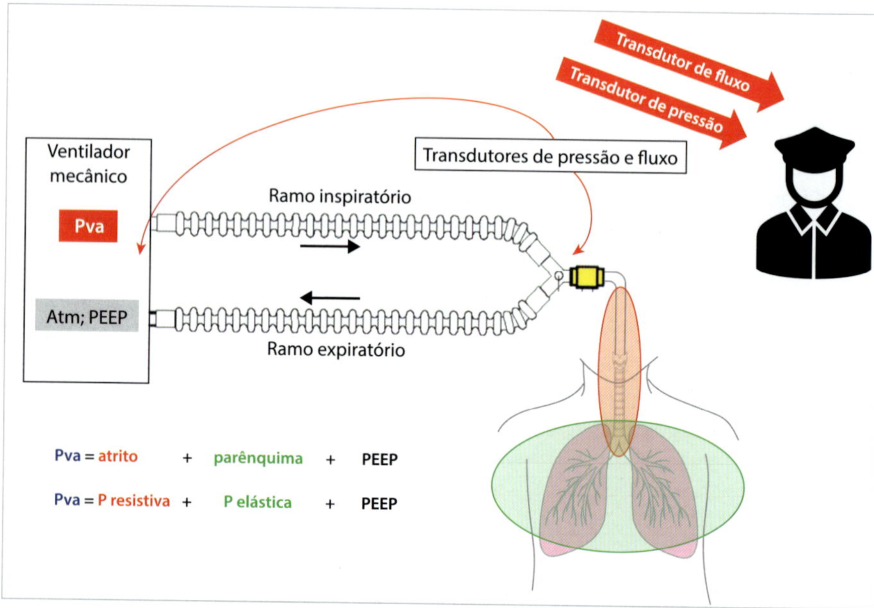

FIGURA 5 Representação do complexo paciente-ventilador e os transdutores de fluxo e pressão incorporados. Esses transdutores são verdadeiros "vigilantes/policiais" que monitoram durante todo o ciclo respiratório o comportamento dessas variáveis e enviam essas mensagens ao sistema operacional para serem decodificados e apresentados tanto de forma numérica como gráfica. Assim, permite a compreensão da pressão gerada pelo ventilador mecânico (Pva) (somatória da pressão resistiva, pressão elástica e a PEEP para movimentação de gás em direção ao paciente, a chamada "equação no movimento do sistema respiratório").

O ciclo respiratório se inicia com a inspiração, ou seja, com a abertura da válvula de fluxo inspiratório. A partir daí:

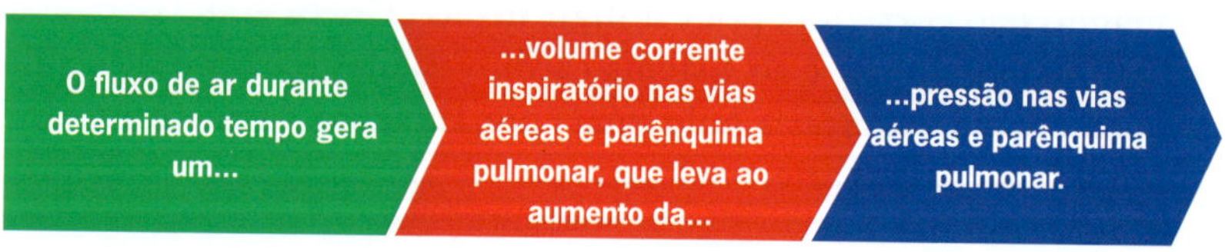

Assim, as três variáveis visualizadas nas curvas são fluxo, volume e pressão em função do tempo (Figura 6).

A equação do movimento respiratório estabelece que para a movimentação do gás a pressão gerada pelo ventilador nas vias aéreas (Pva) é a soma das pressões resistiva (Pres), elástica (Pelast) e PEEP. Assim, fica mais prático utilizar uma modalidade que mantém fluxo e volume fixos e observar as variações pressóricas nas vias aéreas em função do tempo. Isso possibilita, com manobras que serão

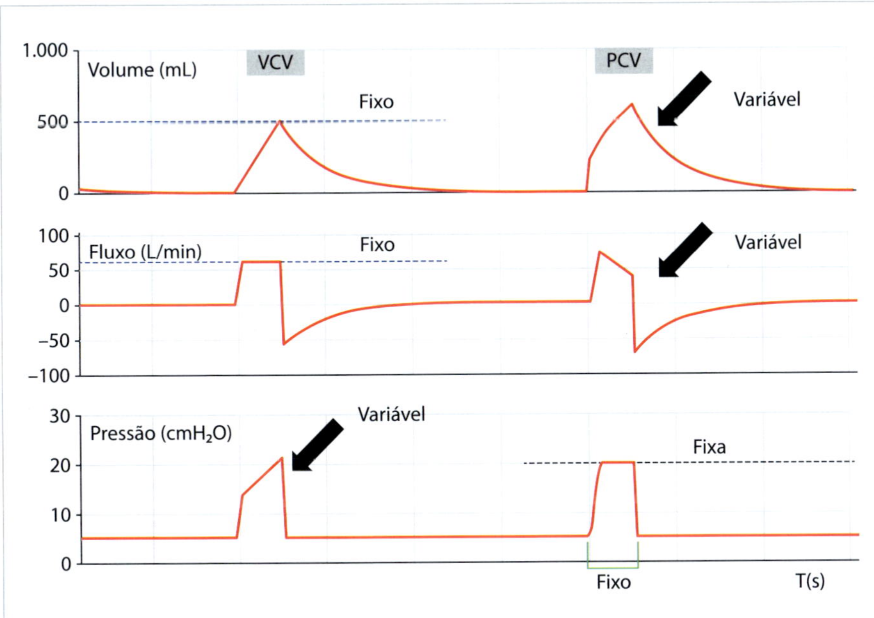

FIGURA 6 Curvas de Fluxo *vs.* Tempo, Volume *vs.* Tempo e Pressão *vs.* Tempo nas modalidades controladas a volume (VCV) e pressão (PCV). Em VCV, independente da condição da mecânica pulmonar, o volume corrente e o fluxo inspiratório são constantes, porém a pressão nas vias aéreas é variável. Em PCV, independente da condição da mecânica pulmonar, a pressão e o tempo inspiratório são mantidos constantes, enquanto fluxo e volume são variáveis.

descritas adiante, definir quanto de cada componente contribui com a Pva (ou Ppico) gerada pelo ventilador para atingir o VC programado (Figura 7).

Para conseguir separar o componente resistivo do elástico na curva de pressão *versus* tempo em VCV, é importante recordar o que cada um significa:

- Pelast: relaciona-se à capacidade elástica do parênquima para acomodação do VC inspiratório.
- Pres: relacionada ao atrito das moléculas de gás em movimento (fluxo inspiratório) com a parede fixa das vias aéreas.

Não é possível na prática clínica interromper a entrada de gás nos alvéolos para "isolar" somente o componente resistivo. Porém, é possível parar o "movimento" (fluxo) desse gás ao final da inspiração e assim anular o "atrito"; se o atrito é zero a pressão registrada será apenas a do componente elástico. Essa manobra é feita no ventilador acionando a função de "Pausa Inspiratória" onde, ao final da inspiração,

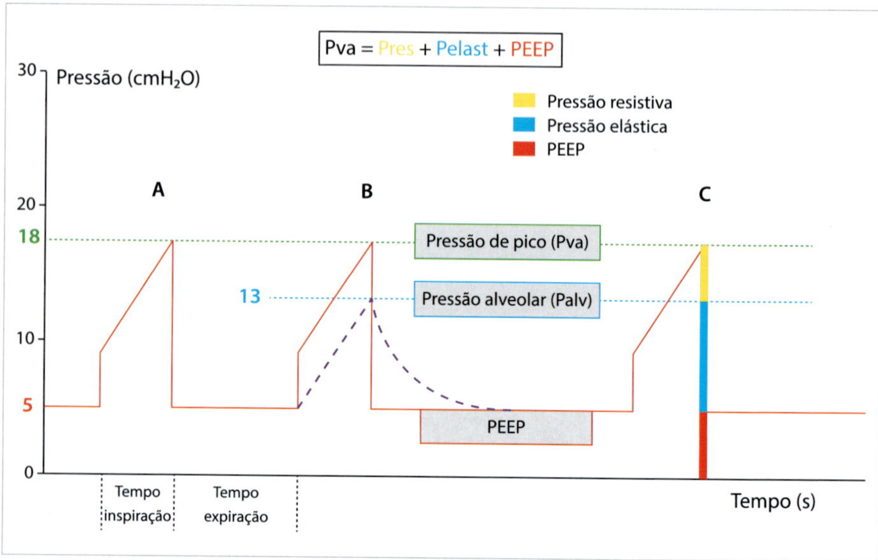

FIGURA 7 Curva de Pressão *vs*. Tempo em VCV. A curva "A" é mostrada na tela gráfica do ventilador, em que é possível identificar de forma numérica e gráfica a pressão máxima nas vias aéreas após a entrada de todo o volume corrente programado, ou seja, ao final da inspiração (pressão de pico). Também é possível visualizar o valor da PEEP programada tanto em forma numérica quanto gráfica. Pode-se concluir que se Ppico é 18cmH_2O e a PEEP é 5 cmH_2O, sabe-se que os 13 cmH_2O restantes são a somatória da Pres e da Pelast. Na curva "B" a linha tracejada grossa representa a pressão exercida pelo volume corrente ao final da inspiração a nível alveolar (Palv), que faz parte do parênquima onde, pelas propriedades elásticas, a tensão gerada pelo volume é amenizada em comparação às vias aéreas não elásticas; nesse caso, a pressão alveolar está representada como 13 cmH_2O. Na curva "C" fica, então, demonstrado como cada componente contribui para a Pva na equação do movimento: a PEEP, a Pelast (Palv – PEEP) e a Pres (Ppico – Palv).

a resposta do ventilador será a de fechar a válvula inspiratória e "manter" a válvula exalatória também fechada por tempo determinado (idealmente 2 a 3 segundos). Como não há movimento de gás (fluxo = zero) o atrito é zero e o registro da pressão na tela gráfica decai até estabilizar em uma linha horizontal (semelhante a um "platô") registrando, então, a "pressão de platô", resultante da acomodação elástica do volume corrente, e que se correlaciona à pressão alveolar inspiratória. Assim, pode-se analisar o comportamento dos componentes elásticos (Pelast) e resistivos (Pres) do sistema respiratório. É importante reconhecer que alguns aparelhos de ventilação da rotina anestésica fornecem em sua ferramenta formas de obter a Pplatô de forma acurada, tais como porcentagem de platô (Pplatô %) e TIP entre 20 e 50% (Figuras 8, 9 e 10).

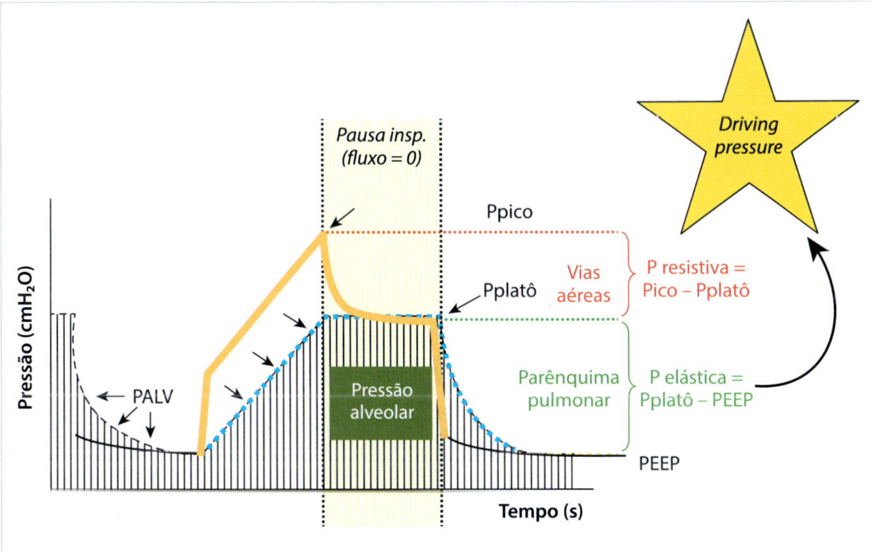

FIGURA 8 Curva de Pressão *vs.* Tempo (VCV): realizado a pausa inspiratória com presença de fluxo 0, com isso obtém-se a pressão alveolar/Pplatô.

Fonte: adaptada de Bonassa, 2000.

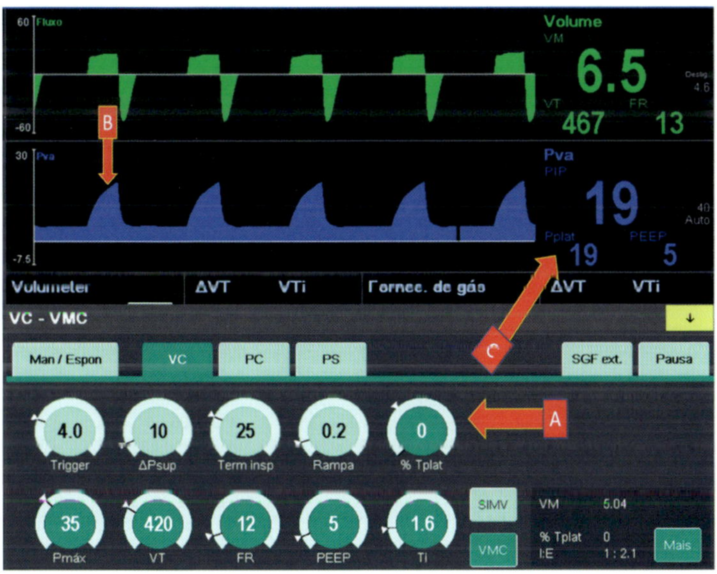

FIGURA 9 VM em VCV com ausência de pausa inspiratória. Na seta A, observa-se ausência de porcentagem (%TPlatô) executada na VM. Na seta B, tem-se curva de P *vs.* T com ausência de Pplatô e, na seta C, uma pressão de Pplatô falseada.

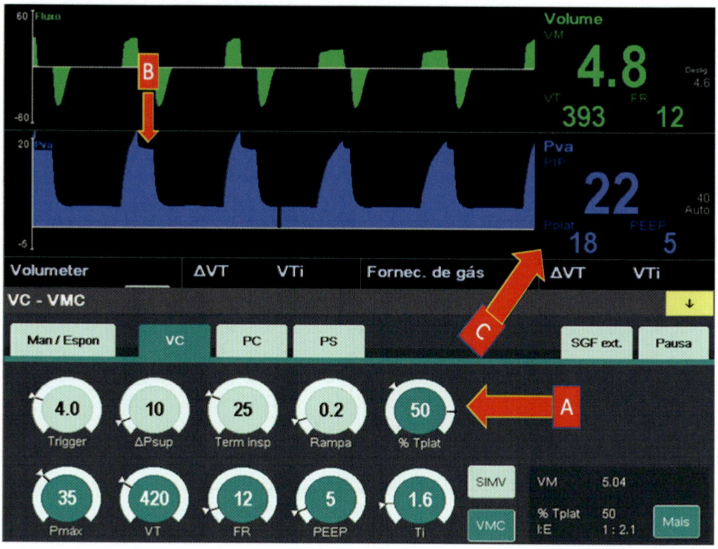

FIGURA 10 VM em VCV com presença de pausa inspiratória. Na seta A, observa-se a porcentagem (%TPlatô) executada na VM em 50%. Na seta B, tem-se curva de P *vs*. T com Pplatô executada e, na seta C, uma pressão de Pplatô real de 18 cmH_2O.

VÍDEO 1

Utilize o QR code ao lado para acessar o vídeo.

Voucher: vmecanicasaesp

Recordando as duas importantes propriedades do sistema respiratório – complacência e resistência:

- Complacência (C): é a capacidade de distensão do sistema respiratório em resposta à tensão exercida pelo volume corrente (VC). Matematicamente:
  - Δ Volume / Δ Pressão.
  - Δ Volume refere-se ao VC propriamente dito.
  - Δ Pressão pode envolver o componente resistivo + elástico (Ppico – PEEP) ou somente o elástico (Pplatô – PEEP).

A complacência é denominada dinâmica (Cdin) quando envolve o componente elástico e o resistivo, onde há atrito secundário ao movimento (fluxo) das moléculas gasosas.

$$Cdin = VC / Ppico - Pplatô \ (mL/cmH_2O)$$

A complacência é denominada estática (Cest) por avaliar somente o componente elástico (parênquima pulmonar), após a obtenção da Pplatô com a pausa inspiratória, ou seja, sob fluxo zero (sem movimento de moléculas). Mais utilizada na prática por oferecer noção mais clara da condição elástica do parênquima pulmonar em diversas situações.

$$Cest = VC / Pplatô - PEEP \ (mL/cmH_2O)$$

Como abordado anteriormente, Pelast = Pplatô – PEEP. Assim, pode-se ainda considerar que:

$$Cest = VC / Pelast, \text{ ou seja,}$$
$$Pelast = VC / Cest$$

- Resistência das vias aéreas (Rva): é a "dificuldade" ou "resistência" ao movimento do fluxo de gás pelas vias aéreas (incluindo também tubo traqueal, filtros e ramos do ventilador).
  - Matematicamente: R = ΔPressão / Fluxo
  - ΔPressão: trata-se de um componente resistivo (Pres) que é Ppico – Pplatô.
  - Fluxo: fluxo inspiratório, obrigatoriamente contínuo (ou curva quadrada) em litros/segundo (L/s).

Assim:

$$Rva = Ppico - Pplatô / Fluxo \ (cmH_2O / L/s)$$

Como discutido anteriormente, Pres = Ppico – Pplatô. Pode-se considerar que:

$$Rva = Pres / Fluxo, \text{ ou seja,}$$
$$Pres = Rva \times Fluxo$$

Ao substituir as equações referentes aos componentes elásticos e resistivos do sistema respiratório, pode-se concluir que a equação do movimento respiratório é:

$$Pva = Pres + Pelast + PEEP, \text{ ou seja,}$$

$$Pva = (Rva \times Fluxo) + (VC/Cest) + PEEP$$

Assim, pode-se compreender que:

- Em VCV, fluxo e volume são fixos (controlados pelo ventilador), por isso, para uma mesma PEEP, a Pva só vai aumentar caso haja um aumento na Rva (broncoespasmo, hipersecreção, tubo traqueal ou ramos com dobras ou obstrução, HME encharcado) ou redução na Cest (edema pulmonar, atelectasia, pneumotórax etc.). Não se deve esquecer que caso um paciente sem alteração resistiva ou elástica evolua durante a ventilação com redução da Pva (Ppico na tela do ventilador), em relação à inicial, vale a pena checar se há vazamento do sistema.
- Em PCV, a pressão (Pva) será fixa (controlada pelo ventilador), assim, para uma mesma PEEP, caso haja aumento na Rva ou redução na Cest, o ventilador responderá com redução do VC e o fluxo para manter a Pva controlada. Sem também esquecer que, para um paciente em condições de mecânica respiratória normal ao início da ventilação, um aumento de fluxo inspiratório obriga o profissional a buscar um vazamento no sistema (*cuff* murcho, conexões pouco vedadas, furos nos ramos do ventilador, fístula broncopleural em pacientes com dreno de tórax).

Quem manteve a leitura até aqui e compreendeu os conceitos descritos, vai conseguir deduzir alterações diversas relacionadas à mecânica ventilatória por meio das curvas e *loops* que serão abordadas a seguir.

ANÁLISE DAS CURVAS EM FUNÇÃO DO TEMPO

A seguir serão destacadas quais informações relativas às curvas são importantes para a observação rotineira.

- **Curva Pressão *versus* Tempo:** ao iniciar a ventilação mecânica do paciente é fundamental reconhecer como os componentes elásticos (Pelast) e resistivos (Pres) estão influenciando a Ppico (ou Pva). Como visto anteriormente, basta ativar a função "pausa inspiratória" no ventilador. Apenas com a análise visual da curva é possível determinar qual a característica da mecânica ventilatória (Figuras 11 e 12).
- **Curva Volume *versus* Tempo:** independente da modalidade o volume inspiratório deve ser igual ao expiratório. Vale a pena ressaltar que no início da inspiração a curva de volume *versus* tempo inicia a partir do "zero" por con-

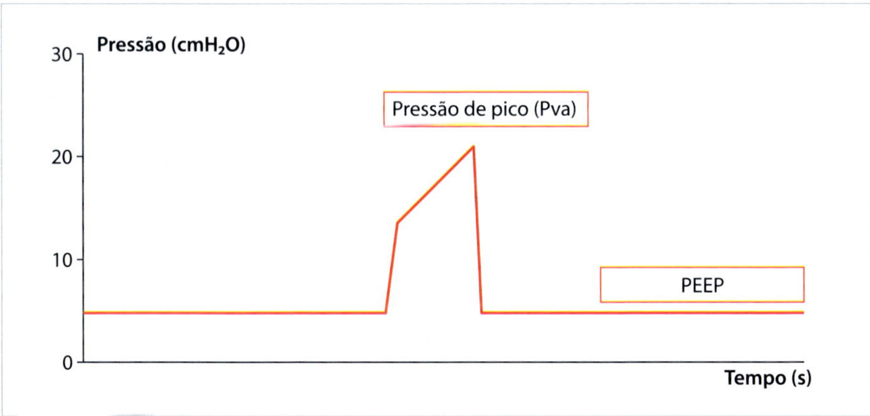

FIGURA 11 Curva Pressão *vs.* Tempo: sem manobra de pausa inspiratória não há como definir qual a importância da Pres e Pelast na Ppico gerada.

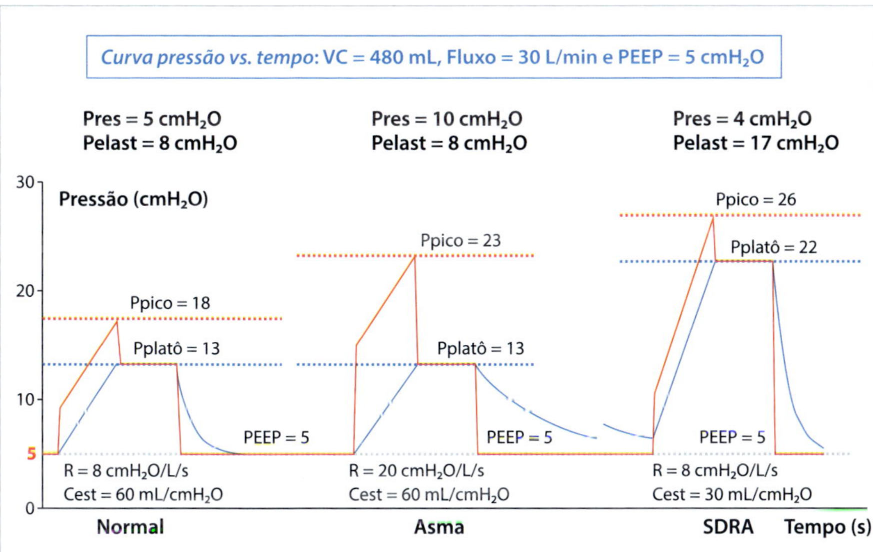

FIGURA 12 Curva Pressão *vs.* Tempo: VC = 480 mL, Fluxo = 30 L/min e PEEP 5 cmH_2O. No caso de uma Ppico aumentada, ou aumento em diferentes momentos no mesmo paciente, a pausa inspiratória deixa nítida a contribuição de cada componente da mecânica. Define-se o componente que predomina na curva: obstrutivo (Pres predomina) ou restritivo (Pelast predomina).

venção gráfica do *software*, porém, se na fase exalatória ela não retorna a zero em consecutivos ciclos, significa que há vazamento no sistema.

Em VCV, independente da mecânica respiratória, o VC permanece o mesmo (assim como o fluxo). Em PCV, a Pva permanece constante independente da mecânica e, de acordo com a equação do movimento, caso ocorra aumento na Rva ou redução na Cest, o volume corrente deverá ser reduzido para que a Pva se mantenha. Após revertido o fator que gerou alteração mecânica, o volume corrente irá aumentar para uma mesma Pva.

- **Curva Fluxo *versus* Tempo:** tem a característica de ser "bifásica". Na inspiração direciona-se acima da linha do "zero" e, na expiração, abaixo. Em VCV, como o fluxo é controlado, será entregue da mesma maneira na fase inspiratória em qualquer situação de mecânica. Já em PCV, o fluxo inspiratório vai variar de acordo com a condição da mecânica ventilatória. Um dado muito interessante dessa curva é a fase exalatória, pois é um fenômeno passivo e dependente da elastância e da resistência imposta pelas vias aéreas. Tem característica desacelerada e exponencial, que foi matematicamente dividida em 5 fases (ou constantes de tempo – CT). Baseado na mecânica já discutida, fica fácil entender que quanto maior a Rva mais tempo será necessário para o ar sair passivamente (relação direta). Quanto à elastância, é o oposto; quanto maior a elastância (E), maior o recolhimento e mais rápida a saída do ar (relação inversa). Portanto:

$$\mathbf{CT = Rva / E}\text{, ou ainda, }\mathbf{CT = Rva \times Cest}$$

Em termos práticos não há necessidade de fazer esses cálculos, mas precisa ficar claro que pacientes com Rva elevada e/ou Cest alta (asmáticos, DPOC) têm CT mais elevada (levam mais tempo para exalar). Já quem tem Rva normal e Cest baixa (SDRA, congestão pulmonar, hipertensão intra-abdominal) tem CT baixa (exalam rápido).

Por todo o descrito, ao observar a parte expiratória dessa curva, o ponto mais abaixo da linha do zero é o pico de fluxo expiratório. É maior no início da expiração e vai diminuindo em função do tempo até tocar novamente a linha do zero ("pausa expiratória") antes da nova inspiração. Mesmo não fazendo o cálculo da constante de tempo exalatória é possível concluir que se o fluxo expiratório volta à linha do zero, todo o volume inspirado foi exalado e não haverá risco de auto-PEEP. Caso uma nova inspiração se inicie antes da alça expiratória da curva Fluxo *versus* Tempo tocar a linha do zero, conclui-se que há exalação incompleta ou auto-PEEP ou PEEP intrínseca. Para a quantificação, deve-se fazer uma

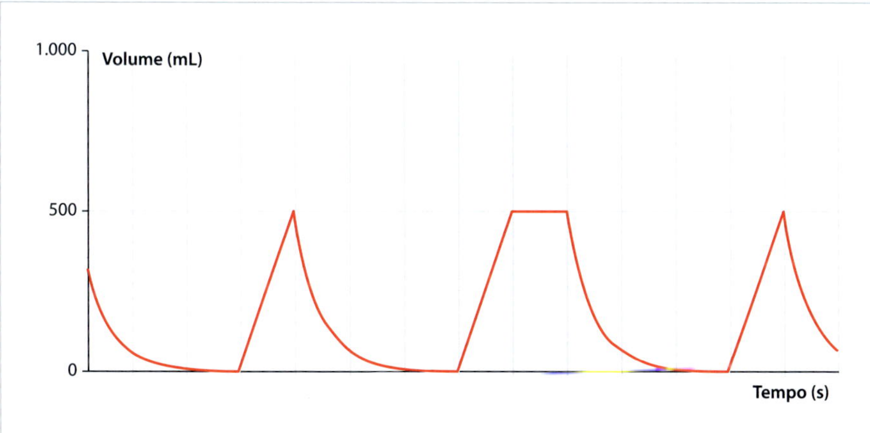

FIGURA 13 Volume *vs.* Tempo em VCV. Primeiro ciclo sem pausa inspiratória e segundo ciclo com pausa inspiratória. O importante a ser observado é que o início da inspiração será sempre do "zero" no traçado gráfico. Importante observar se retorna ao zero na fase expiratória.

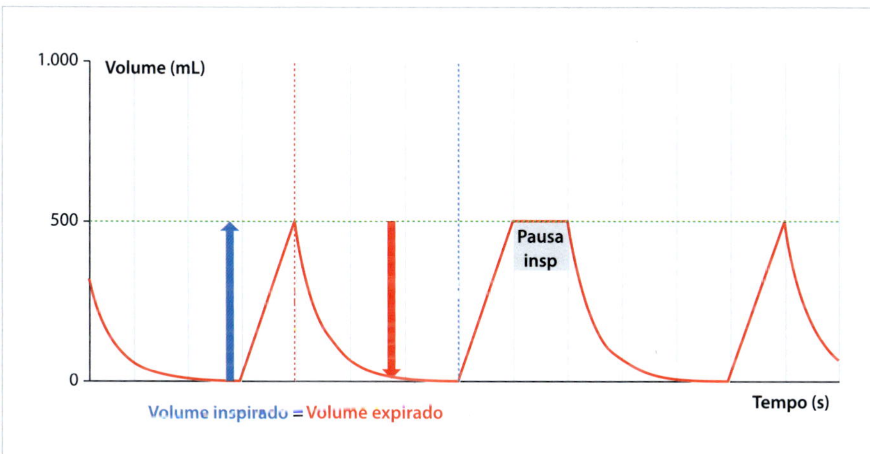

FIGURA 14 Curva Volume *vs.* Tempo em VCV. Primeiro ciclo sem pausa inspiratória e segundo ciclo com pausa inspiratória. O importante a ser observado é que o início da inspiração será sempre do "zero" no traçado gráfico. Importante observar se retorna ao zero na fase expiratória.

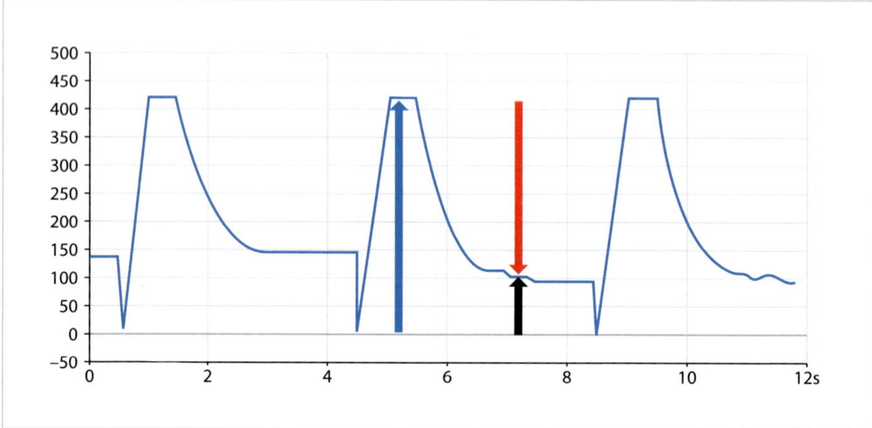

FIGURA 15 Curva Volume *vs.* Tempo em VCV. Não retorna ao zero na fase expiratória – vazamento. Seta azul: volume inspirado. Seta vermelha: volume expirado. Seta preta: volume do vazamento.

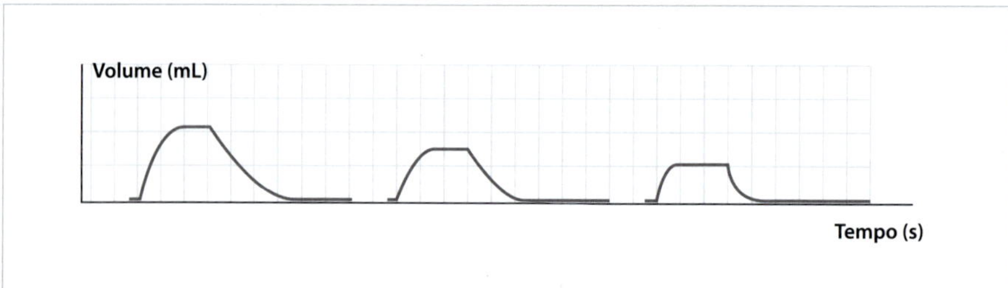

FIGURA 16 Curva Volume *vs.* Tempo em PCV de um paciente que apresenta piora progressiva da Rva e/ou da Cest e continua ventilado com a mesma Pva programada.

manobra: a "pausa expiratória". Ao ativar essa função no ventilador a resposta será de "fechamento" da válvula exalatória e manutenção da válvula inspiratória também fechada (não inicia novo ciclo). Assim, como ainda há gás sendo exalado e a válvula se encontra fechada, a pressão gerada por esse gás será visualizada e quantificada na curva Pressão *versus* Tempo.

As Figuras 17 a 20 relacionam-se às características da curva Fluxo *versus* Tempo e auto-PEEP.

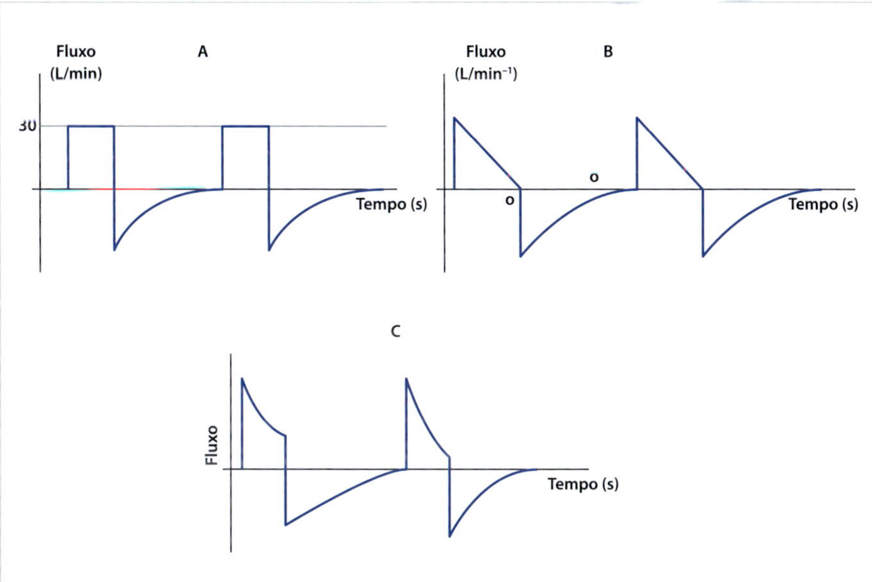

FIGURA 17 Curvas Fluxo *vs.* Tempo. As curvas A e B são fixas independente da condição da mecânica, portanto VCV. Existem várias maneiras de entregar o fluxo de forma fixa, porém os mais usados na prática são: fluxo contínuo ou curva quadrada (A) e fluxo desacelerado ou rampa descendente (B). A curva (C) é característica PCV, pois é sempre desacelerada e ajustada conforme diferentes condições de mecânica.

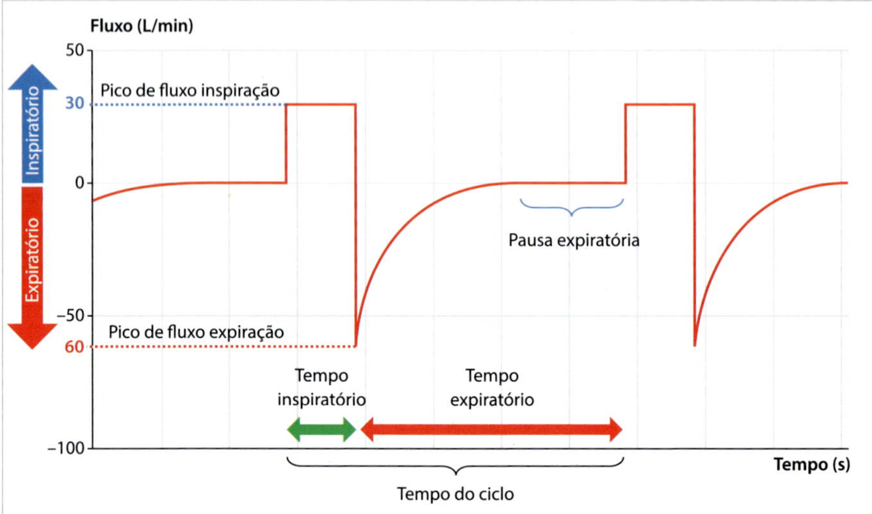

FIGURA 18 Características da curva Fluxo *vs.* Tempo: "Bifásica". Na inspiração, direciona-se acima da linha do "zero" e, na expiração, abaixo. Durante a expiração o ponto mais abaixo da linha do zero é o pico de fluxo expiratório que indica que a "velocidade" que o gás sai é maior no início da expiração e vai diminuindo em função do tempo até tocar novamente a linha do zero ("pausa expiratória") antes da nova inspiração. Mesmo não fazendo o cálculo da constante de tempo exalatória é possível concluir que, se o fluxo exalatório volta à linha do zero, todo o volume inspirado foi exalado.

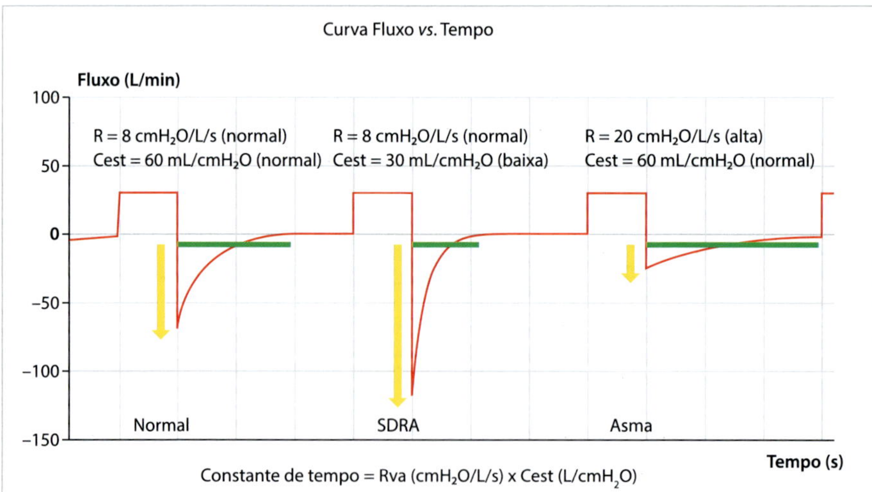

FIGURA 19 Fase expiratória da curva Fluxo *vs.* Tempo. Mesmo sem nenhum cálculo, apenas pela análise visual dessa fase da curva, pode-se concluir o comportamento da mecânica ventilatória e ajustes que contribuem para que haja tempo exalatório adequado (alça expiratória da curva de Fluxo *vs.* Tempo que toca a linha do zero).

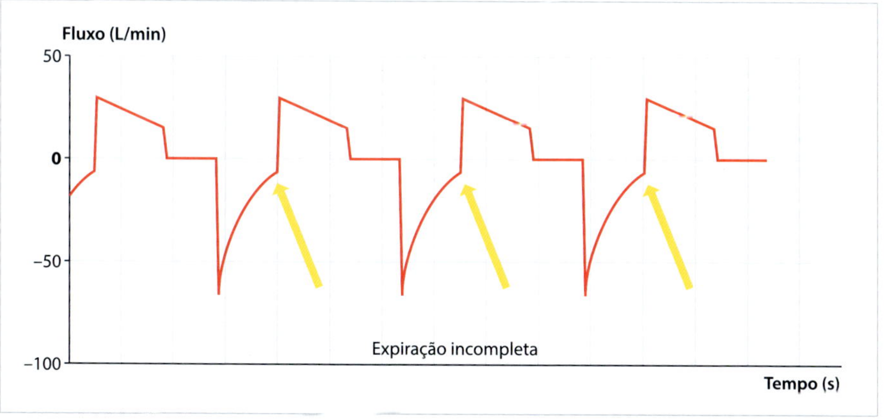

FIGURA 20 Curva de Fluxo *vs.* Tempo e relação Insp : Exp. Mesmo em situações de normalidade da mecânica, um ajuste inadequado nos tempos inspiratório e exalatório podem levar à exalação incompleta e formação de auto PEEP.

ANÁLISE DAS ALÇAS OU *LOOPS*

Alças ou *loops* são curvas dinâmicas atualizadas ciclo a ciclo com as variáveis fluxo, volume e pressão relacionando-se não mais com o tempo, mas entre si. Na prática clínica, as duas mais utilizadas são: pressão *versus* volume e fluxo *versus* volume.

Alça Pressão *versus* Volume: essa alça demonstra a relação entre volume e pressão tanto na inspiração quanto na expiração. De maneira geral, em ventilação mecânica, essa alça gira em sentido anti-horário. Como o conceito físico de "trabalho" é o produto da força pelo deslocamento (T = F × d), nessa alça tem-se uma força (a pressão) e um deslocamento (volume corrente). Portanto, ela também é chamada de "curva do trabalho ventilatório", onde a área interna dessa curva representa o trabalho realizado (Figura 21).

Ao falarmos sobre a relação entre pressão e volume, naturalmente vem à nossa mente a ideia de elasticidade (complacência e elastância). Porém, além da análise dessa propriedade, essa curva ainda pode ajudar em vários cenários conforme mostrado nas Figuras 22 e 23.

Ao dissecar de forma didática os *Loops* P *versus* V, obtém-se dados de áreas que podem ser condizentes às áreas de atelectasias ou áreas que possuem hiperdistensão alveolar. Se o leque de análise se ampliar para as curvas de P *versus* T e associar a uma análise fotográfica temporal dessas curvas com os *Loops* de P *versus* V, obtém-se as curvas características do *stress index* na curva de P *versus* T, conforme mostrado nas Figuras 24 e 25.

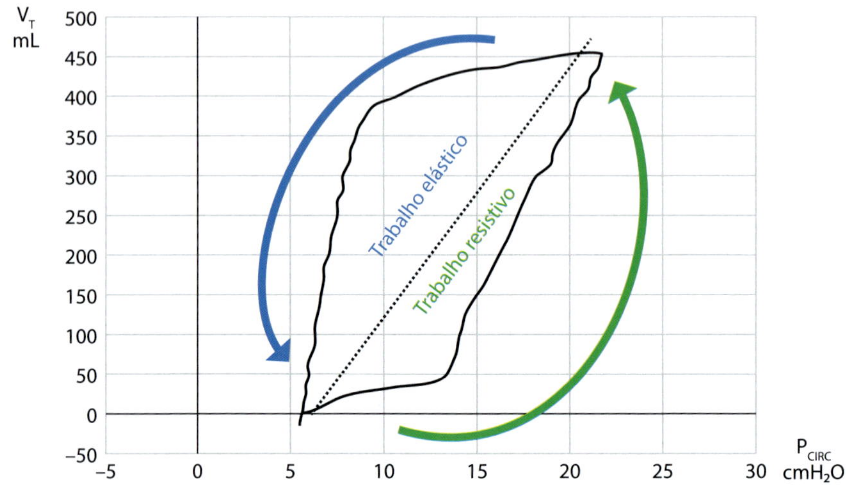

FIGURA 21 Características da alça Pressão *vs.* Volume.

VÍDEO 2

Hiperdistensão alveolar com *loop* P *vs.* V em imagem com bico de pássaro. Reparem que na curva de Pressão vs. Tempo temos *stress index* > 1, corroborando com alto volume corrente ofertado ao paciente.

Voucher: vmecanicasaesp

Utilize o QR code ao lado para acessar o vídeo.

Na curva de Pressão *versus* Tempo, essa representação se dá pela análise do formato da subida da curva, o *stress index*.

O *stress index* é usado para avaliar a forma da curva de Pressão *versus* Tempo durante a VM com volume constante (Figura 25). Um aumento linear na pressão (complacência constante, índice de estresse = 1) sugere recrutamento alveolar adequado sem hiperdistensão. Se a complacência piorar à medida que os pulmões

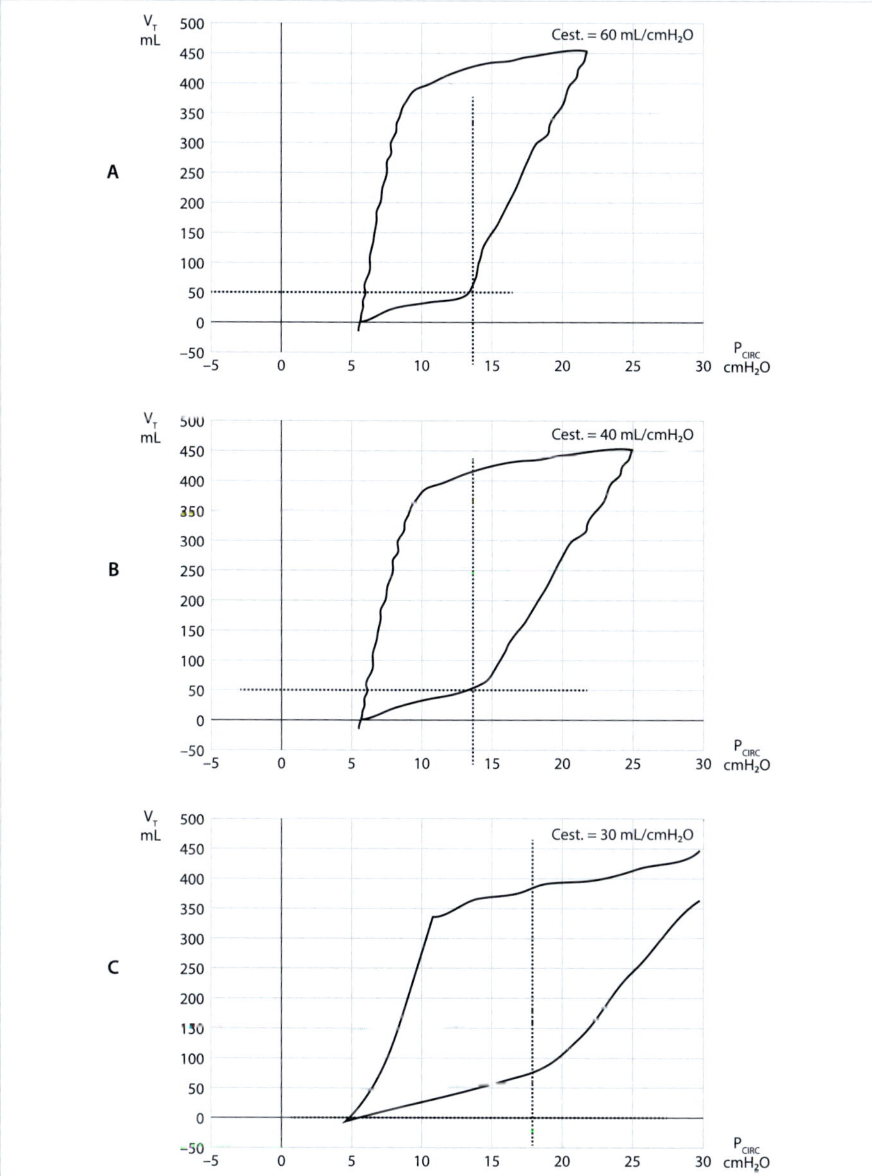

FIGURA 22 Alça P *vs.* V e alteração de Cest. Observando a sequência das alças A, B e C, pode-se notar que para a mesma variação de volume, a variação de pressão aumentou, ou seja, os pulmões estão mais "duros" (menos complacentes). Assim, essa característica da alça ficar mais "deitada" (mais deslocada para a direita) caracteriza piora da complacência. Após esse diagnóstico da mecânica ventilatória, o reajuste dos parâmetros e tratamento de causas clínicas resultarão no movimento oposto dessas alças, ou seja, com a melhora da complacência essas alças irão se deslocar para a esquerda ("ficar mais em pé").

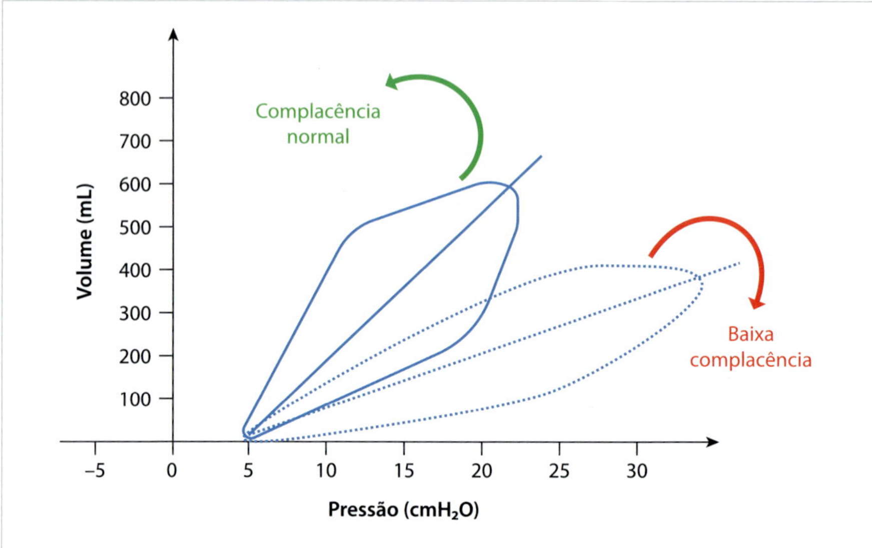

FIGURA 23 Alça P *vs.* V e alteração de Cest. É possível observar o desvio para direita da curva em situação de redução da Cest.

são inflados (diminuição progressiva da complacência, concavidade superior, índice de estresse > 1), isso sugere hiperdistensão e a recomendação é diminuir a PEEP, VC ou ambos. Se a complacência melhorar à medida que os pulmões são inflados (aumento progressivo da complacência, concavidade para baixo, índice de estresse < 1), isso sugere recrutamento corrente e um potencial para recrutamento adicional, e a recomendação é aumentar a PEEP desse paciente.

Outros diagnósticos podem ser obtidos pelo *Loop* P *versus* V, tais como, o aumento de resistência de vias aéreas e fugas ventilatórias (Figuras 26 e 27).

Alça Fluxo *versus* Volume: fluxo no eixo vertical (preservando a convenção: acima do zero, fluxo inspiratório e, abaixo, o fluxo expiratório). Nessa alça, que gira em sentido "horário", a correlação dinâmica entre volume e fluxo demonstra, principalmente, como o volume corrente é exalado. Assim como na curva P *versus* V, também pode contribuir com outras observações demonstradas nas Figuras 25 a 30.

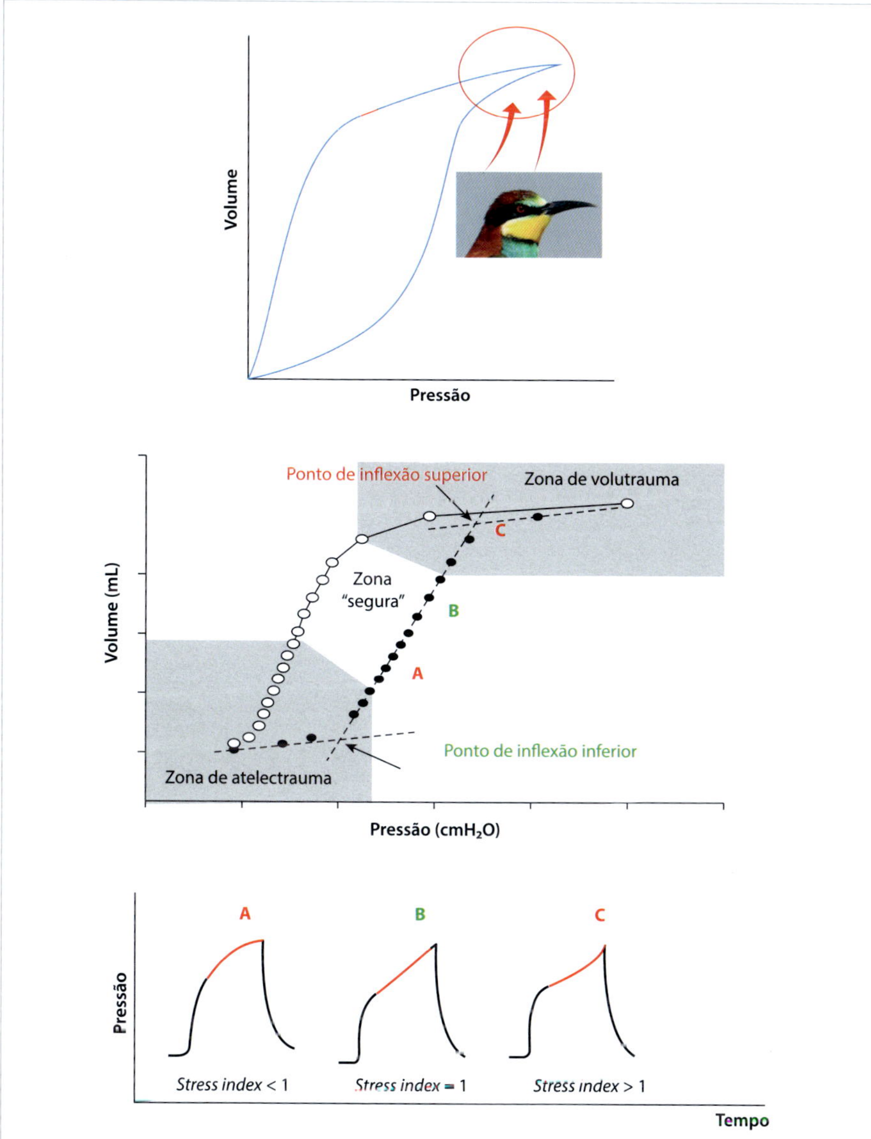

FIGURA 24 Na alça P *vs.* V pode ser visualizada uma deformidade, um desvio para a esquerda na parte superior da alça inspiratória, formando uma imagem semelhante a um "bico de passarinho". Assim como no início da inspiração, é uma região onde uma pequena variação do volume gera uma grande variação na pressão (zona de baixa complacência). A diferença é que, no inicio da inspiração, isso se dá pelo colapso alveolar (zona de atelectrauma) e, no final da inspiração, representa hiperdistensão do parênquima devido a "volume" excessivo nas áreas ventiladas (zona de volutrauma). É importante lembrar que o "bico de passarinho" pode ser resultado de VC excessivo ou PEEP excessiva.

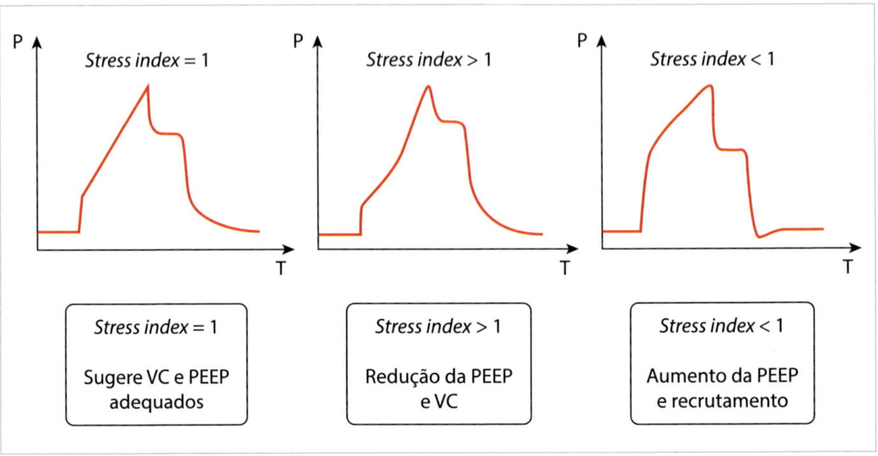

FIGURA 25 O *stress index* obtido em uma curva de Pressão *vs.* Tempo durante a VM com volume controlado.

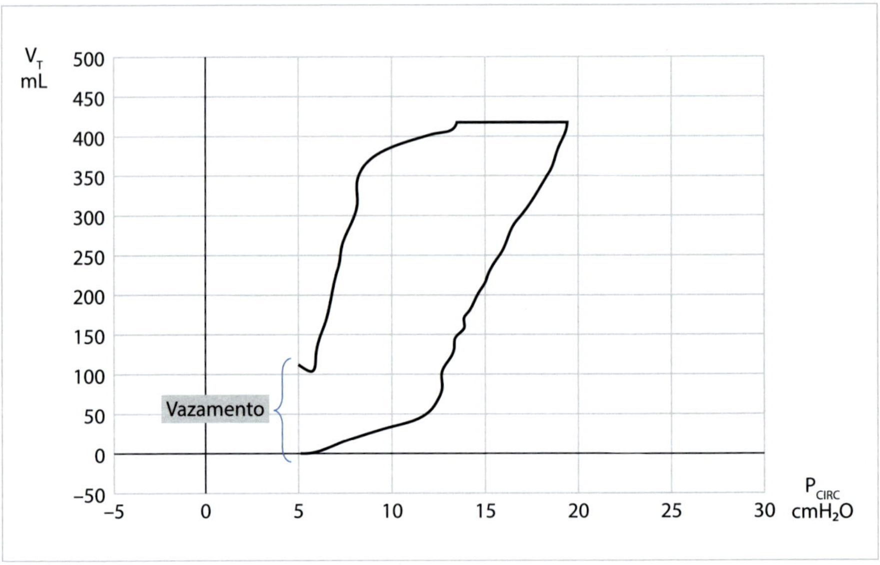

FIGURA 26 Alça P *vs.* V onde na fase expiratória o volume corrente sai do zero, mas não volta ao zero: vazamento.

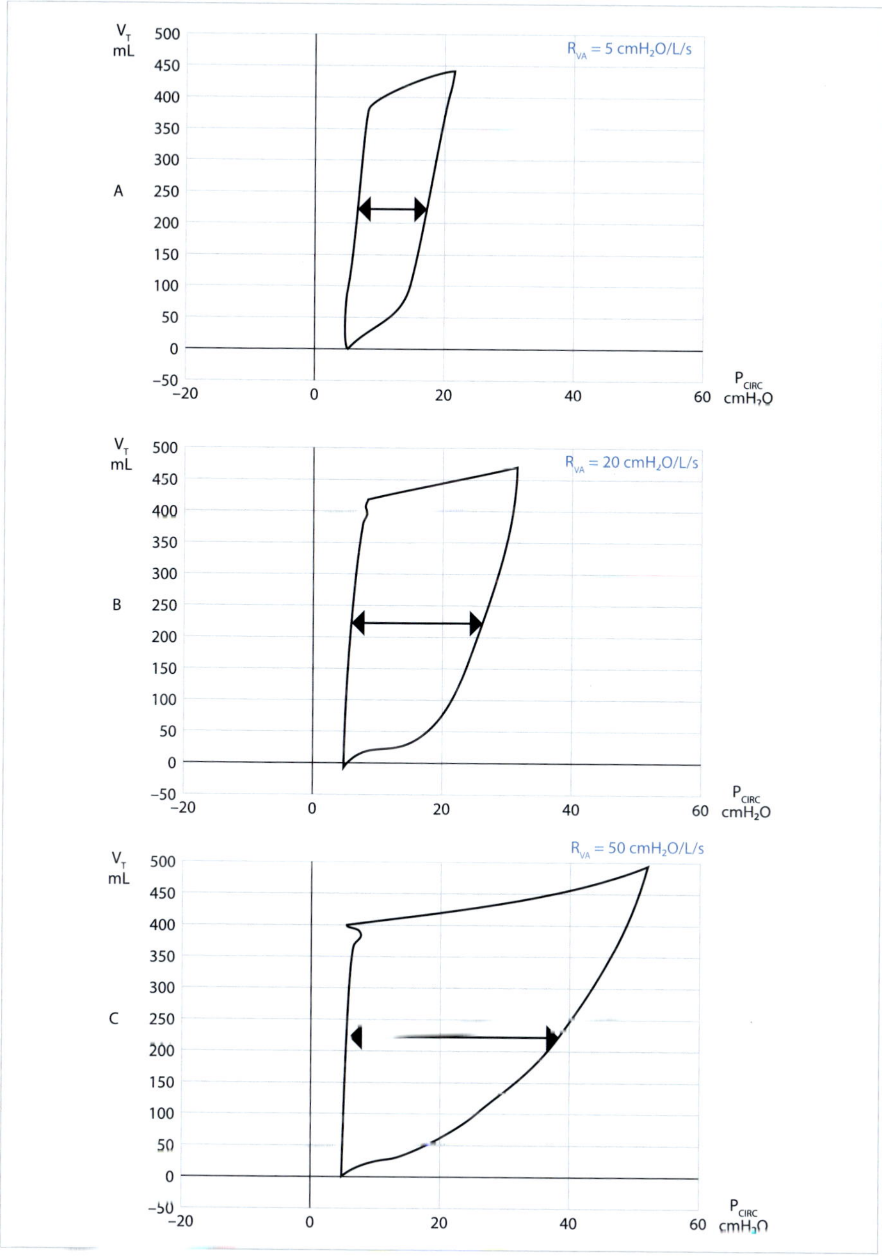

FIGURA 27 Alça P *vs.* V e alteração de Rva. Na sequência das alças A, B e C, pode-se notar que a distância entre as alças inspiratória e expiratória vai aumentando. Isso se correlaciona à velocidade de saída do gás, onde quanto maior a Rva, menor a velocidade de exalação e mais afastadas ficarão as alças. Na prática, alças afastadas, Rva aumentada. O movimento inverso também acontece com o ajuste ventilatório e tratamento da causa.

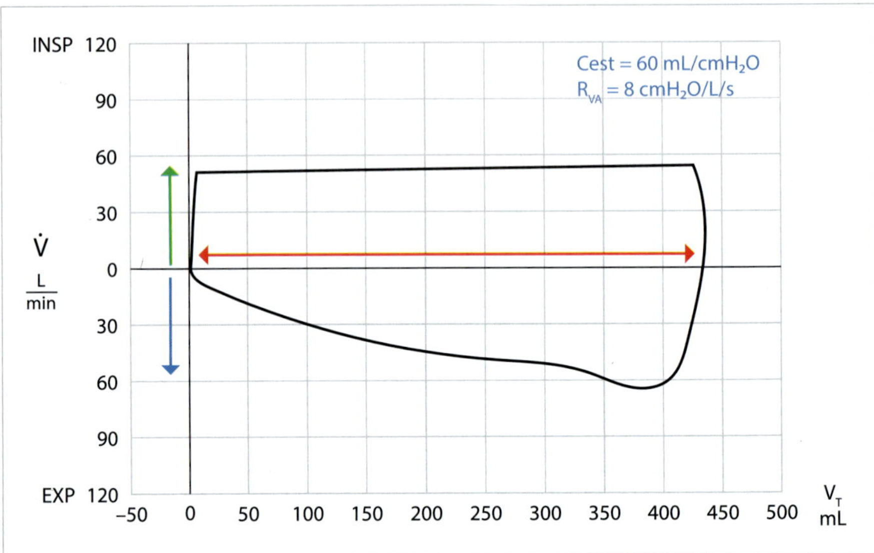

FIGURA 28 Características da alça Fluxo *vs.* Volume. Em VCV, VC e fluxo inspiratório serão sempre iguais. Nota-se alteração da mecânica observando a alça exalatória em relação ao fluxo. Em PCV, as alterações da mecânica poderão mudar o volume e o fluxo para manter a pressão programada, porém a maneira com que se dá a exalação vai ser semelhante à VCV. A seta azul representa a expiração, a seta verde a inspiração e a seta vermelha o volume expiratório.

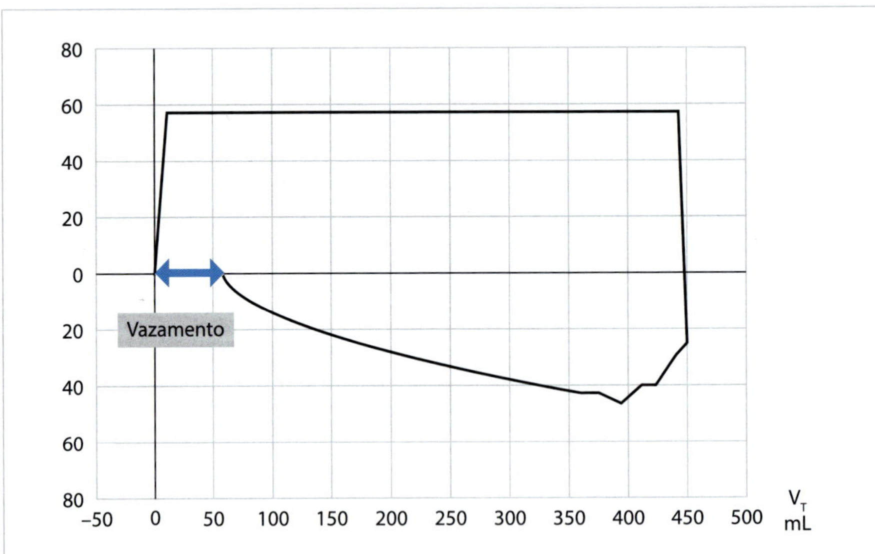

FIGURA 29 Volume não retorna ao zero: vazamento. A seta azul corresponde à área de vazamento.

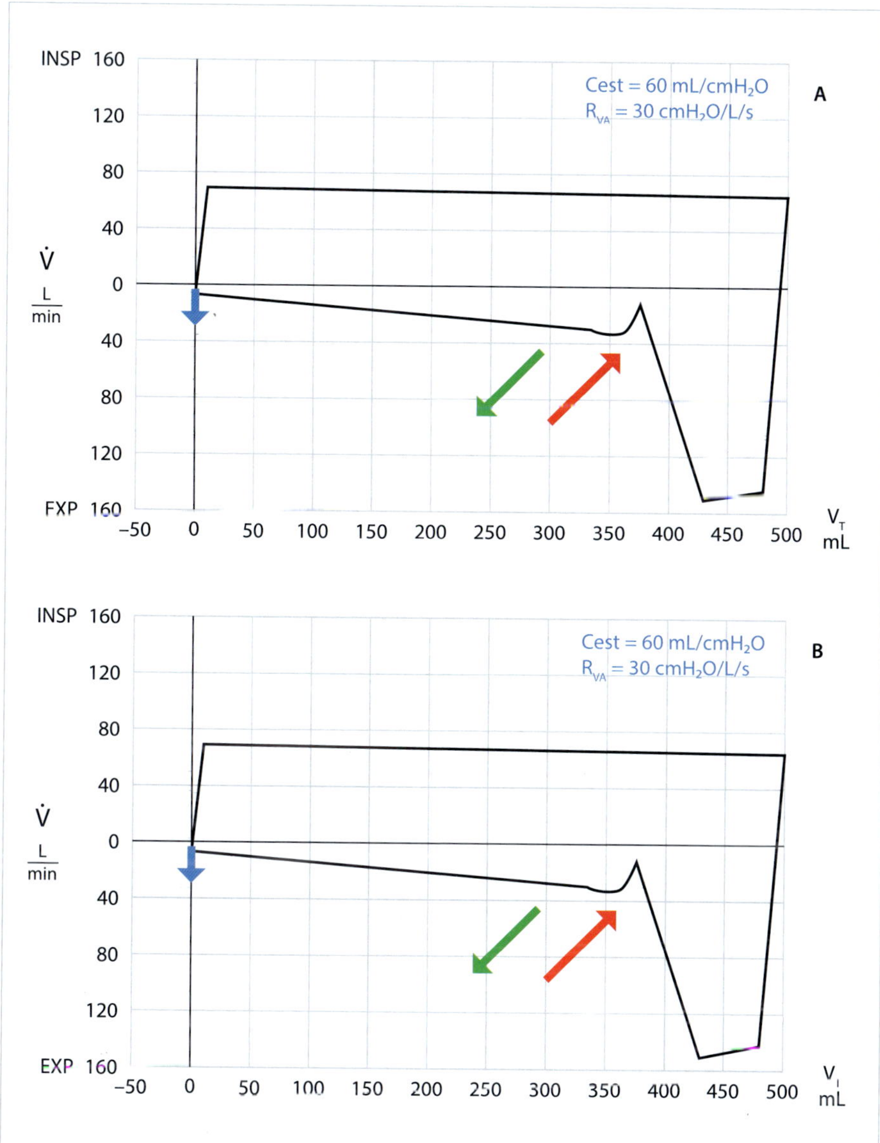

FIGURA 30 Na alça Fluxo *vs.* Volume superior, se a Cest piora (melhor elastância), será representada por pico de fluxo exalatório elevado com decaimento linear. Na alça Fluxo *vs.* Volume inferior, se a Rva piora, observa-se um pico de fluxo exalatório rápido e fugaz seguido de lentificação desse fluxo (seta vermelha) (sinal do "gatilho"). Com o tratamento, a alça exalatória faz o movimento oposto (seta verde).

EM RESUMO

- Ao iniciar a ventilação mecânica, preferencialmente em VCV, deve-se realizar uma pausa inspiratória e definir os componentes da mecânica respiratória. Isso deve ser repetido sempre que houver alteração nos parâmetros ventilatórios ou aumento inesperado da Ppico.
- Curva Pressão *vs.* Tempo:
  - Pressão de platô (Pplatô): é valor de pressão nas vias aéreas registrado durante uma pausa inspiratória. É resultante da acomodação do VC + CRF (representada pela PEEP). Valor ideal: Pplatô < 30 cmH_2O.
  - Pressão elástica (Pelast) ou *driving pressure* (DP): é a pressão de distensão do parênquima pulmonar gerada pela acomodação do VC a partir da CRF. Corresponde à diferença entre a pressão de platô e a pressão expiratória final positiva (PEEP); Pplatô – PEEP. Valor ideal: DP < 15 cmH_2O.
- *Stress index* > 1: hiperdistensão (volutrauma) – reduzir VC ou PEEP.
- *Stress index* < 1: colapso (atelectrauma) – aumentar VC ou PEEP.
- Curva Volume *vs.* Tempo: inicia do "zero" (linha de base), mas não retorna ao "zero": vazamento.
- Curva Fluxo *vs.* Tempo: fase expiratória não toca o "zero" (linha de base) antes do início da próxima exalação: "auto-PEEP".
- Vantagens dos *loops*: detectar as alterações da Rva e Cest de forma dinâmica, sem necessidade de manobras (pausa inspiratória ou expiratória).

CONSIDERAÇÕES FINAIS

Os ventiladores atuais possuem diversas ferramentas para monitorar a ventilação mecânica com pressão positiva. O conhecimento e a interpretação de curvas e *loops* é papel de todos que aplicam suporte ventilatório mecânico, pois pode contribuir para:

- melhorar o tratamento;
- reconhecer as complicações;
- proteger os pacientes.

LEITURA RECOMENDADA

1. Barbas CS, Isola AM, Farias AM et al. Brazilian recommendations of mechanical ventilation 2013. Part I. Rev Bras Ter Intensiva. 2014;26(2):89-121.
2. Flynn BC, Miranda HG, Mittel AM, Moitra VK. Stepwise Ventilator Waveform Assessment to Diagnose Pulmonary Pathophysiology. Anesthesiology. 2022;137(1):85-92.
3. Hamahata NT, Sato R, Daoud EG. Go with the flow-clinical importance of flow curves during mechanical ventilation: A narrative review. Can J Respir Ther. 2020; 56:11-20.
4. Telias I, Brochard LJ, Gattarello S, Wunsch H, Junhasavasdikul D, Bosma KJ, Camporota L, Brodie D, Marini JJ, Slutsky AS, Gattinoni L. The physiological underpinnings of life--saving respiratory support. Intensive Care Med. 2022;48(10):1274-1286.
5. Valiatti, JLS. Amaral, JLG. Falcão, LFR. Ventilação mecânica: fundamentos e prática clínica. 2. ed. Rio de Janeiro: Guanabara Koogan, 2021.

6

Novas ferramentas para monitorização da ventilação mecânica

Ricardo Esper Treml
Karen Cavichini Rosseto
Talison Silas Pereira

DESTAQUE DO TEMA

1. Neste capítulo, serão abordadas as novas tecnologias disponíveis para monitorização ventilatória e aprimoramento no contexto de pacientes cirúrgicos.
2. A tomografia por impedância elétrica (TIE) entra como uma ferramenta, colocando o anestesiologista de uma imagem estática para uma dinâmica, capaz de identificar colapso e hiperdistensão pulmonar.
3. A ultrassonografia pulmonar pode ser uma ferramenta auxiliar na titulação da PEEP e na avaliação da função diafragmática.
4. A mensuração da pressão transpulmonar através da pressão esofágica consegue nos colocar em outro patamar de ventilação protetora, com melhor entendimento da mecânica pulmonar.

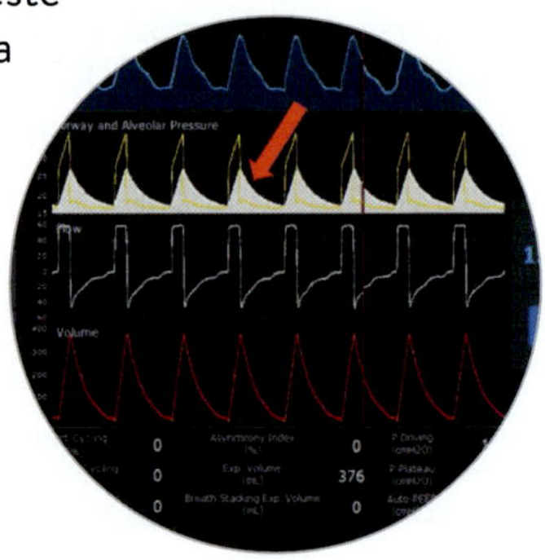

INTRODUÇÃO

A finalidade da monitorização respiratória e ventilatória, seja no intraoperatório ou em unidades de terapia intensiva, é correlacionar os dados obtidos com cada método utilizado e os processos fisiológicos. Isso visa promover a melhor interação entre a mecânica respiratória, ventilação e oxigenação com o sistema cardiovascular do paciente, a fim de promover a estabilidade hemodinâmica e a adoção de metas que orientarão condutas terapêuticas e/ou intervencionistas.

A respiração é uma função inata e necessária do organismo, em que, através de um complexo mecanismo de diferenças de pressões (como já visto) ocorre a condução de oxigênio para os tecidos, garantindo, assim, em conjunto com outras variáveis, uma perfusão tecidual adequada. Além disso, levando em consideração o metabolismo aeróbio, esse gás é participante fundamental das reações relacionadas ao metabolismo energético celular.

Durante a prática diária, seja no contexto anestesiológico ou em terapia intensiva, comumente são realizadas condutas e/ou abordagens às vias aéreas dos pacientes, com a finalidade de garantir o funcionamento desses processos e evitar a hipóxia e a injúria celular provocada por esta, capaz de gerar danos estruturais e funcionais, por vezes, até mesmo irreversíveis aos pacientes acometidos.

Portanto, monitorizar a função respiratória é de suma importância. No decorrer deste capítulo, serão abordadas as variadas técnicas inovadoras com franco impacto na qualidade da monitorização da ventilação mecânica e que, aliadas ao exame físico do paciente, podem impactar em redução de complicações pulmonares pós-operatórias.

TOMOGRAFIA POR IMPEDÂNCIA ELÉTRICA

A tomografia por impedância elétrica (TIE) é uma técnica de imagem não invasiva e livre de radiação baseada na capacidade diferente dos tecidos do corpo de conduzir eletricidade. Trata-se de um arsenal que aos poucos ganha espaço como grande ferramenta de monitorização contínua à beira do leito da ventilação mecânica e perfusão pulmonar. A TIE usa corrente elétrica para avaliar a distribuição da condutividade de corrente alternada dentro da cavidade torácica e pode detectar recrutamento ou desrecrutamento, hiperdistensão, variação de unidades pulmonares mal ventiladas (espaços silenciosos) e fenômeno de Pendelluft em pacientes com respiração espontânea. Saímos de uma imagem estática, anatômica e com dependência de radiação para uma imagem dinâmica e funcional com uma avaliação *point-of-care*.

Como as imagens são obtidas?

A bioimpedância pode ser definida como a resposta de voltagem do tecido biológico a uma corrente elétrica alternada (CA) aplicada externamente. Ela é comumente obtida usando quatro eletrodos: dois são usados para injeção de CA e os

Tomografia computadorizada de tórax

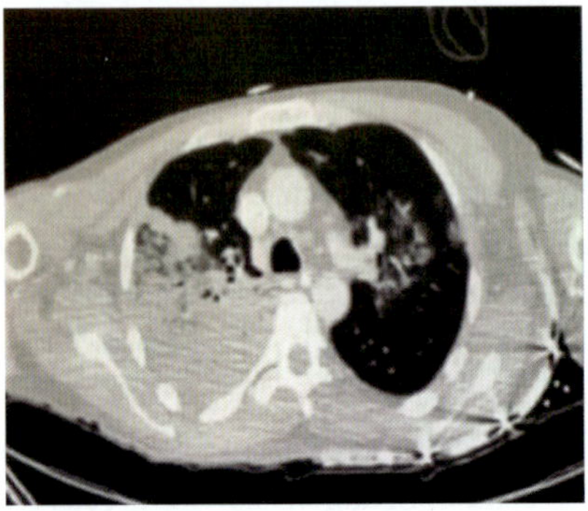

Imagem: estática, anatômica, com radiação e transporte

Tomografia por impedância elétrica

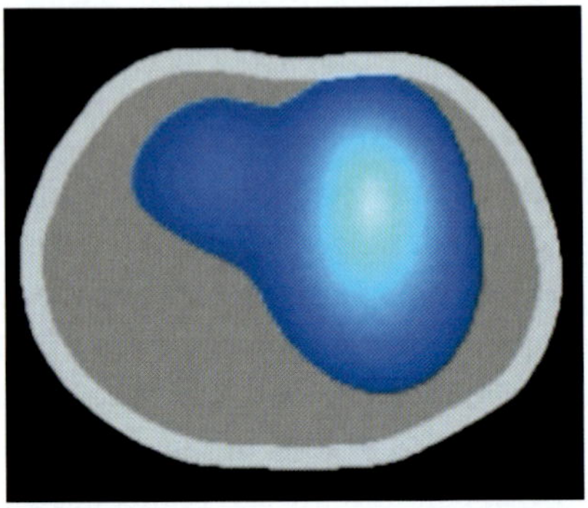

Imagem: dinâmica, funcional, em tempo real, livre de radiação e ao lado do leito

FIGURA 1 Comparativo entre uma imagem de tomografia computadorizada (TC) estática e a tomografia por impedância elétrica (TIE) do mesmo paciente. A principal diferença é que a TC mostra uma imagem estática e anatômica do momento em que o paciente entra na máquina, e a TIE mostra um vídeo funcional em tempo real (ver Vídeo 1 no material complementar). Por meio da TC, é possível diagnosticar pneumonia, atelectasia ou massas tumorais. Na TIE, o que vemos é uma mudança de função. Além disso, enquanto a TC mostra imagens importantes sobre o colapso alveolar e reversão de atelectasia, por exemplo, a técnica não é facilmente aplicada na rotina de pacientes com lesão pulmonar aguda. Já a TIE fica à beira do leito, podendo ser utilizada de forma contínua, permitindo o acompanhamento durante as diferentes etapas do tratamento. As imagens de TC mostram a morfologia do pulmão, e a cor preta representa regiões com alto teor de ar. As imagens de TIE mostram as imagens funcionais do pulmão, em que a cor preta representa regiões não ventiladas, a cor azul regiões ventiladas e o branco, as regiões mais ventiladas ou até mesmo com hiperdistensão alveolar. Espessura do corte – TC: < 5 mm, TIE: > 40 mm; resolução espacial – TC: 512*512 pixels, TIE: 32*32 pixels.

VÍDEO 1

Utilize o QR code ao lado para acessar o vídeo.

Voucher: vmecanicasaesp

outros dois, para medição de voltagem. A TIE torácica mede a distribuição regional da bioimpedância intratorácica e pode ser vista como uma extensão do princípio dos quatro eletrodos para o plano de imagem abrangido pela correia de eletrodos. A impedância elétrica (Z) é a mesma que a resistência, e a unidade correspondente do Sistema Internacional de Unidades (SI) é Ohm (Ω). Ela pode ser convenientemente expressa como um número complexo onde a parte real é a resistência e a parte imaginária é chamada de reatância, que quantifica os efeitos resultantes da capacitância ou indutância. A capacitância depende das características do tecido dos órgãos e da constituição de suas membranas, como canais iônicos, ácidos graxos e junções comunicantes, enquanto a resistência é determinada principalmente pela composição e quantidade de fluido extracelular. A bioimpedância é geralmente dada como resistividade ou condutividade, que normalizam a resistência ou condutância para a área e comprimento unitários. As unidades SI correspondentes são Ohm-metro (Ω · m) para resistividade e Siemens por metro (S/m) para condutividade. A resistividade do tecido torácico varia de 150 Ω · cm para sangue a 700 Ω · cm para tecido pulmonar desinflado, até 2.400 Ω · cm para tecido pulmonar inflado. Diante disso, é importante saber que o ar é isolante e aumenta a impedância e que o sangue atua como condutor e diminui a impedância.

A disposição dos eletrodos

Para realizar as medições da TIE e aumentar a acurácia de sua monitorização, os eletrodos são colocados ao redor do tórax em um plano transversal, geralmente no 4º a 5º espaços intercostais na linha paraesternal (Figura 2). Após isso, as mudanças de impedância podem ser medidas nos lobos inferiores dos pulmões direito e esquerdo, bem como na região do coração. Colocar os eletrodos abaixo dos 6º espaços intercostais pode ser difícil, pois o diafragma e o conteúdo abdominal entram periodicamente no plano de medição e acaba desencadeando medidas falseadas.

Mapa de ventilação e monitorização da ventilação

A TIE possui uma ferramenta que nos mostra uma imagem estática que é atualizada ciclo a ciclo, quando temos um sensor de fluxo conectado a ela; sem o sensor de fluxo, temos essa imagem atualizada pelo desvio-padrão. Observando a distribuição regional da ventilação, é possível identificar assimetrias ventilatórias. A sua escala de cores varia do branco ao azul-escuro; as áreas mais ventiladas são apresentadas como brancas, já as áreas impressas em azul-escuro são áreas menos ventiladas. A TIE possui ainda a relação da ventilação atualizada a cada ciclo a partir do mapa de ventilação (ou desvio-padrão), em que identificamos

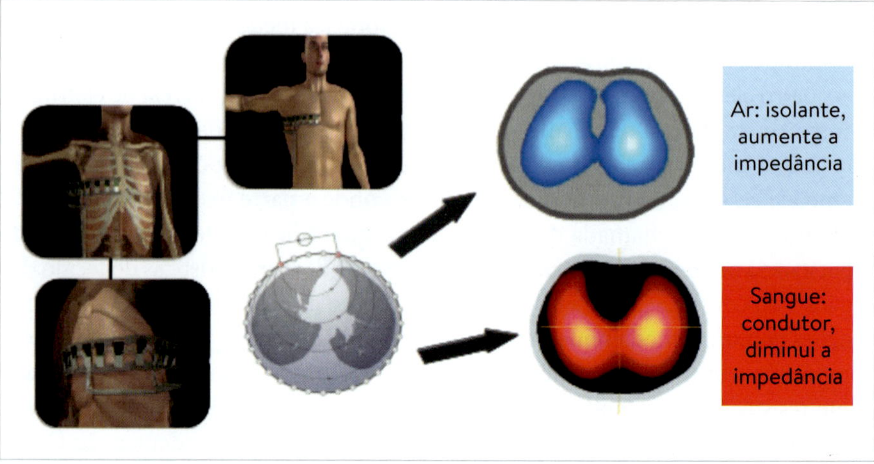

FIGURA 2 Representação esquemática de como são obtidas as imagens na tomografia de impedância elétrica (TIE). Especificamente, a área explorada do corpo é cercada por eletrodos (geralmente de 16 a 32), circundando o tórax, registrando a voltagem da superfície após a injeção repetida de pequenas quantidades de correntes (geralmente 5 mA) a uma frequência de 70-80 kHz. Observe como o ar isolante aumenta a impedância e o sangue é condutor com diminuição da impedância.

Adaptada de Timpel Medical: https://www.timpelmedical.com/pt/

VÍDEO 2

Captura de tela da tomografia por impedância elétrica com imagem dinâmica.

Utilize o QR code ao lado para acessar o vídeo.

Voucher: vmecanicasaesp

em porcentagens a proporção de cada pulmão ventilado. A proporção pode ser anterior e posterior, direita e esquerda e em quadrantes (Quadro 1).

Além dos parâmetros da distribuição da ventilação mecânica, a TIE obtém o pletismograma. A pletismografia, em termos gerais, é uma avaliação da função

QUADRO 1

Imagem estática atualizada ciclo a ciclo
Distribuição regional da ventilação
Distribuição ventilatória entre os pulmões: geralmente, espera-se que a distribuição da ventilação seja aproximadamente equilibrada entre o pulmão direito e o esquerdo, com variação de 40-60% para cada lado. Idealmente, isso seria 50% para cada pulmão
Diferença percentual entre os pulmões: uma diferença de até 10-15% entre os pulmões pode ser considerada dentro dos limites normais, dependendo do contexto clínico e da posição do paciente
A escala de cores varia do branco ao azul-escuro; áreas com maior hiperdistensão tendem a ter áreas mais brancas
Pequenas mudanças na distribuição ventilatória
Taxa de ventilação atualizada em cada ciclo do mapa de ventilação A/P, R/L e quadrantes

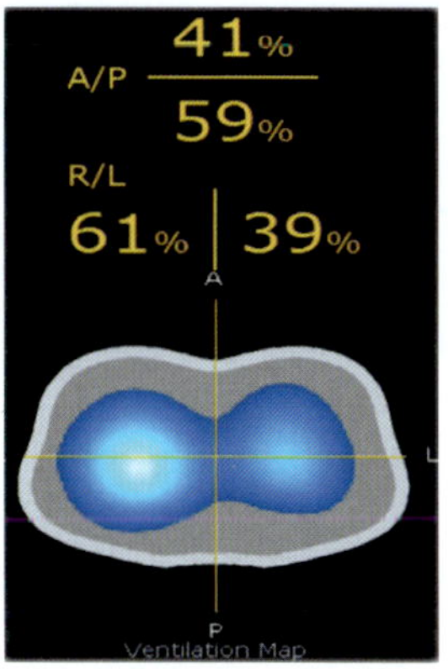

pulmonar que permite medir os volumes pulmonares. A medição desses volumes fornece informações essenciais para a caracterização dos distúrbios presentes nas doenças respiratórias. No caso da TIE, os volumes pulmonares são medidos a partir das variações da impedância elétrica do tórax. A amplitude da onda corresponde à ventilação (volume corrente): é a entrada e saída do ar durante a inspiração e expiração. A linha de base corresponde à aeração, sendo equivalente à capacidade residual funcional (CRF) ou volume pulmonar expiratório final (VPEF). Essas informações geralmente não são fornecidas por ventiladores mecânicos. Diferentemente, a TIE, por seu sinal proveniente do tórax, pode estimar as mudanças relativas na quantidade total e regional de ar intratorácico. Nessa tela, o pletismograma pode ser mostrada em diferentes intervalos de tempo: 30 segundos, 60 segundos, 2 minutos ou 4 minutos. O pletismograma reflete em tempo real o comportamento da função respiratória. Por exemplo, alterando o nível de PEEP, o usuário pode rastrear a manutenção, elevação ou queda da linha de base. Uma queda da linha de base representa, em termos funcionais, uma perda de reserva respiratória ou diminuição na CRF, enquanto uma elevação da linha de base representa, em termos funcionais, ganho de reserva respiratória ou aumento na CRF. O comprimento de onda, que corresponde ao volume corrente, pode apresentar alterações significativas, quando, por exemplo, o usuário aumenta ou diminui a pressão de suporte ou realiza uma manobra de recrutamento pulmonar (Figuras 3 e 4).

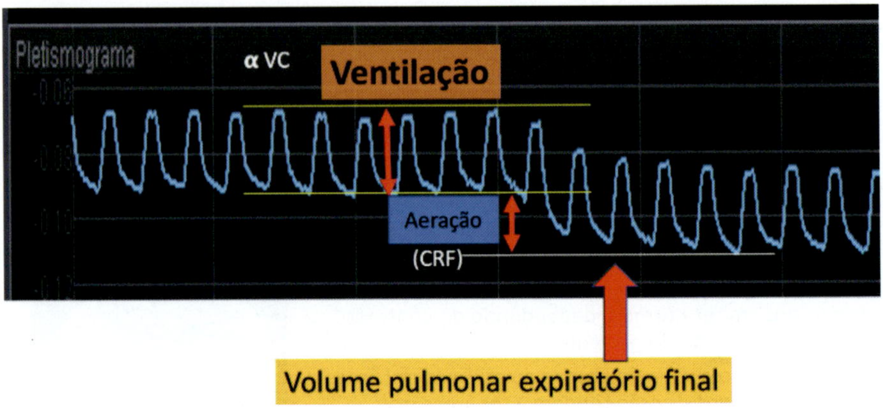

FIGURA 3 Exemplo de pletismograma. A amplitude da onda corresponde à ventilação (volume corrente): é a entrada e saída do ar durante a inspiração e expiração. A linha de base corresponde à aeração, equivalente à capacidade residual funcional ou volume pulmonar expiratório final.

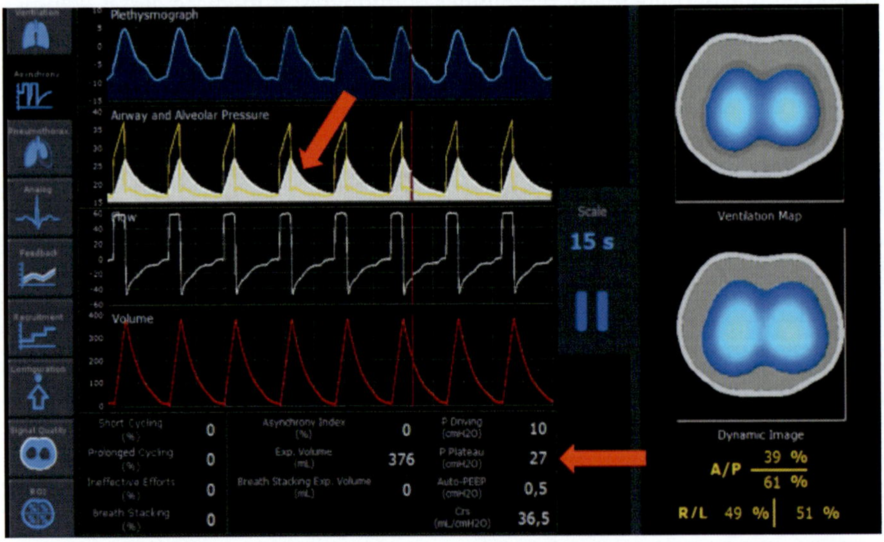

FIGURA 4 A tela de ventilação é a tela principal do dispositivo. Permite a análise em tempo real das curvas de pletismografia, pressão x tempo, fluxo x tempo, volume x tempo. Os cálculos de mecânica pulmonar podem ser feitos de forma contínua sem a necessidade de pausa inspiratória. As setas vermelhas indicam a pressão de platô correspondente do paciente e consequentemente os valores de *driving pressure* (DP) e complacência estática (Cs). Caso obtido pela tomografia de impedância Timpel Medical™.

VÍDEO 3

Utilize o QR code ao lado para acessar o vídeo.

Voucher: vmecanicasaesp

Monitorização da perfusão

Uma ferramenta interessante e muito prática disponível nos aparelhos de TIE seria a monitorização da perfusão pulmonar. A quantificação da perfusão pulmonar pela TIE pode ser realizada por uma breve apneia, seguida de infusão rápida de solução salina hipertônica, que reduzirá drasticamente a impedância torácica, atuando como um contraste intravascular (Figura 5). A utilização da perfusão pulmonar por TIE demonstrou ser capaz de produzir mapas de ventilação/perfusão (V/Q) significativos e bem concordantes quando comparados aos de perfusão produzidos por tomografia por emissão de fóton único (SPECT) (Figuras 5 e 6).

Aplicações clínicas

Em um primeiro momento, as aplicações da TIE visavam principalmente determinar mudanças na distribuição da ventilação pulmonar. No entanto, no momento, há estudos voltados para a avaliação do recrutamento/colapso com PEEP ideal identificada, desrecrutamento/hiperdistensão pulmonar, detecção de pneumotórax, perfusão pulmonar, gerenciamento de fluidos guiado por TIE e avaliação da função cardíaca. Todas essas ferramentas podem ser extrapoladas e utilizadas no manejo ventilatório do paciente cirúrgico ampliando o seu arsenal de monitorização perioperatória.

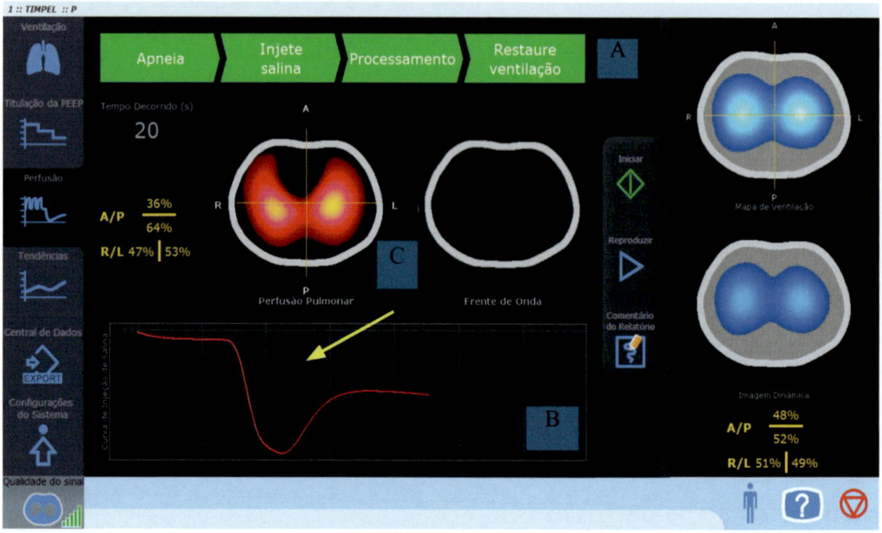

FIGURA 5 Imagem obtida com monitorização da TIE ENLIGHT 1800 (São Paulo, Brasil, Timpel Medical™): (A) sequência de eventos para a captação de perfusão pulmonar. Inicialmente realizamos uma apneia e injetamos cerca de 10 mL de NaCl 7,5%, após isso é iniciado o processamento da imagem, com um gráfico de inclinação da impedância; (B) em destaque, pela seta em amarelo, temos a curva de injeção de solução salina com a inclinação máxima de redução da impedância após injeção de 10 mL de NaCl 7,5% (período que indica a passagem do indicador pelo território pulmonar); em (C), o mapa de ventilação e perfusão.

Colapso, hiperdistensão e titulação de PEEP guiada por TIE

Por muito tempo ficamos como únicas ferramentas de avaliação da mecânica pulmonar a curva pressão x tempo, fluxo x tempo, volume x tempo e *loops* pressão x volume obtidas na ventilação mecânica habitual, porém elas são incapazes de contabilizar o que acontece no pulmão em nível regional. Graças à incorporação clínica da TIE, agora é possível determinar a presença de colapso e hiperdistensão de maneira regional, além de quantificar o ganho de aeração (recrutamento) e as perdas de aeração, que podem ocorrer em casos de hiperdistensão ou de desrecrutamento, garantindo uma avaliação mais direcionada dos diferentes modos ventilatórios. Nas manobras, quando realizadas, a TIE pode auxiliar na identificação de respondedores e não respondedores. A justificativa é baseada na estimativa das complacências regionais usando imagens funcionais, combinadas com pressões das vias aéreas. Assim, as alterações na complacência de *pixels* durante um teste de PEEP decremental podem ser usadas para definir colapso e hiperdistensão

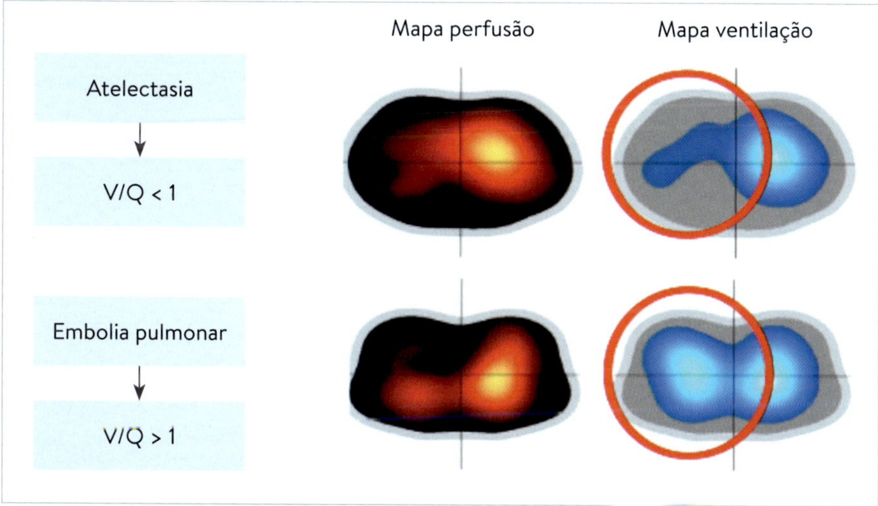

FIGURA 6 Comparativo entre o mapa da perfusão e ventilação em situações de atelectasia e embolia pulmonar obtidas por TIE. Na atelectasia observamos a presença de colapso pulmonar e redução da capacidade residual funcional, manutenção da perfusão às custas da vasoconstrição hipóxica (VPH) e um distúrbio V/Q < 1. No mapa da ventilação observamos área de colapso pulmonar à esquerda, em destaque, pelo círculo vermelho, já no mapa da perfusão temos a manutenção de perfusão bilateral, com maior fluxo à direita em virtude da VPH compensatória. Em uma situação de embolia pulmonar, temos o desenvolvimento de áreas ventiladas, porém não perfundidas, com um distúrbio V/Q >1. No mapa de ventilação inferior, identificamos ventilação homogênea bilateral, porém no mapa de perfusão é visível ao parênquima esquerdo uma redução de perfusão, podendo correlacionar ao provável diagnóstico de embolia pulmonar.

por *pixel* e, consequentemente, por qualquer região de interesse. Ao utilizar uma titulação de PEEP por TIE, é possível identificar de forma individualizada o valor ideal de PEEP para o paciente, equilibrando a prevenção do colapso alveolar e a minimização da hiperdistensão pulmonar. O TIE oferece uma visualização em tempo real da distribuição regional da ventilação, permitindo ajustar o PEEP de modo a maximizar a ventilação em regiões alveolares colapsadas e evitar a hiperdistensão (Figura 7).

Em pacientes cirúrgicos expostos pelo desafio de colapso e pneumoperitônio, a TIE pode nos guiar a identificar a PEEP ideal com menor comprometimento ventilatório. Recentemente o uso da TIE no intraoperatório como ferramenta para otimização ventilatória foi avaliado por Pereira e colaboradores, em que foi utilizada a TIE para guiar a aplicação de PEEP individualizada durante a ventilação mecânica em pacientes cirúrgicos submetidos a cirurgias abdominais. O objetivo

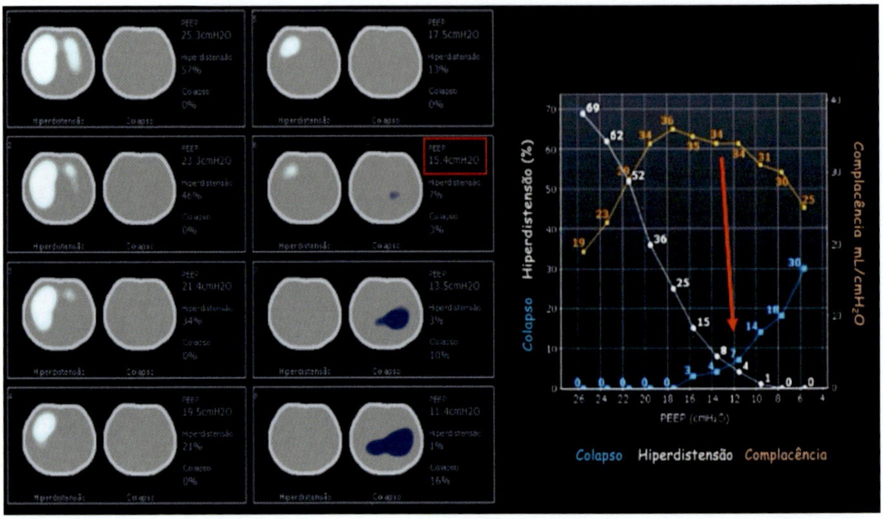

FIGURA 7 Aplicabilidade da TIE no ensaio de titulação decremental de PEEP, após realizar uma manobra de recrutamento (MR) máximo. À esquerda temos a representação de áreas de colapsos e hiperdistensão em porcentagens e a correlação da PEEP após o emprego do recrutamento. Os *pixels* em branco descrevem a hiperdistensão, que se dissipa à medida que a PEEP é reduzida, até desaparecer com uma PEEP de 15,4 cmH_2O. Em azul, o início do colapso começa a ser vigente e pode ser observado a partir de PEEP 13,5 cmH_2O. Com uma PEEP de 15 cmH_2O, a hiperdistensão (branco) reduz e há baixos níveis de colapso (azul). No gráfico plotado pelo aparelho, podemos correlacionar e identificar a PEEP ideal que traduz em melhor complacência, menor hiperdistensão e menor colapso como a PEEP mais próxima acima do cruzamento das curvas que representam a hiperdistensão e o colapso, indicando um comprometimento mecânico no qual tanto o colapso pulmonar quanto a hiperdistensão foram minimizados.

Adaptada de ENLIGHT 1800, Timpel, São Paulo, Brasil.

foi verificar se essa estratégia personalizada reduziria a atelectasia pós-operatória e melhoraria a função pulmonar. Quarenta pacientes foram recrutados, sendo 20 laparoscópicos e 20 abdominais abertos. Os pacientes foram randomizados para PEEP institucional de cerca de 4 cmH_2O ou PEEP guiada por TIE (aplicada após manobras de recrutamento e direcionada para minimizar o colapso pulmonar e a hiperdistensão, simultaneamente). Os principais achados foram que a PEEP guiada por TIE variou acentuadamente entre os indivíduos (mediana, 12 cmH_2O; intervalo, 6 a 16 cmH_2O; IC 95% 10-14); comparando com a PEEP de 4 cmH_2O, o grupo TIE apresentou menor atelectasia pós-operatória e DP, com maiores níveis de oxigenação e hemodinâmica favorável.

ULTRASSONOGRAFIA *POINT-OF-CARE* (POCUS)

A ultrassonografia (USG) é um método de imagens em que estas são formadas a partir da emissão do som a uma frequência superior a 20.000 Hz, inaudível aos humanos. O som é emitido através dos cristais piezoelétricos presentes nos *probes* e transmitido através dos tecidos. Esse sinal sonoro reverbera e retorna ao *probe*, sendo interpretado como um sinal elétrico; após, é formada, então, a imagem de acordo com as diferentes densidades teciduais.

Atualmente, a USG tem ganhado franco espaço de destaque na Anestesiologia, não apenas na anestesia regional, como também como ferramenta *point-of-care*. Após todos esses avanços, acessar o parênquima pulmonar e as estruturas que o envolvem tornou-se mais fácil com o advento da USG pulmonar, em que é possível avaliar não só alterações parenquimatosas, como também ventilatórias, sendo um método diagnóstico de grande valia no perioperatório.

Realizando a ultrassonografia pulmonar

Primeiramente, com o paciente em decúbito dorsal, você irá posicionar o *probe* linear paralelamente aos arcos costais, fazendo o "escaneamento" nos espaços intercostais e avaliando a linha pleural. Se esta, a cada incursão respiratória do paciente, também se move, tal fenômeno é denominado de *lung sliding*. Na ausência deste, provavelmente há um quadro de pneumotórax. Diante dessa hipótese, é possível também utilizar o "modo M" (de movimento) do aparelho de ultrassom. Nesse modo, um pulmão normal possui o aspecto denominado de *seashore sign*/ sinal da praia) (Figura 8) e, na presença e pneumotórax, observaremos o "sinal do código de barras", além do "ponto P", local onde se observa a transição entre estes dois padrões.

Ainda nesse posicionamento, desliza-se o *probe* e inicia-se a avaliação do aspecto parenquimatoso. Na presença de algumas linhas horizontais, seguindo a orientação da linha pleural, tais linhas recebem a denominação de "linhas A", características da normalidade parenquimatosa (Figura 9). No entanto, caso haja linhas verticais, perpendiculares à linha pleural, são chamadas de "linhas B", de modo que, caso sejam vistas mais de duas a três por campo, principalmente se são coalescentes, são patológicas, pois indicam que há líquido intersticial presente, ou seja, algum processo inflamatório local (Figura 10).

Atelectasias completas podem ser primariamente avaliadas, antes mesmo de alterações radiológicas através da presença do "pulso pulmonar" (*lung pulse*), em que, diante da ausência de *lung sliding*, o pulmão atua como transmissor das pulsações cardíacas. Ainda utilizando esses métodos, avalia-se a presença de

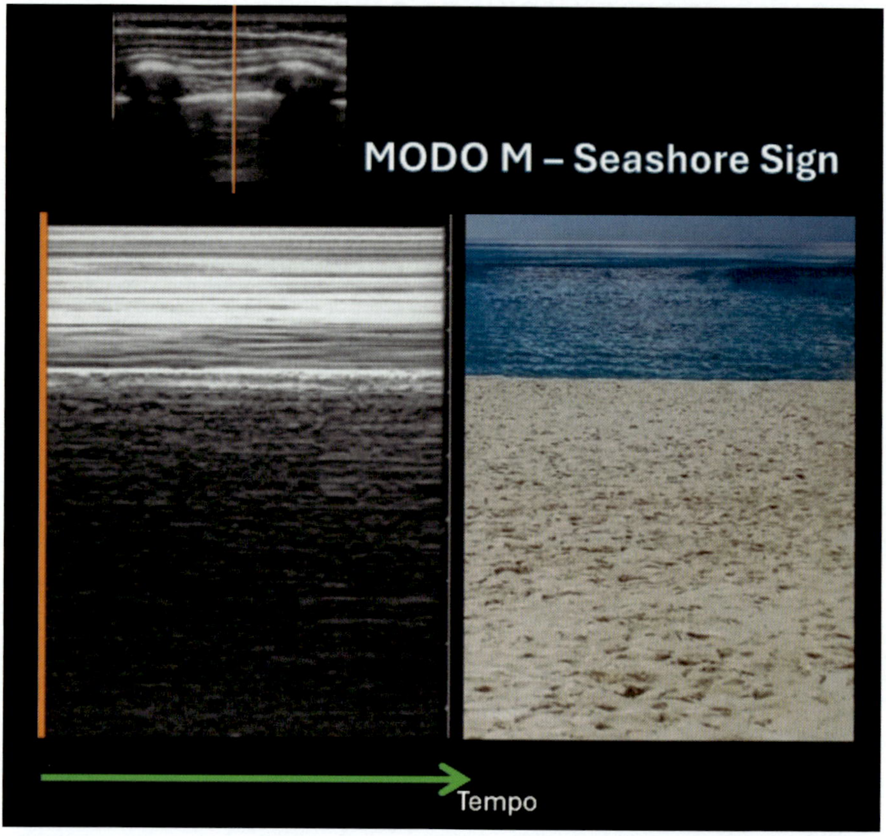

FIGURA 8 Ultrassonografia pulmonar realizado em "modo M". Visualizamos em situação não patológica a presença do "sinal da praia" (ou *seashore sign*), que ocorre devido à movimentação normal do pulmão durante a respiração. Esse sinal é um reflexo da diferença entre as áreas estáticas (parede torácica) e as áreas dinâmicas (pulmão em movimento) no campo de ultrassom. O modo M ("modo movimento") capta variações de movimento ao longo do tempo, as quais aparecem em uma linha de tempo. Na parede torácica, que é estática, o ultrassom mostra linhas horizontais, chamadas de linhas A (que representam a reflexão dos ecos em tecidos fixos). Já o pulmão em movimento cria uma aparência granular ou borrada na imagem do modo M, devido ao deslocamento constante das estruturas pulmonares durante a respiração. O resultado é que a parte superior da imagem (que representa a parede torácica) apresenta linhas paralelas e horizontais, enquanto a parte inferior (representando o pulmão em movimento) tem um padrão granular, criando um contraste que lembra uma praia – daí o nome. Essa combinação reflete o deslizamento normal da pleura visceral contra a parietal, indicando que não há pneumotórax. No caso de um pneumotórax, o movimento pulmonar desaparece, e o modo M mostra apenas linhas horizontais em toda a imagem, o que é chamado de "sinal da estratosfera" ou "sinal do código de barras".

VÍDEO 4

Utilize o QR code ao lado
para acessar o vídeo.

Voucher: vmecanicasaesp

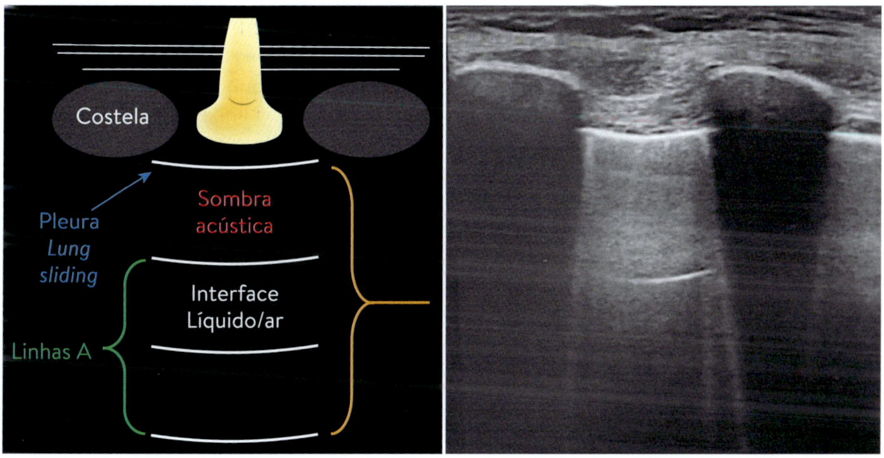

FIGURA 9 Representação esquemática da ultrassonografia pulmonar.

VÍDEO 5

Utilize o QR code ao lado
para acessar o vídeo.

Voucher: vmecanicasaesp

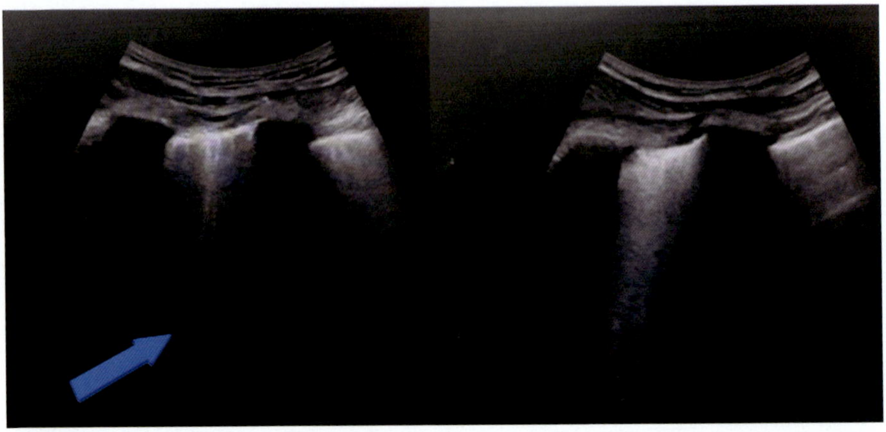

FIGURA 10 Ultrassonografia pulmonar intraoperatória em paciente com provável aumento de água extravascular pulmonar. A imagem demonstra evidências de edema pulmonar intersticial, indicado pela presença de múltiplas linhas B difusas, cada qual se assemelhando a "raios de cometa". Essas linhas hiperecoicas que se originam da pleura e se estendem até a profundidade da tela, interrompendo as linhas A, são frequentemente encontradas em pacientes com sobrecarga de fluido ou edema pulmonar. A imagem à esquerda mostra mais de 5 linhas B por campo de visão, critério que corrobora com o diagnóstico de edema pulmonar intersticial difuso – *vide* seta azul. Na imagem à direita, observam-se o apagamento das linhas A e a quase fusão das linhas B, indicativas de um aumento na espessura dessas estruturas, sugerindo progressão do edema. A soma dessas características ultrassonográficas, como o aumento difuso de linhas B e a ausência das linhas A, reflete a presença de líquido em excesso no espaço extravascular pulmonar.

Imagens obtidas de arquivo pessoal.

VÍDEO 6

Utilize o QR code ao lado para acessar o vídeo.

Voucher: vmecanicasaesp

derrame pleural ao deslizar o *probe* para as regiões supradiafragmáticas à procura de líquido, o qual terá densidade diferente do ar.

A partir dessas avaliações, é possível avaliar o grau de progressão ou regressão de doença pulmonar, resposta frente a manobras de recrutamento e, até mesmo, sucesso no processo extubação. Tal avaliação é realizada através do LUS (*lung ultrasound score*), escore baseado na avaliação ultrassonográfica dos pulmões que permite quantificar o grau de comprometimento pulmonar, especialmente em condições como síndrome do desconforto respiratório agudo (SDRA), pneumonia, atelectasias etc. É amplamente usado para monitorar o estado pulmonar de pacientes e ajustar a estratégia ventilatória de maneira precisa e personalizada.

Principais características do LUS

Divisão do tórax em regiões: o escore geralmente é aplicado a diferentes regiões do tórax, divididas em zonas anterior, lateral e posterior. Cada lado do tórax é avaliado separadamente, geralmente somando entre 12 e 28 regiões, dependendo da metodologia aplicada.

Padrões ultrassonográficos: para cada região, diferentes padrões de aeração e consolidação são classificados em escores. Um escore maior indica maior gravidade de comprometimento pulmonar.

- 0 ponto: deslize pleural normal com linhas A preservadas, indicando pulmão aerado.
- 1 ponto: presença de algumas linhas B isoladas, sugerindo leve perda de aeração pulmonar.
- 2 pontos: múltiplas linhas B coalescentes, também conhecidas como pulmão "intersticial", indicando grau moderado de perda de aeração.
- 3 pontos: consolidações ou grandes áreas de pulmão "branco", indicando severa perda de aeração ou colapso pulmonar.

Soma dos escores: o escore final é a soma dos escores de cada região avaliada, permitindo uma quantificação objetiva do comprometimento pulmonar. Quanto maior é o escore total, mais grave é a situação do paciente.

Ultrassonografia pulmonar como aliado na titulação de PEEP

Sabendo-se que o LUS é utilizado para avaliação da aeração pulmonar e, portanto, da densidade deste. Postula-se a utilização dessa ferramenta frente à avaliação pré e pós-manobras de recrutamento (MR), avaliando-se a homogeneidade ou heterogeneidade do tecido. Considerando isso, a USG reúne características favoráveis para avaliar o recrutamento e titulação da PEEP devido à sua alta especificidade e sensibilidade para detectar colapso pulmonar, além de sua não invasividade, disponibilidade e simplicidade de uso à beira do leito. A Figura 11 ilustra como o ultrassom pode orientar uma MR com base em um algoritmo de quatro etapas: duas relacionadas à "avaliação" antes da manobra e duas à "confirmação" dos resultados do recrutamento pulmonar.

Passo 1: identificação de colapso pulmonar

A primeira pergunta que devemos responder é se nosso paciente precisa de uma MR – Etapa 1. Essa pergunta é importante porque o comprometimento da função pulmonar pode ter causas diferentes além do colapso pulmonar. Portanto, uma USG pulmonar completa com base no exame padrão de três regiões em cada hemitórax deve ser feita para diagnosticar a condição pulmonar do paciente, juntamente com avaliações da relação PaO_2/FiO_2. A USG pode detectar a presença de colapso pulmonar predominantemente em áreas pulmonares dependentes (dorsais) seguindo o vetor de gravidade. O colapso pulmonar pode se manifestar como perda leve a moderada de aeração pulmonar (de linhas B isoladas a coalescentes) até atelectasia completa (consolidações subpleurais com broncogramas aéreos estáticos). A presença de linhas B coalescentes e consolidações, além de uma alta pontuação de aeração, alterações clínicas e da mecânica pulmonar é uma indicação clara de um MR. O ultrassom é uma ferramenta útil na distinção entre atelectasia e outras causas de consolidação pulmonar, como pneumonia. Sinais como a presença de consolidações bilaterais, broncogramas aéreos estáticos, padrões de "maré" dentro da consolidação e a ausência de derrame pleural sugerem fortemente o diagnóstico de atelectasia. Além disso, o desaparecimento dessas consolidações após a realização de uma MR confirma o diagnóstico.

Passo 2: avaliação da tolerância à MR

Após identificar o colapso pulmonar, o passo 2 envolve avaliar se o paciente está clinicamente apto a tolerar a MR. Para isso, é fundamental que ele esteja sedado, adaptado ao ventilador e hemodinamicamente estável. A pressão intratorácica elevada, gerada durante a MR, pode ter impacto negativo na hemodinâmica, particularmente em pacientes com pulmões normais. Assim, a MR é contraindicada àqueles com dependência de pré-carga, hipovolemia, vasoplegia ou comprometimento da contratilidade cardíaca. O ultrassom desempenha papel importante na avaliação do estado hemodinâmico. Medidas simples, como o índice de colapsibilidade da veia cava inferior, obtido a partir da visão subcostal ou transtorácica, permitem estimar o volume intravascular. Além disso, a abordagem paraesternal de eixo curto ajuda a identificar sinais de hipovolemia e avaliar a contratilidade ventricular esquerda. Visões apicais e subcostais proporcionam uma visão global das câmaras cardíacas e

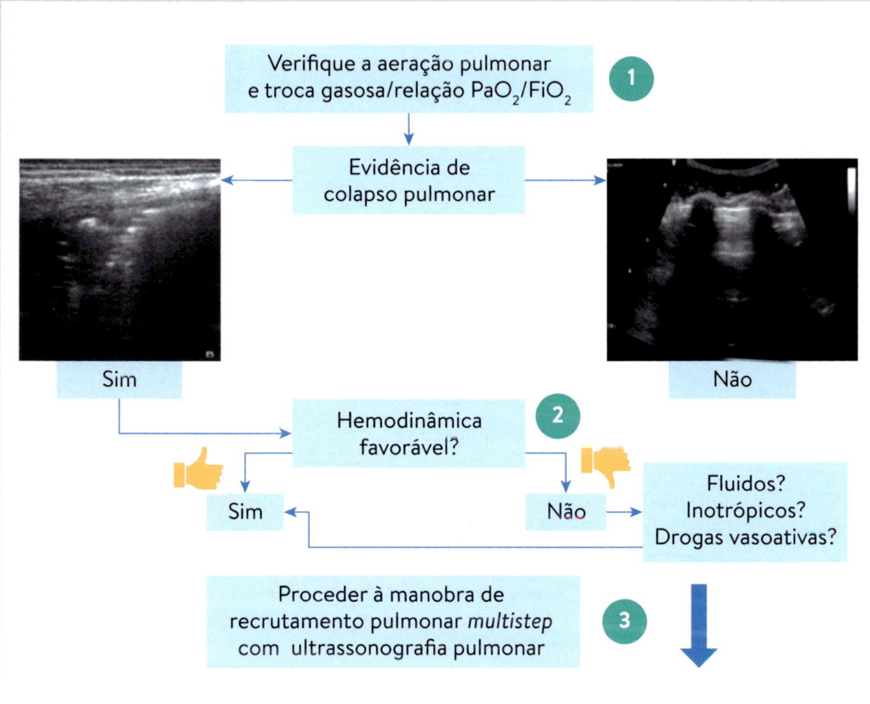

FIGURA 11 O algoritmo de avaliação da MR pulmonar utilizando ultrassom consiste em várias etapas que garantem uma abordagem segura e eficaz para restaurar a aeração pulmonar. O ultrassom desempenha papel fundamental em cada uma dessas fases. Etapa 1 – diagnóstico do colapso pulmonar; inicialmente, o ultrassom é usado para confirmar a presença de colapso pulmonar. A avaliação é feita nas áreas pulmonares dependentes, com o objetivo de identificar sinais de atelectasia ou consolidação, visualizados como áreas de colapso. Etapa 2 – avaliação hemodinâmica; antes de iniciar a MR, o ultrassom é empregado para avaliar a estabilidade hemodinâmica. Esse passo é crucial, pois o aumento da pressão intratorácica durante a MR pode afetar o desempenho cardiovascular. O ultrassom pode fornecer informações valiosas sobre o volume sanguíneo intravascular e a contratilidade cardíaca, ajudando a garantir que o paciente esteja apto a tolerar a manobra. Etapa 3 – execução da MR; durante o incremento gradual da pressão das vias aéreas e a MR, o ultrassom detecta o ponto em que o colapso das regiões pulmonares dependentes desaparece, com melhora do padrão de irregularidade pleural e linhas B para o aparecimento de maior aeração com linhas A. Teste de PEEP: a melhor PEEP seria aquela com melhor complacência, menor ΔP e menor colapso pulmonar. (*continua*)

Adaptada de Tusman et al., 2016.

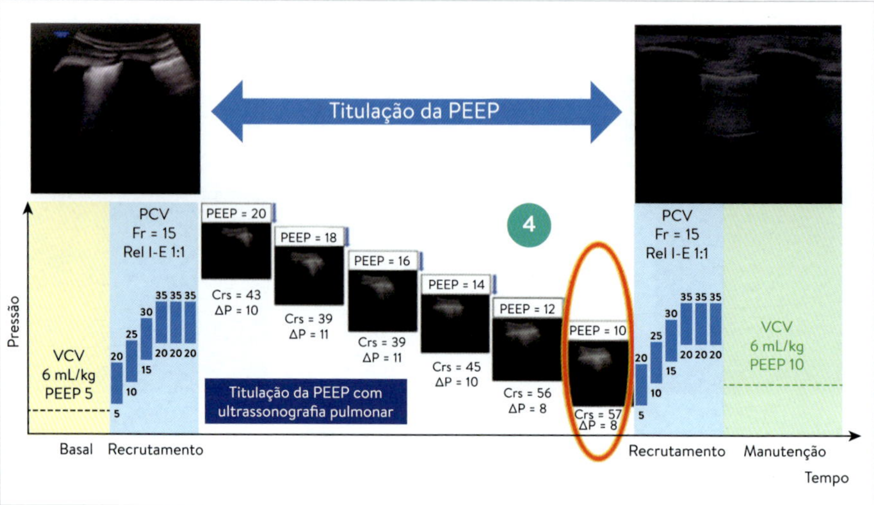

FIGURA 11 (*continuação*) Etapa 4 – após a titulação da PEEP, retorna-se aos alvos de ventilação protetora com a PEEP identificada.

ΔP: *driving pressure*; Crs: complacência estática; Fr: frequência respiratória; PCV: ventilação com pressão controlada; Rel: relação; VCV: ventilação com volume controlado.

Adaptada de Tusman et al., 2016.

da função miocárdica. Para profissionais treinados, medidas mais avançadas, como a função diastólica do ventrículo esquerdo ou a variação respiratória da velocidade aórtica, podem fornecer uma avaliação mais precisa do estado hemodinâmico.

Passo 3: realização da MR

Uma vez confirmada a condição cardiovascular adequada, o paciente está pronto para o passo 3: a execução da MR. Nesse momento, o ultrassom é essencial para detectar tanto a pressão de abertura do pulmão, durante o aumento da pressão, quanto a pressão de fechamento, durante o teste de titulação da PEEP. Isso permite evitar pressões inspiratórias superiores às necessárias e identificar o nível mínimo de PEEP capaz de manter os pulmões sem colapso. A USG pulmonar deve ser feita com a sonda apropriada, de acordo com a idade e a constituição física do paciente. Normalmente, usa-se uma sonda convexa em adultos e uma linear em crianças, devido à maior resolução de imagem. A MR é feita até que a reexpansão pulmonar seja observada, seguindo um padrão sequencial que pode progredir de consolidações para linhas B1 e B2 até um padrão pulmonar normal. A pressão necessária para essa reexpansão é registrada como a pressão de abertura do pulmão. Após o recrutamento pulmonar, faz-se redução gradual da PEEP (teste de PEEP) para detectar a pressão de fechamento. O ultrassom é mantido na área do pulmão dependente para observar o momento em que o padrão de aeração normal volta a se transformar em linhas B ou consolidações, indicando a pressão de fechamento. O nível de PEEP ideal é ajustado para com melhor complacência, menor *driven pressure* (DP) e melhora do padrão ultrassonográfico.

Passo 4: avaliação do efeito da MR na aeração pulmonar e hemodinâmica

No passo 4, após configurar a ventilação protetora, é preciso avaliar o impacto da MR tanto na reexpansão pulmonar como na estabilidade hemodinâmica do paciente. O ajuste do tratamento hemodinâmico deve ser feito para manter a melhora das condições cardiopulmonares, garantindo uma ventilação segura e eficaz.

ULTRASSONOGRAFIA DIAFRAGMÁTICA NO PERÍODO PERIOPERATÓRIO

A USG diafragmática tem se tornado uma ferramenta fundamental para a avaliação da função do diafragma em pacientes críticos e perioperatórios. Ela permite a identificação de fadiga muscular e insuficiência diafragmática e contribui para a previsão de sucesso ou falha na extubação.

Princípios da ultrassonografia diafragmática

A USG diafragmática baseia-se na avaliação dinâmica do diafragma, uma estrutura muscular essencial para a respiração. Dois parâmetros são comumente analisados:

- Espessura diafragmática (ED).
- Fração de espessamento diafragmático (FED).

Além disso, o deslocamento do diafragma durante a respiração espontânea ou controlada pode ser avaliado por meio do seu movimento craniocaudal.

Posicionamento do transdutor

Para realizar a USG do diafragma, deve-se usar um transdutor linear de alta frequência (7-12 MHz) para avaliar a espessura e a fração de espessamento. Um transdutor de baixa frequência (2-5 MHz) pode ser usado para medir o movimento craniocaudal em modo M.

Localização

- Hemidiafragma direito: colocar o transdutor no 8º-10º espaço intercostal, entre a linha axilar média e anterior, observando a interface entre o fígado e o diafragma.
- Hemidiafragma esquerdo: similar ao direito, mas observar a interface entre o baço e o diafragma.

O objetivo é identificar o diafragma entre a pleura e o peritônio como uma estrutura hiperecoica e observar a movimentação e espessamento durante as fases respiratórias.

Cálculos e parâmetros avaliados

Espessura diafragmática

A ED é medida no final da expiração (EDexp) e no final da inspiração (EDinsp). A espessura normal do diafragma em repouso é de aproximadamente 0,2 a 0,5 cm.

Fração de espessamento diafragmático (FED)

A fração de espessamento diafragmático (FED) é calculada pelo diâmetro obtido pelo modo M, onde utilizamos a ED inspiratória (EDinsp) e a ED expiratória (EDexp). Valores normais de FED em geral variam entre 20% e 100%, indicando uma boa função contrátil do diafragma. Valores abaixo de 20-30% podem sugerir fadiga muscular ou disfunção diafragmática.

$$\text{FED} = \frac{\text{EDinsp} - \text{EDexp}}{\text{EDexp}} \times 100$$

Deslocamento craniocaudal (modo M)

Para avaliar o deslocamento do diafragma, o modo M é utilizado. O transdutor de baixa frequência é posicionado sobre o espaço intercostal mencionado, e o movimento craniocaudal do diafragma é registrado durante a respiração. Valores normais de deslocamento do diafragma variam entre 1 e 2 cm durante respiração espontânea e 2 a 3 cm com ventilação assistida.

Interpretação dos resultados

- ED e FED: valores de FED < 20% são altamente sugestivos de disfunção diafragmática e indicam maior risco de falência na extubação. Já valores acima

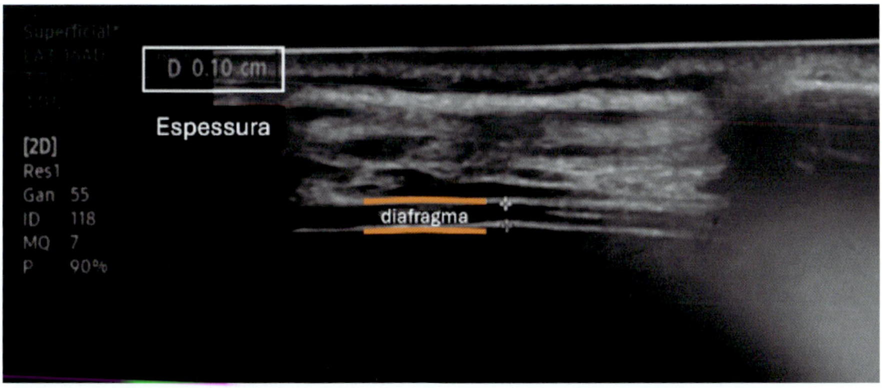

FIGURA 12 Ultrassonografia diafragmática de um paciente diagnosticado com sarcopenia, evidenciando espessura diafragmática de 0,1 cm. Esse valor está consideravelmente abaixo da faixa normal, que varia de 0,2 a 0,5 cm, indicando atrofia do músculo diafragmático. A atrofia diafragmática é um achado clínico importante, especialmente em pacientes com sarcopenia grave e candidatos a cirurgias de grande porte. O diafragma é o principal músculo respiratório, e sua função é crucial para a ventilação espontânea adequada. Uma espessura reduzida, como a observada aqui, pode sinalizar disfunção diafragmática, levando a menor capacidade de gerar pressão inspiratória, aumentando o risco de insuficiência respiratória no pós-operatório, em especial em procedimentos de alta complexidade. Pacientes com atrofia diafragmática frequentemente têm maior risco de complicações respiratórias, como necessidade prolongada de ventilação mecânica, falência de extubação e maior dependência de ventilação não invasiva. Esses fatores devem ser considerados no planejamento anestésico e manejo perioperatório, sendo prudente antecipar estratégias de suporte ventilatório. Além disso, a recuperação pós-operatória pode ser prolongada, e uma abordagem multidisciplinar, com reabilitação respiratória precoce, pode ser necessária para otimizar os desfechos clínicos.
Imagem obtida de arquivo pessoal.

de 30% geralmente indicam função adequada, sendo um preditor de sucesso na retirada do suporte ventilatório.

- Deslocamento craniocaudal: deslocamento < 1 cm pode sugerir insuficiência diafragmática ou paralisia. Deslocamentos > 1,5 cm indicam boa função contrátil, mas, em casos de ventilação assistida, o valor pode ser maior.

Qual a aplicabilidade clínica?

A USG diafragmática tem diversas aplicações no manejo perioperatório:

- Predição de falha na extubação: disfunção diafragmática é uma das causas mais comuns de falência na extubação, e a USG pode ser usada para avaliar o risco antes da tentativa de desmame.

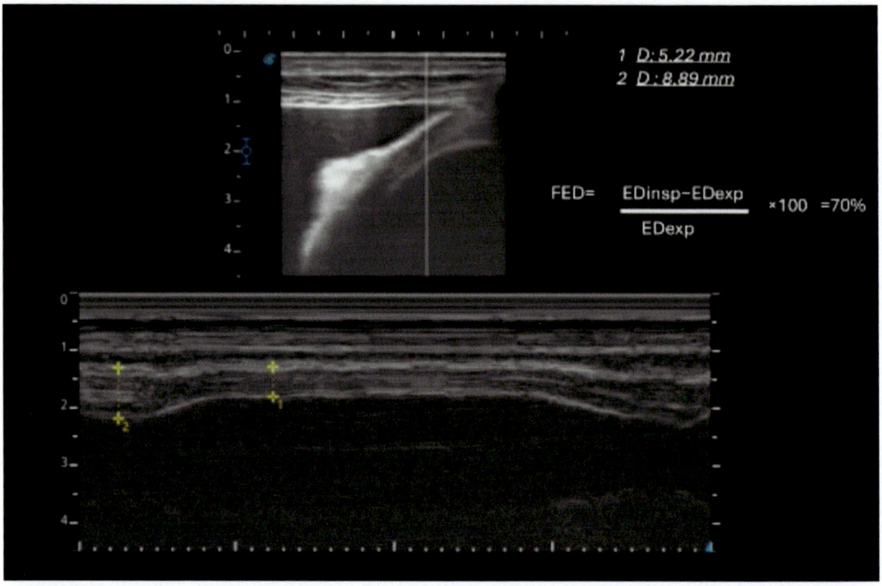

FIGURA 13 Ultrassonografia diafragmática no hemitórax direito, utilizando sonda linear de alta frequência, em modo M. Obtiveram-se os diâmetros do diafragma durante a expiração (5,22 mm) e a inspiração (8,89 mm). Com base nesses valores, calculamos a fração de espessamento diafragmático. Uma fração de espessamento diafragmático > 20-30% é considerada normal, o que sugere função contrátil adequada do diafragma. Portanto, o valor calculado de cerca de 70% está dentro da faixa de normalidade, indicando função diafragmática preservada no paciente avaliado.

- Avaliação de fadiga diafragmática: a USG permite monitorar a resposta do diafragma ao estresse respiratório em pacientes com ventilação prolongada, sugerindo quando o suporte ventilatório adicional é necessário.
- Identificação de disfunção precoce: em pacientes cirúrgicos, especialmente submetidos a cirurgias de grande porte, a USG pode detectar disfunção diafragmática precoce, permitindo intervenções mais direcionadas.

CATETER ESOFÁGICO PARA MONITORIZAÇÃO DA PRESSÃO TRANSPULMONAR

O método foi introduzido em 1949. Estudos comparativos entre dois modelos mostraram a superioridade do balão longo (16 cm de comprimento e 0,8 cm de diâmetro) em relação ao balão curto (3 cm e 1 cm de diâmetro). Quanto ao diâmetro ideal, balões com 4 a 4,8 cm apresentaram melhor desempenho. Atualmente, são utilizados cateteres de polietileno com diâmetro interno de 1,4 mm e comprimento de 100 cm. O balão deve ser insuflado com 0,5 mL de ar para a realização das medidas. Esses cateteres possuem anéis radiopacos ao longo de seu comprimento para facilitar sua localização por meio de radiografia torácica. Para um posicionamento adequado, um anel deve estar abaixo do diafragma e o outro acima, preferencialmente no terço distal do esôfago, geralmente a 35 cm dos lábios e 40 cm das narinas. O cateter possui três vias: uma vermelha, para aferição da pressão abdominal; uma verde, que corresponde à pressão pleural (via esofágica); e a terceira, para administração dietética (Figura 14).

Uso do cateter esofágico para medição da pressão transpulmonar

A sonda esofágica é utilizada para medir indiretamente a pressão pleural. A pressão esofágica, devido à localização do esôfago no mediastino, cercado pelos pulmões, reflete de forma confiável a pressão pleural. Fundamento:

- Pressão transpulmonar: é a diferença entre a pressão alveolar (ou intrapulmonar) e a pleural, refletindo a força que promove a insuflação pulmonar e, logo, a ventilação. Essa medida é essencial para entender a mecânica respiratória, especialmente em pacientes sob ventilação mecânica, onde é crucial ajustar os parâmetros ventilatórios para evitar lesões pulmonares, como barotrauma ou volutrauma.
- Pressão pleural: a medição direta da pressão pleural é impraticável devido à necessidade de um acesso invasivo. A sonda esofágica, inserida via nasogás-

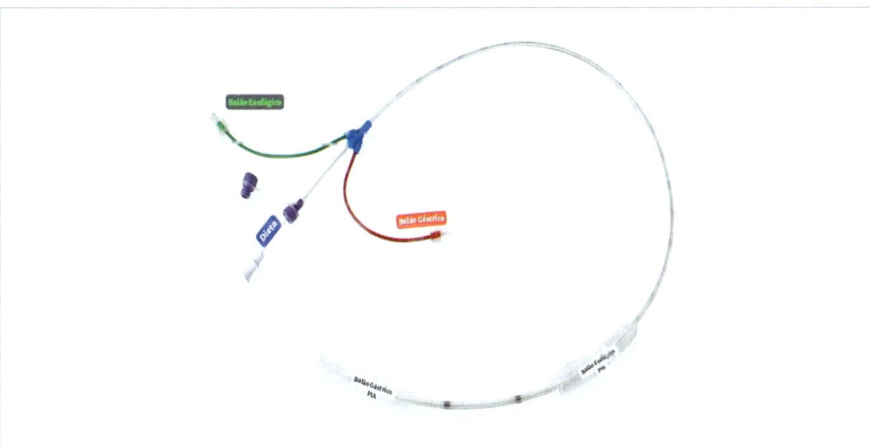

FIGURA 14 Cateter-balão esofágico adulto.

Fonte: imagem cedida pela Uticor – Nutrivent.

trica ou orogástrica, ao posicionar-se no esôfago médio, permite uma medição indireta e segura dessa pressão.

Por que utilizar a sonda esofágica?

O esôfago, pela sua proximidade com o espaço pleural, reflete as variações de pressão que ocorrem durante a ventilação. A medição da pressão esofágica fornece dados contínuos e em tempo real, essenciais para monitorar pacientes graves, especialmente sob ventilação mecânica, permitindo ajustes precisos nos parâmetros ventilatórios. Em pacientes com doenças pulmonares heterogêneas ou alta complacência torácica (como obesos), a avaliação da pressão transpulmonar é crucial para evitar ventilação inadequada e otimizar a oxigenação.

Papel do cateter esofágico

Com a sonda esofágica, é possível estimar diretamente a pressão pleural e, assim, calcular a pressão transpulmonar, que corresponde à diferença entre a pressão alveolar (estimada pela pressão de platô) e a pressão pleural (estimada pela pressão esofágica). A fórmula é:

Pressão transpulmonar (PTP) = pressão alveolar (PPlatô) – pleural (pressão esofágica)

Vamos supor que a pressão que você conseguiu medir é a verdadeira PTP. Qual é o sentido de usá-la?

- A pressão das vias aéreas por si só pode ser enganosa.
- A PTP oferece uma avaliação mais precisa do estresse sobre o parênquima pulmonar.
- A PTP tem a vantagem de separar a complacência da parede torácica da complacência pulmonar.
- A personalização das configurações de PEEP e VC é possível, especialmente para obesos mórbidos em videolaparoscopias e cefalodeclive.
- A medição da PTP pela sonda esofágica (manometria) é não invasiva.

A interpretação da PTP em pacientes cirúrgicos é fundamental para ajustar de forma personalizada a ventilação mecânica, evitando complicações como hiperdistensão alveolar e atelectasia. A seguir, abordaremos como essas condições se refletem nos valores de PTP e sua correta interpretação clínica.

Pressão transpulmonar em condições normais

Em situações normais, a PTP deve ser suficiente para manter os alvéolos abertos sem causar colapso ou hiperdistensão. Na ventilação protetora, uma PTP entre 0 e 5 cmH_2O durante a expiração é adequada para evitar atelectasia, enquanto uma PTP < 25 cmH_2O na inspiração é recomendada para prevenir hiperdistensão.

Interpretação da pressão transpulmonar em hiperdistensão alveolar

A hiperdistensão alveolar ocorre quando os alvéolos estão excessivamente inflados, aumentando o risco de volutrauma, barotrauma e lesão induzida pela ventilação mecânica (VILI). Valores elevados de PTP inspiratória (> 25-30 cmH_2O) indicam forças excessivas nos alvéolos, o que pode resultar em danos alveolares e aumento da *mechanical power*. Intervenção: reduzir o volume corrente de acordo com o peso predito e ajustar a PEEP para manter a PTP dentro de uma faixa segura.

Interpretação da pressão transpulmonar em atelectasia

A atelectasia ocorre quando os alvéolos colapsam devido a uma PTP insuficiente para mantê-los abertos, comprometendo a oxigenação. Em casos de atelectasia, a PTP expiratória será muito baixa ou até negativa, sugerindo colapso alveolar e redução da CRF. Intervenção: aumentar a PEEP para restaurar a PTP expiratória, evitando o colapso alveolar.

Valores típicos para interpretação

PTP expiratória:

- Normal/Ideal: 0 a 5 cmH_2O.
- Atelectasia: < 0 cmH_2O (indicando colapso alveolar).

PTP inspiratória:

- Normal/Ideal: < 25 cmH_2O.
- Hiperdistensão: > 25 cmH_2O (indicando risco de lesão alveolar).

CAPNOGRAFIA VOLUMÉTRICA

A capnografia volumétrica é uma técnica avançada de monitoramento que fornece dados sobre a dinâmica do gás carbônico (CO_2) expirado durante a ventilação. Ao contrário da capnografia convencional, analisa a quantidade total de gás carbônico liberado a cada respiração, permitindo uma avaliação mais abrangente da ventilação e metabolismo do paciente. Compreende três fases, que representam o percurso gasoso nas vias aéreas. A partir dessa mensuração, podem-se inferir alterações tanto parenquimatosas, como a SDRA, quanto ventilatórias.

O capnograma também pode ser dividido em três áreas: a X representa o volume real da eliminação de CO_2 em um ciclo respiratório ($VeCO_2$), e em 1 minuto teremos o volume de eliminação total do CO_2 (VCO_2). O valor do VCO_2 pode ser influenciado pelo débito cardíaco, perfusão pulmonar, ventilação, sedação, hipo ou hipertermia, hipotireoidismo, embolia, hipovolemia, sepse, tremores, morte cerebral etc.

A área Y representa o espaço morto alveolar, e a área Z, o espaço morto anatômico. Com isso é possível calcular a fração do espaço (VDaw/VTE) e a ventilação minuto alveolar (Valv). A diminuição da área Y ocorre em situações de DPOC, hiperdistensão pulmonar e comprometimento do débito cardíaco.

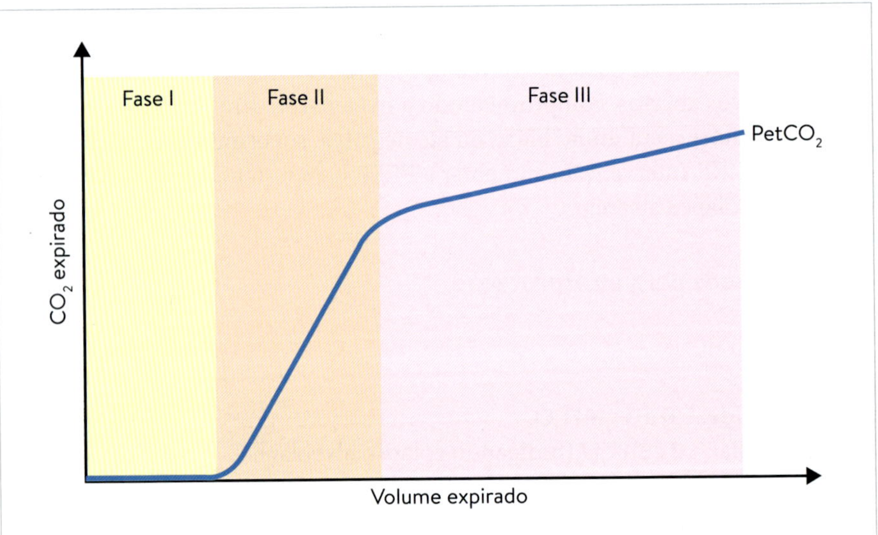

FIGURA 15 Capnograma volumétrico: a fase I indica o espaço morto anatômico, portanto nela não há CO_2. A presença desse gás indica reinalação ou necessidade de calibração do sensor. A fase II representa o gás que é composto parcialmente por aquele presente na via aérea distal e aquele dos alvéolos de esvaziamento rápido. Caso essa fase esteja prolongada, pode indicar aumento na resistência da via aérea e/ou disparidade na relação ventilação-perfusão (V/Q). A fase III representa, em sua totalidade, o ar contido nos alvéolos. O valor final do CO_2 nessa fase é chamado de pressão parcial do CO_2 no gás expirado ($PetCO_2$). Uma inclinação íngreme dessa fase indica a heterogeneidade entre áreas de esvaziamento rápido e lento nos pulmões, como em pacientes com SDRA ou DPOC.

Adaptada de Karjaghli M; Himmelstoss M, 2016.

Em contrapartida, sua elevação ocorre após tratamento das causas anteriores e, portanto, com a queda do espaço morto alveolar. Já a expansão da área Z pode indicar aumento do espaço morto alveolar (VDaw), e a sua redução ocorre com redução do espaço morto artificial e da PEEP excessiva.

Outro cálculo de suma importância é o do volume alveolar (Valv), que consiste em subtrair o volume morto anatômico (VDaw) do volume corrente (VTE),

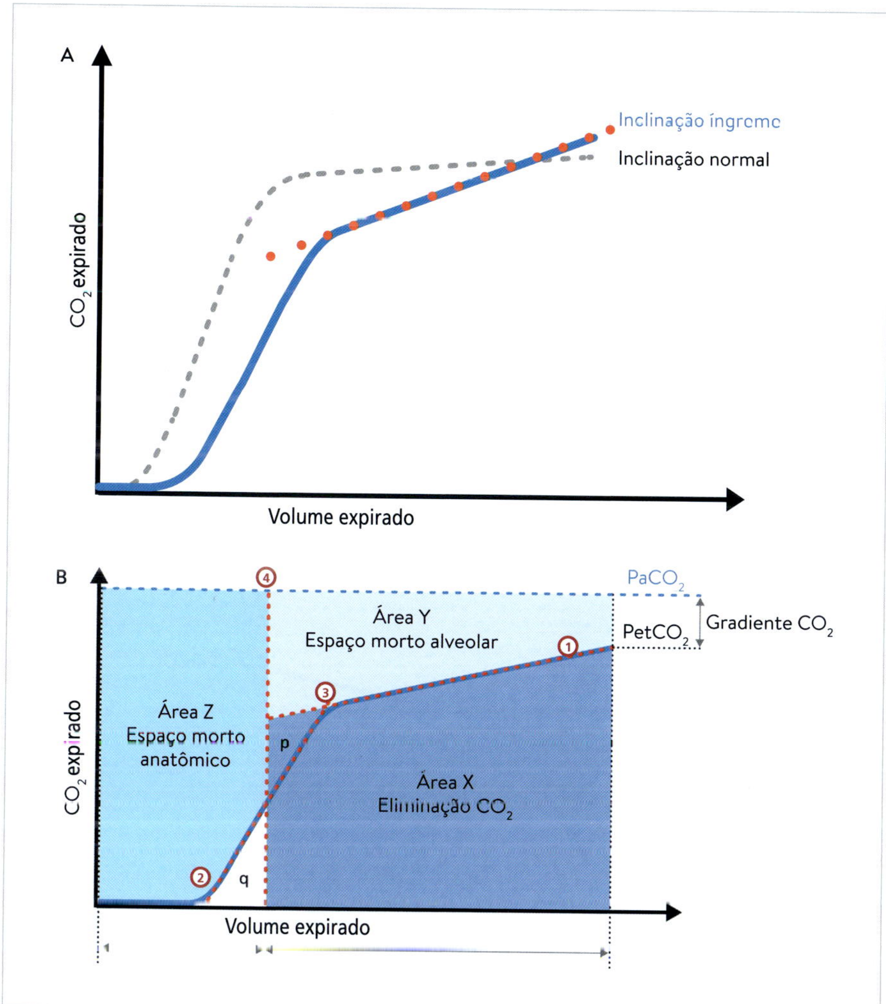

FIGURA 16 (A) Representação gráfica da inclinação íngreme da curva de CO_2; (B) representação da capnografia volumétrica com as áreas X, Y e Z.

Adaptada de Karjaghli M; Himmelstoss M, 2016.

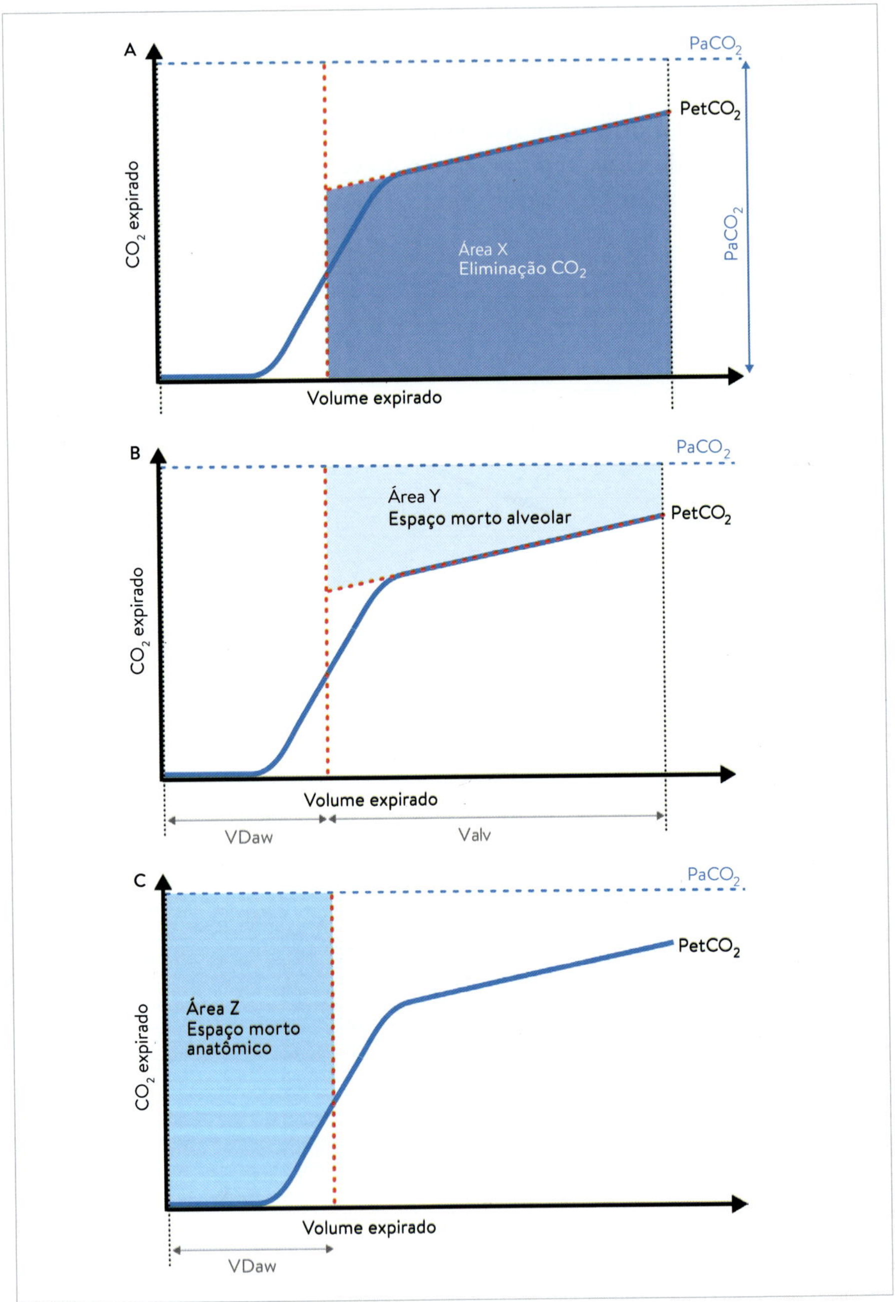

FIGURA 17 A: Representação gráfica do aumento da área Z. B: Diminuição da zona Y. C: Redução da zona Z.

Adaptada de Karjaghli M; Himmelstoss M, 2016.

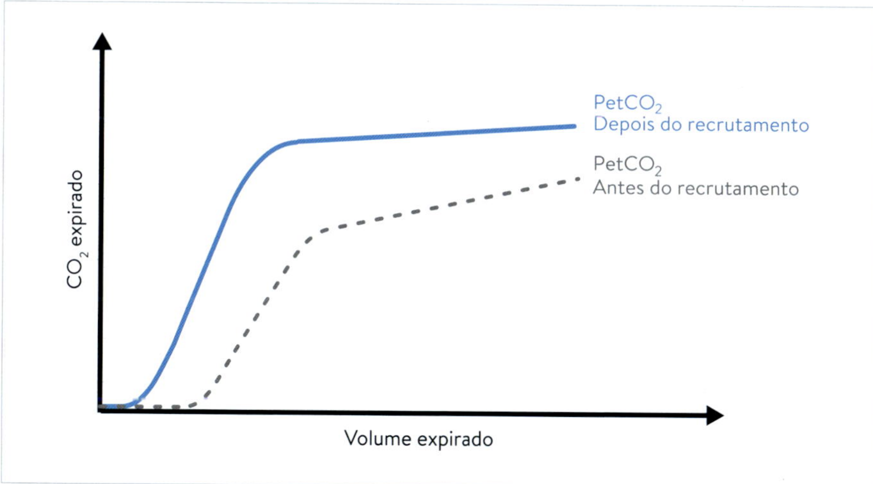

FIGURA 18 Demonstração capnográfica da $PetCO_2$ antes e depois de manobras de recrutamento alveolar.

Adaptada de Karjaghli M; Himmelstoss M, 2016.

multiplicando-se pela frequência respiratória. Seu aumento ocorre após MR eficiente, e sua redução se deve à redução da quantidade de alvéolos funcionantes, como no edema pulmonar.

A relação entre VDaw e volume corrente (VTE) é capaz de predizer uma ventilação adequada. Essa relação é considerada normal quando se encontra entre 25% e 30%. Na síndrome da angústia respiratória aguda, por exemplo, essa relação pode ter valores entre 58% e 83%.

CONCLUSÃO

Este capítulo destacou como a evolução das tecnologias de monitoramento ventilatório tem potencial para transformar a prática clínica na Anestesiologia e Terapia Intensiva. Ferramentas como a TIE, USG pulmonar e capnografia volumétrica oferecem dados em tempo real que permitem ajustes precisos na ventilação mecânica, minimizando complicações como barotrauma e hiperdistensão. A personalização da ventilação, orientada por essas tecnologias, não só melhora a oxigenação e a mecânica respiratória, mas também promove a recuperação mais segura e eficiente do paciente. Em especial, o uso dessas técnicas em pacientes com doenças respiratórias graves ou situações pós-operatórias de alto risco demonstrou reduzir significativamente a incidência de complicações pulmonares, reforçando a importância de sua aplicação rotineira no intraoperatório.

LEITURA RECOMENDADA

1. Bachmann MC, Morais C, Bugedo G, Bruhn A, Morales A, Borges JB, et al. Electrical impedance tomography in acute respiratory distress syndrome. Crit Care. 2018;22(1):263.
2. Ball L, Talmor D, Pelosi P. Transpulmonary pressure monitoring in critically ill patients: pros and cons. Crit Care. 2024;28:177.
3. Branson RD, Johannigman JA. Innovations in mechanical ventilation. Respir Care. 2009;54(7):933-47.
4. Gok F, Mercan A, Kilicaslan A, Sarkilar G, Yosunkaya A. Diaphragm and lung ultrasonography during weaning from mechanical ventilation in critically ill patients. Cureus. 2021;13(5):e15057.
5. Heines SJH, Becher TH, van der Horst ICC, Bergmans DCJJ. Clinical applicability of electrical impedance tomography in patient-tailored ventilation: a narrative review. Tomography. 2023;9(5):1903-32.
6. Jimenez-Santana JD, Spadaro S, Argente Navarro MP, Mazzinari G. advanced respiratory monitoring in the perioperative setting. Curr Anesthesiol Rep. 2024.
7. Karjaghli M, Himmelstoss M. Noções básicas de capnografia volumétrica. Hamilton Medical. 2. ed. 2016.
8. Lichtenstein D. Lung ultrasound in the critically ill. Curr Opin Crit Care. 2014;20(3):315-22.
9. Maciejewski D, Putowski Z, Czok M, Krzych ŁJ. Electrical impedance tomography as a tool for monitoring mechanical ventilation. An introduction to the technique. Adv Med Sci. 2021;66(2):388-95.
10. Mongodi S, De Luca D, Colombo A, Stella A, Santangelo E, Corradi F, et al. Quantitative lung ultrasound: technical aspects and clinical applications. Anesthesiology. 2021;134(6):949-65.
11. Ñamendys-Silva SA, Garrido-Aguirre E, Romero-González JP, Mena-Arceo RG, Rojo Del Moral O, González-Chon O. Pulmonary ultrasound: a new era in critical care medicine. Ultrasound Q. 2018;34(4):219-25.
12. Pereira SM, Tucci MR, Morais CCA, Simões CM, Tonelotto BFF, Pompeo MS, et al. Individual positive end-expiratory pressure settings optimize intraoperative mechanical ventilation and reduce postoperative atelectasis. Anesthesiology. 2018;129(6):1070-81.
13. Santana PV, Cardenas LZ, Albuquerque ALP. Diaphragm ultrasound in critically ill patients on mechanical ventilation: evolving concepts. Diagnostics (Basel). 2023;13(6):1116.
14. Santana PV, Cardenas LZ, Albuquerque ALP, Carvalho CRR, Caruso P. Diaphragmatic ultrasound: a review of its methodological aspects and clinical uses. J Bras Pneumol. 2020;46(6):e20200064.
15. Shimatani T, Kyogoku M, Ito Y, Takeuchi M, Khemani RG. Fundamental concepts and the latest evidence for esophageal pressure monitoring. J Intensive Care. 2023;11(1):22.
16. Tomicic V, Cornejo R. Lung monitoring with electrical impedance tomography: technical considerations and clinical applications. J Thorac Dis. 2019;11(7):3122-35.
17. Theerawit P, Eksombatchai D, Sutherasan Y, Suwatanapongched T, Kiatboonsri C, Kiatboonsri S. Diaphragmatic parameters by ultrasonography for predicting weaning outcomes. BMC Pulm Med. 2018;18:175.
18. Tusman G, Acosta CM, Costantini M. Ultrasonography for the assessment of lung recruitment maneuvers. Crit Ultrasound J. 2016;8(1):8.
19. Wangüemert Pérez AL. Clinical applications of pulmonary ultrasound. Med Clin (Barc). 2020;154(7):260-8.

7

Ventilação mecânica protetora e seus impactos perioperatórios

Renato Carneiro de Freitas Chaves
Hélcio Jangue Ribeiro
Rafaela Souto e Souza
Carmen Silvia Valente Barbas

DESTAQUE DO TEMA

1. A ventilação mecânica é uma terapia de suporte avançado de manutenção à vida amplamente utilizada em anestesia e medicina intensiva em diversos cenários.
2. Estabelecer alvos de ventilação protetora é reduzir complicações pulmonares pós-operatórias e reduzir custos hospitalares.
3. A estratégia de ventilação mecânica protetora usualmente é atingida ao utilizar volumes correntes ≤ 6 mL/kg de peso predito em pulmões lesados.
4. Pressão de platô ≤ 30 cmH_2O, pressão de distensão ou *driving pressure* ≤ 15 cmH_2O.
5. O volume corrente pode ser aumentado em faixas de 6 a 8 mL/kg de peso predito desde que sua *driving pressure* esteja ≤ 15 cmH_2O.

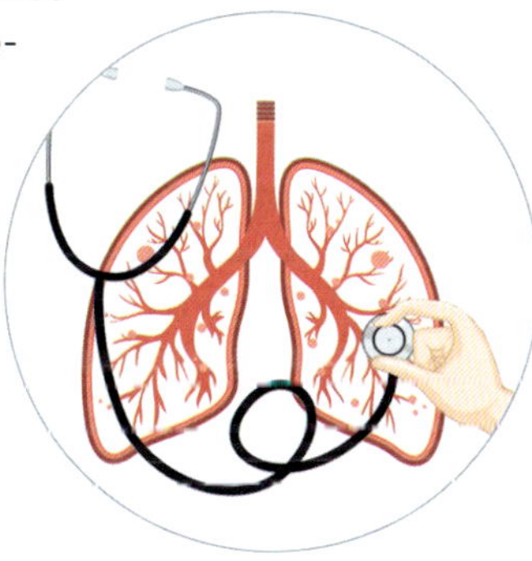

INTRODUÇÃO

A ventilação mecânica (VM) é uma terapia de suporte avançado de manutenção à vida amplamente utilizada em anestesia e medicina intensiva em diversos cenários. Existem inúmeras indicações e complicações associadas à ventilação mecânica com pressão positiva. Muitos procedimentos cirúrgicos somente são possíveis de serem executados de forma segura graças aos avanços da ventilação mecânica. Ventilar o paciente com parâmetros protetores possui como objetivo primordial prevenir eventos associados à ventilação e, consequentemente, melhorar os desfechos dos pacientes submetidos a procedimentos cirúrgicos. Durante o período perioperatório os pacientes são expostos a inúmeras intervenções e consequentemente estão em risco de desenvolver inúmeras complicações. A ocorrência de eventos associados à ventilação possui relação com o aumento da morbidade, mortalidade e tempo de internação hospitalar em pacientes cirúrgicos. A depender da população cirúrgica estudada, estima-se que os eventos associados à ventilação ocorram em 2 a 40%.

O anestesista e o manejo anestésico adotado possuem potencial de causar, amenizar, proteger ou exacerbar a incidência de complicações no perioperatório. Dentre as técnicas que devem ser utilizadas pelos anestesistas, o uso de estratégias protetoras pode minimizar os danos potenciais ao uso da ventilação mecânica. A estratégia de ventilação mecânica protetora comumente é atingida ao utilizar volume corrente ≤ 6 mL/kg de peso predito, pressão de platô ≤ 30 cmH_2O, pressão de distensão (também conhecida como *driving pressure*) ≤ 15 cmH_2O. O objetivo deste capítulo consiste em discutir os principais conceitos de ventilação mecânica no período perioperatório, com enfoque na abordagem do anestesista, e a influência da estratégia de ventilação mecânica nos desfechos perioperatórios.

EFEITOS DA ANESTESIA NO SISTEMA RESPIRATÓRIO

A anestesia causa uma perda de eficiência ventilatória tanto no paciente respirando espontaneamente quanto em ventilação mecânica. A maioria dos anestésicos, com exceção da cetamina, causa redução de tônus muscular e, por consequência, redução da capacidade residual funcional. Adicionalmente a redução do tônus muscular, ocorre atelectasia pulmonar e aumento do *shunt* intrapulmonar. Além do efeito direto do agente anestésico, os procedimentos cirúrgicos e o posicionamento intraoperatório influenciam na ventilação, ocasionando efeitos complexos na mecânica pulmonar.

Em um humano adulto, a mudança da posição vertical para a supina reduz a capacidade residual funcional em aproximadamente 1,0 litro e há um decréscimo adicional de aproximadamente 0,5 litro após indução da anestesia geral. Essa redução está relacionada com a perda de tônus muscular, secundária ao desbalanço das forças elásticas do pulmão, caixa torácica e diafragma, associado ao fechamento das vias aéreas e atelectasias. Adicionalmente, ocorre a diminuição do volume pulmonar secundário à posição mais alta do diafragma e alterações da cavidade do tórax (Figura 1).

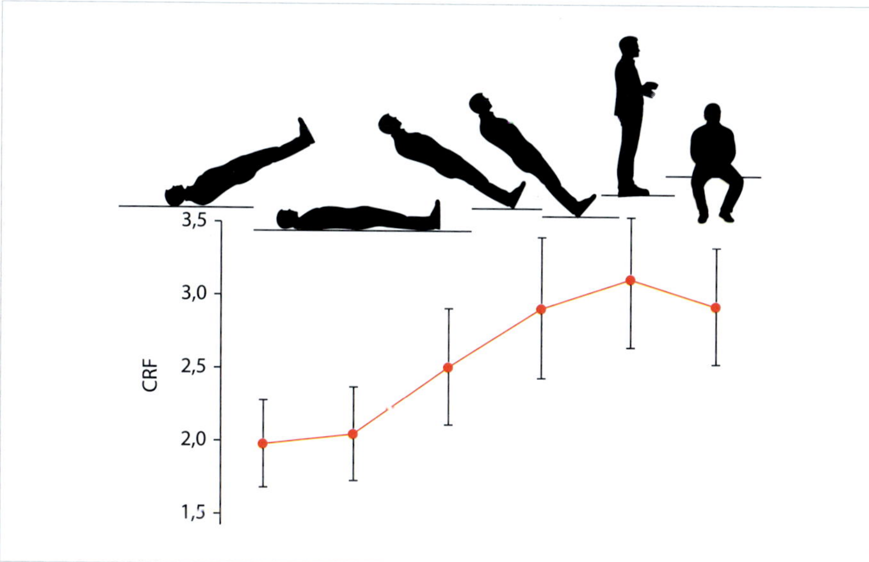

FIGURA 1 Efeitos do posicionamento na capacidade residual funcional (CRF).

A anestesia geral pode ocasionar atelectasia, alterações na relação entre a ventilação e a perfusão e aparecimento de *shunt* pulmonar, com consequente deterioração da troca gasosa. O distúrbio da ventilação/perfusão reflete uma distribuição desigual da ventilação em relação ao fluxo sanguíneo. As vias aéreas tornam-se mais estreitas pela redução da capacidade residual funcional e pela liberação de histamina proveniente das drogas. Dessa forma, surgem áreas de *shunt* e a vasoconstrição pulmonar hipóxica se apresenta na tentativa de atenuação desse efeito, redirecionando a perfusão capilar para as áreas de melhor ventilação alveolar. No entanto, anestésicos inalatórios podem comprometer o efeito da vasoconstrição pulmonar em até 50%, mantendo a desproporção entre a ventilação e a perfusão. Administração prolongada de altas doses inspiradas de concentrações de oxigênio podem estar associadas com formação de atelectasias e aumento do *shunt* absoluto. Atelectasia nessa situação é conhecida como atelectasia de absorção e aparece em áreas com desregulação da relação da ventilação/perfusão que foram ventiladas a concentrações de oxigênio próximas a 100%.

O posicionamento do paciente e as manipulações executadas durante uma cirurgia também exercem influência na função respiratória. A posição de Trendelenburg ou a insuflação do pneumoperitôneo agem de forma a reduzir o volume pulmonar enquanto aumentam a pressão intratorácica devido às mudanças nos órgãos intra-abdominais, modificando a mecânica respiratória.

Parâmetros protetores durante a ventilação mecânica

Os avanços nas técnicas anestésica e cirúrgicas, associadas ao melhor entendimento dos conceitos de ventilação mecânica, proporcionaram a identificação precoce do risco de lesão pulmonar em ventilação mecânica, permitindo a criação de novas estratégias ventilatórias e a evolução do cenário perioperatório. A ventilação mecânica no intraoperatório tem como objetivos fundamentais proporcionar a manutenção da vida, a garantia adequada da troca gasosa e proteger a via aérea. A seguir, serão descritos os principais determinantes da estratégia protetora de ventilação mecânica: volume corrente, PEEP, pressão de platô, pressão de distensão alveolar e fração inspirada de oxigênio.

Volume corrente

Os benefícios em utilizar baixo valor de volume corrente (VC) é amplamente conhecido na literatura. No passado, era preconizado o uso de altos VC, entre 10-15 mL/kg, na justificativa de prevenção da atelectasia. Atualmente, recomenda-se regular o ventilador mecânico com VC de 6 a 8 mL/kg de peso de predito e reavaliar o paciente e as curvas do ventilador conforme a necessidade de novo ajuste.

As fórmulas para o cálculo do peso predito levam em consideração a altura e se o paciente é homem ou mulher.

- Fórmula para homens: 50 + 0,91 × (altura em cm – 152,4).
- Fórmula para mulheres: 45,5 + 0,91 × (altura em cm – 152,4).

Em geral, para o paciente que não possui diagnóstico de síndrome do desconforto respiratório agudo (SDRA), recomenda-se iniciar a ventilação mecânica com volume corrente de 6 mL/kg de peso de predito e não ultrapassar o volume corrente de 8 mL/kg de peso de predito. Em pacientes com diagnóstico de SDRA, recomenda-se manter o volume corrente entre 4 e 6 mL/kg de peso de predito.

A Tabela 1 apresenta o diagnóstico e a classificação atualizada de SDRA.

PEEP

A PEEP pode ser definida como a manutenção de pressão positiva ao final da expiração. Os ajustes e titulação dos valores da PEEP são amplamente debatidos na literatura científica. A PEEP ajuda na prevenção e atenua o colapso pulmonar pela estabilização do alvéolo ao final da expiração e, consequentemente, aumenta a oxigenação arterial (Figura 2).

Os possíveis benefícios associados a valores de PEEP mais elevados são: aumento da proporção de pulmão aerado, abertura de alvéolos colapsados, redução das pressões de distensão pulmonar e melhora da oxigenação. Os possíveis malefícios

TABELA 1 Diagnóstico e classificação da síndrome da angústia respiratória aguda (SARA)

Critério	Leve	Moderada	Grave
Fatores de risco e origem do edema	Precipitada por um fator de risco predisponente agudo, como pneumonia, infecção não pulmonar, trauma, transfusão, aspiração ou choque. O edema pulmonar não é exclusivo ou primariamente atribuível ao edema pulmonar cardiogênico/sobrecarga de líquidos, e a hipoxemia/anormalidades nas trocas gasosas não são primariamente atribuíveis à atelectasia.		
Temporalidade	Início agudo ou piora da IRPA, dentro de uma semana após o início estimado do fator de risco predisponente ou sintomas respiratórios novos ou agravados.		
Imagem	Opacidades bilaterais na radiografia de tórax ou tomografia computadorizada ou linhas B bilaterais e/ou consolidações na ultrassonografia não totalmente explicadas por derrames, atelectasias ou nódulos/massas.		
Hipoxemia para pacientes não intubados	$235 < SpO_2/FIO < 315$ (se $SpO_2 \leq 97\%$)	$148 < SpO_2/FIO_2 < 235$ (se $SpO_2 \leq 97\%$)	$SpO_2/FiO_2 < 148$ (se $SpO_2 \leq 97\%$)
Hipoxemia para pacientes intubados	$200 < PaO_2/FiO_2 \leq 300$* $235 < SpO_2/FIO_2 \leq 315$#	$100 < PaO_2/FiO_2 \leq 200$* $148 < SpO_2/FiO_2 \leq 235$#	$PaO_2/FIO_2 \leq 100$ $SpO_2/FiO_2 \leq 148$#

* Com PEEP/CPAP > 5 cmH_2O. # Se $SpO_2 < 97\%$. A relação SpO_2/FIO_2 não é válida para valores de saturação > 97%. A oximetria de pulso não é recomendada quando algum diagnóstico de anormalidade da hemoglobina é suspeito (por exemplo, metemoglobinemia ou carboxi-hemoglobina).
Obs.: se a altitude do local for > 1.000 metros, aplicar a correção: (PaO_2 ou SpO_2)/$FIO_{2\ corrigida}$, em que: FIO_2 corrigida = FIO_2 *(pressão barométrica local/760)
A gasometria e oximetria devem ser medidas quando o paciente está em repouso por pelo menos 30 minutos depois de mudanças de FIO_2 ou de fluxo. Para a oximetria de pulso, verifique se a onda de pulso está adequada e o posicionamento do sensor. Fonte: adaptada de Smit et al., 2024.

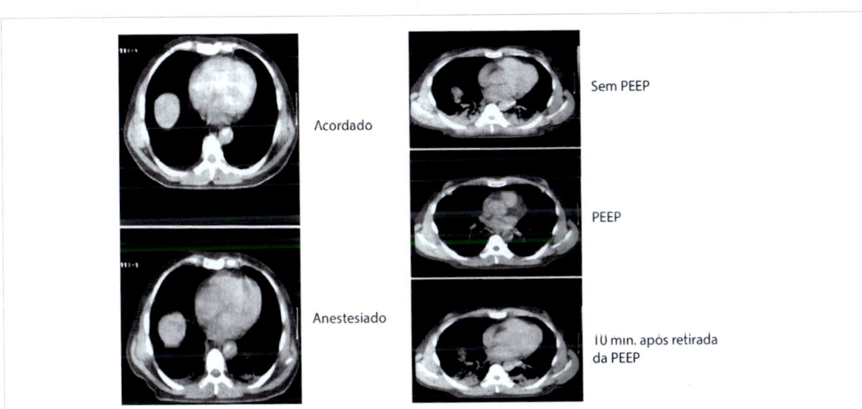

FIGURA 2 Efeitos da PEEP em pacientes anestesiados e redução de áreas de atelectasia. A sequência de tomografias de tórax da direita, demonstra os efeitos da PEEP nas unidades alveolares e melhora da CRF.

em utilizar valores mais elevados de PEEP são: piora hemodinâmica, hipotensão, redução do débito cardíaco e hiperdistensão alveolar.

A despeito do ajuste da PEEP ser amplamente debatido, durante o intraoperatório, não está claro o melhor valor de PEEP. Em 2015, foi publicada uma metanálise concluindo que não existe valor ideal de PEEP em paciente submetidos a procedimento cirúrgico. A recomendação brasileira de ventilação mecânica sugere o uso da PEEP ao redor de 5 a 8 cmH_2O no intraoperatório. No pós-operatório imediato de cirurgias abdominal e torácica eletivas, recomenda-se utilizar a ventilação não invasiva para tratamento da insuficiência respiratória com o objetivo de melhorar a troca gasosa, redução de atelectasias e diminuição do trabalho respiratório.

Pressão de platô e pressão de distensão

Pressão de platô representa o valor de pressão das vias aéreas, medida no momento da pausa inspiratória e representa a pressão elástica do sistema respiratório. Usualmente, objetiva-se manter a pressão de platô em valores $\leq$ 30 cmH_2O. A pressão de distensão é uma medida de mecânica respiratória calculada como a diferença entre a pressão de platô e a PEEP. A recomendação consiste em manter a pressão de distensão em valores $\leq$ 15 cmH_2O. A redução dos valores de pressão de distensão é associada com o aumento da sobrevida em pacientes com diagnostico de SDRA. Dessa forma, caso a pressão de distensão atinja valores superiores a 15 cmH_2O, é importante identificar e, se possível, corrigir causas potencialmente reversíveis como intubação seletiva, atelectasia desproporcional, volume corrente acima do necessário, pressão intra-abdominal excessivamente elevada.

Fração inspirada de oxigênio – FiO_2

A FiO_2 é um parâmetro rápido e fácil de titular no intraoperatório. Recomenda-se utilizar a menor FiO_2 possível capaz de manter a saturação periférica de oxigênio próximo a 96 a 98%. Usualmente, valores de FiO_2 entre 21 e 40% são suficientes para atingir uma adequada saturação periférica de oxigênio. Altas concentrações de FiO_2 podem resultar em maiores atelectasias e desenvolvimento da hiperóxia. Utilizar altas concentrações de FiO_2 com o objetivo de prevenir infecção de ferida operatória é bastante controverso e não deve ser utilizado na prática com esse objetivo.

Manobra de recrutamento alveolar

A manobra de recrutamento alveolar é definida como um aumento transitório, intencional e controlado da pressão transpulmonar. O objetivo principal da manobra de recrutamento alveolar consiste em recrutar unidades alveolares previamente colapsadas, de forma a aumentar a área pulmonar de troca gasosa. Esse aumento da área pulmonar de troca gasosa possibilita o aumento da oxigenação sanguínea. Outro potencial benefício ao recrutar unidades alveolares previamente colapsadas consiste em aumentar o volume pulmonar aerado e, consequentemente, reduzir a probabilidade de lesão pulmonar induzida pela ventilação mecânica. Ao manter aberto unidades alveolares previamente colapsadas, ocorre a redução da abertura e fechamento de unidades pulmonares instáveis, aumentando a área pulmonar aerada, podendo reduzir a hiperdistensão das unidades alveolares saudáveis. Em síntese, a manobra de recrutamento tem como objetivo abrir unidades alveolares colapsadas, e a manutenção de um valor de PEEP adequado tem como objetivo minimizar o desrecrutamento durante a ventilação protetora com baixo volume corrente.

A recomendação brasileira de ventilação mecânica sugere utilizar manobra de recrutamento alveolar durante o intraoperatório para reverter colapso alveolar e melhorar a oxigenação. Existem diversas técnicas descritas na literatura para a realização da manobra de recrutamento alveolar. Uma prática frequente entre os anestesiologistas é o recrutamento alveolar mediante compressão do balão de anestesia. Essa manobra é realizada com o ventilador em modo espontâneo (manual), válvula limitadora de pressão com limite superior ajustado em 30 ou 40 cmH_2O e realização da compressão manual do balão. A manobra de compressão manual do balão é relativamente simples, entretanto não existe controle rigoroso das pressões das vias aéreas, expondo o paciente a risco de barotrauma. Em unidades de terapia intensiva a manobra de recrutamento alveolar comumente realizada consiste em fazer o recrutamento alveolar por meio do aumento incremental do valor de PEEP seguida pela titulação decremental da PEEP e cálculo da complacência do sistema respiratório seguido por um segundo recrutamento alveolar. Essa técnica de recrutamento alveolar por meio da titulação decremental da PEEP demanda mais tempo quando comparada com a compressão manual. Entretanto, a titulação decremental da PEEP garante maior controle das pressões de vias áreas, podendo ser utilizado de forma segura no ambiente de anestesiologia.

Ressalta-se que as manobras de recrutamento alveolar não são isentas de riscos e complicações. Os eventos adversos mais comumente reportados durante a manobra de recrutamento alveolar são: hipotensão (12%) e dessaturação (9%). Eventos adversos graves como barotrauma (1%) e arritmia (1%) são infrequentes. É amplamente conhecido que a manobra de recrutamento alveolar é associada ao aumento significativo da oxigenação arterial. No entanto, o benefício desse aumento transitório da oxigenação arterial nos desfechos dos pacientes submetidos a procedimentos cirúrgicos com ventilação mecânica ainda não está claramente definido.

Lesão pulmonar induzida pela ventilação mecânica – LPIV

Todos os pacientes em ventilação mecânica estão em risco de desenvolver em graus distintos a LPIV. São três principias mecanismos de lesão: volutrauma, atelectrauma e biotrauma. O volutrauma está associado ao uso de volume corrente excessivo. Atelectrauma está associado à abertura e fechamento repetitivo dos alvéolos. Biotrauma está associado ao aumento de citocinas usualmente secundário a lesão mecânica no tecido pulmonar. A lesão pulmonar induzida pela ventilação pode ocorrer em algumas situações como: aumento do esforço respiratório espontâneo; assincronia entre paciente e ventilador e geração de pressão negativa na via aérea com transmissão para os alvéolos e posterior lesão capilar e edema alveolar.

O manejo dos pacientes com lesão pulmonar induzida pela ventilação mecânica, assim como a SDRA, é complexo, multidisciplinar, podendo incorporar inúmeras intervenções como: ventilação mecânica com parâmetros protetores, ventilação em posição prona, uso de bloqueador neuromuscular de forma contínua, manobras de recrutamento alveolar e oxigenação por membrana extracorpórea.

CONSIDERAÇÕES FINAIS

A ventilação mecânica é uma terapia de suporte avançado de vida, utilizada comumente no período perioperatório. Entretanto, a ventilação mecânica pode induzir importantes repercussões hemodinâmicas e inflamatórias com consequências diretas sobre o desfecho clínico do paciente. O uso de estratégias protetoras durante a ventilação mecânica tem como objetivo reduzir a incidência de complicações e mortalidade. A estratégia de ventilação mecânica protetora pode ser utilizada na prática diária, sendo que, usualmente é atingida ao utilizar volumes correntes menores que 6 mL/kg de peso predito, pressão de platô menor que 30 cmH_2O e pressão de distensão menor que 15 cmH_2O (Figura 3).

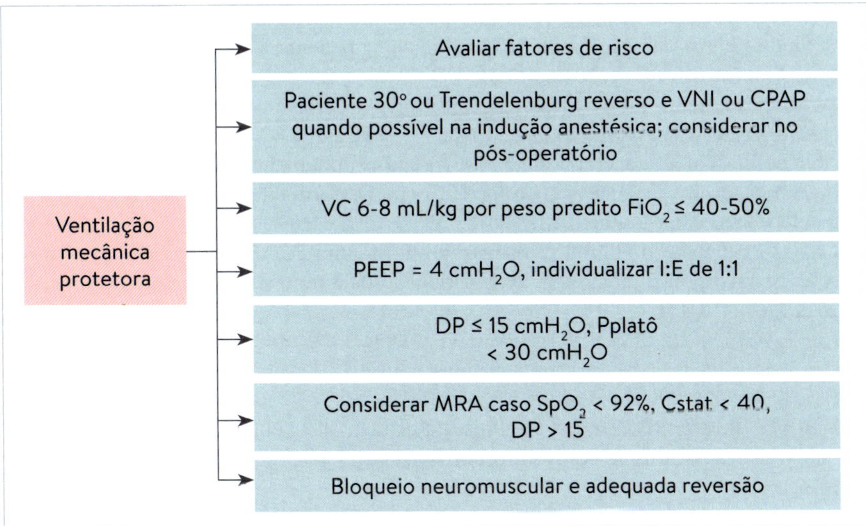

FIGURA 3 Recomendações de ventilação mecânica protetora.

DP: *driving pressure*; MRA: manobras de recrutamento alveolar; Cstat: complacência estática; VNI: ventilação não invasiva.

LEITURA RECOMENDADA

1. Barbas CS, Isola AM, Farias AM, Gama AM, Duarte AC, et al. Brazilian recommendations of mechanical ventilation 2013. Part I. Rev Bras Ter Intensiva. 2014;26(2):89-121.
2. Barbas CS, Ísola AM, Farias AM, Cavalcanti AB, Gama AM, Duarte AC, et al. Brazilian recommendations of mechanical ventilation 2013. Part 2. Rev Bras Ter Intensiva. 2014 Jul-Sep;26(3):215-39.
3. Hedenstierna G, Edmark L. Effects of anesthesia on the respiratory system. Best Pract Res Clin Anaesthesiol. 2015;29(3):273-284.
4. Ventilation and outcomes following robotic-assisted abdominal surgery: an international, multicentre observational study. Br J Anaesth. 2021;126(2):533-543.
5. Algera AG, Pisani L, Chaves RCF, Amorim TC, Cherpanath T, Determann R, et al. Effects of peep on lung injury, pulmonary function, systemic circulation and mortality in animals with uninjured lungs-a systematic review. Ann Transl Med. 2018;6(2):25.
6. Silva Júnior JM, Chaves RCF, Corrêa TD, Assunção MSC, Katayama HT, Bosso FE, et al. Epidemiology and outcome of high-surgical-risk patients admitted to an intensive care unit in Brazil. Rev Bras Ter Intensiva. 2020;32(1):17-27.
7. Serpa Neto A, Hemmes SN, Barbas CS, Beiderlinden M, Biehl M, Binnekade JM, et al. Protective versus conventional ventilation for surgery: a systematic review and individual patient data meta-analysis. Anesthesiology. 2015;123(1):66-78.
8. Midega TD, Chaves RCF, Ashihara C, Alencar RM, Queiroz VNF, Zelezoglo GR, et al. Ketamine use in critically ill patients: a narrative review. Rev Bras Ter Intensiva. 2022;34(2):287-294

9. Chaves RCF, Corrêa TD, Neto AS, Bravim BA, Cordioli RL, Moreira FT, et al. Assessment of fluid responsiveness in spontaneously breathing patients: a systematic review of literature. Ann Intensive Care. 2018;8(1):21.
10. Writing Committee for the PROBESE Collaborative Group of the PROtective VEntilation Network (PROVEnet) for the Clinical Trial Network of the European Society of Anaesthesiology. Effect of intraoperative high positive end-expiratory pressure (PEEP) with recruitment maneuvers vs low peep on postoperative pulmonary complications in obese patients: a randomized clinical trial. JAMA. 2019;321(23):2292–2305.
11. Chaves RCF, Rabello Filho R, Timenetsky KT, Moreira FT, Vilanova LCDS, Bravim BA, et al. Extracorporeal membrane oxygenation: a literature review. Rev Bras Ter Intensiva. 2019;31(3):410-424.
12. Fan E, Wilcox ME, Brower RG, Stewart TE, Mehta S, Lapinsky SE, Meade MO, Ferguson ND. Recruitment maneuvers for acute lung injury: a systematic review. Am J Respir Crit Care Med. 2008;178(11):1156-63.
13. Smit MR, Brower RG, Parsons PE, Phua J, Bos LDJ. The global definition of acute respiratory distress syndrome: ready for prime time? Am J Respir Crit Care Med. 2024;209(1):14-6.

Recrutamento pulmonar no intraoperatório

André dos Santos Carvalho
Anderson Marui
Talison Silas Pereira

DESTAQUE DO TEMA

1. O paciente anestesiado desenvolve atelectasia e redução da capacidade residual funcional em mais de 90% dos casos.
2. O recrutamento alveolar não deve ser usado de forma universal.
3. O recrutamento com a manobra de *bag squeezing* pode estar associado a variabilidade de execução e aumento de complicações pulmonares.
4. Antes de qualquer manobra de recrutamento, devemos nos atentar ao status hemodinâmico do paciente.

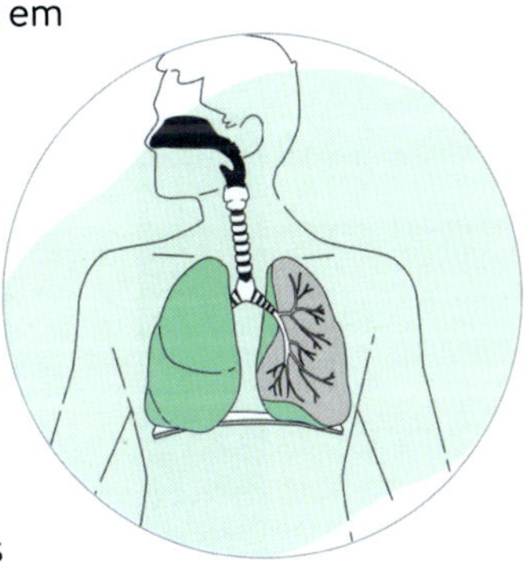

INDIVIDUALIZE A INDICAÇÃO DA MANOBRA

Atelectasias alveolares acontecem em cerca de 90% dos pacientes submetidos a cirurgia. Durante o período cirúrgico existe uma série de ocasiões que cursam com aumento de atelectasia alveolar e consequentemente com piora da função pulmonar (Figura 1). O advento da cirurgia laparoscópica promoveu o aumento dessa intercorrência durante o intraoperatório, mesmo em pacientes sem comorbidades. Em obesos e pacientes críticos, há propensão à formação de atelectasia maior, devido a diminuição da capacidade residual funcional. Vários fatores relacionados ao ato anestésico cirúrgico contribuem para o aumento de atelectasias: o decúbito dorsal horizontal, principal posição operatória, por si só já promove atelectasias de alvéolos da base pulmonar. Além disso, a indução da anestesia geral e a pré-oxigenação são fatores relacionados a esse evento. Nesse contexto, as manobras de recrutamento alveolar (MRA) são importantes para diminuir a quantidade de alvéolos atelectasiados e restaurar a função pulmonar.

FORMAÇÃO DAS ATELECTASIAS PULMONARES

Os principais mecanismos de formação de atelectasias alveolares são atelectasias de absorção, compressão do tecido pulmonar e deficiência de surfactante.

As atelectasias de absorção são causadas pela absorção de gás presente em alvéolos fechados. Para a manutenção do alvéolo aberto é necessário um volume

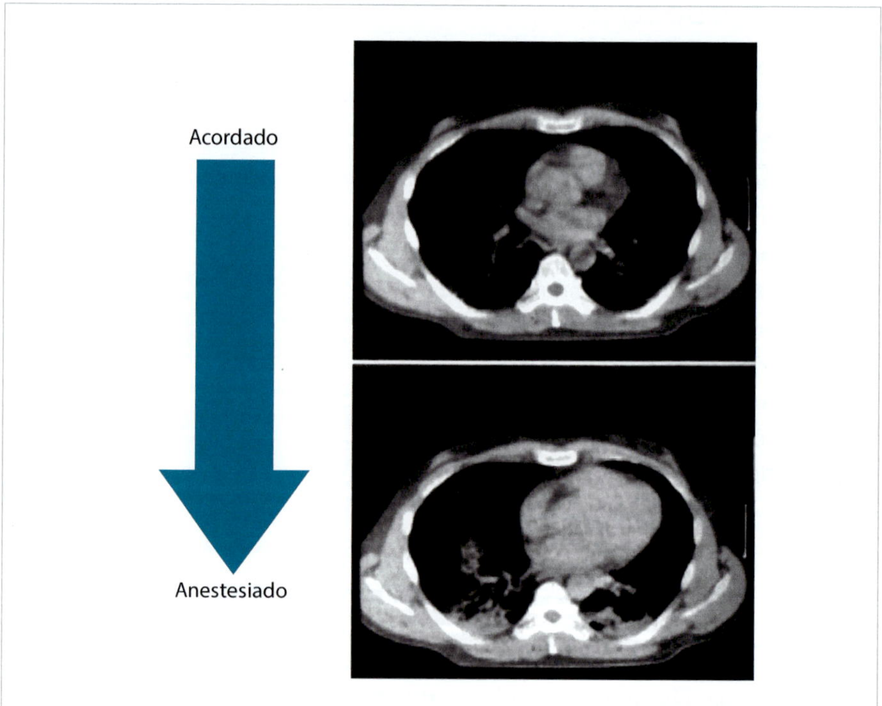

FIGURA 1 Efeitos da redução da função diafragmática e queda da capacidade residual funcional, ocasionando atelectasias no paciente anestesiado. Quanto maior o grau de atelectasia, maior a area de *shunt*. Na comparação entre paciente acordado (porção superior da imagem) e paciente anestesiado (porção inferior da imagem), nota-se área cinzenta referente à formação de atelectasias na imagem inferior.

mínimo de gás, chamado volume de fechamento. Caso ocorra diminuição da capacidade residual funcional (volume pulmonar após a expiração forçada), de modo que ela se aproxime do volume de fechamento, há aumento de atelectasias. Isso porque a porção de abertura do alvéolo não se mantém aberta, pois não há volume suficiente, de modo que o gás presente no alvéolo fica retido e é absorvido, colabando-o. A administração de anestesia promove diminuição da capacidade residual funcional, independentemente do anestésico administrado, devido ao deslocamento cranial do diafragma (Figura 2). Quanto mais difusível for a mistura de gases administrados, maior será a velocidade de ocorrência de atelectasias de absorção, ou seja, o uso de oxigênio e óxido nitroso contribui para esse evento. Recomenda-se a administração, sempre que as condições clínicas do paciente permitirem, de misturas de gases com menor concentração possível. A pré-oxigenação com oxigênio a 100%, prática comum entre os anestesiologistas, não deve ser modificada para a prevenção de atelectasias, pois permite maior segurança no manuseio da via aérea do paciente ao promover maior tempo de apneia sem queda da SpO_2.

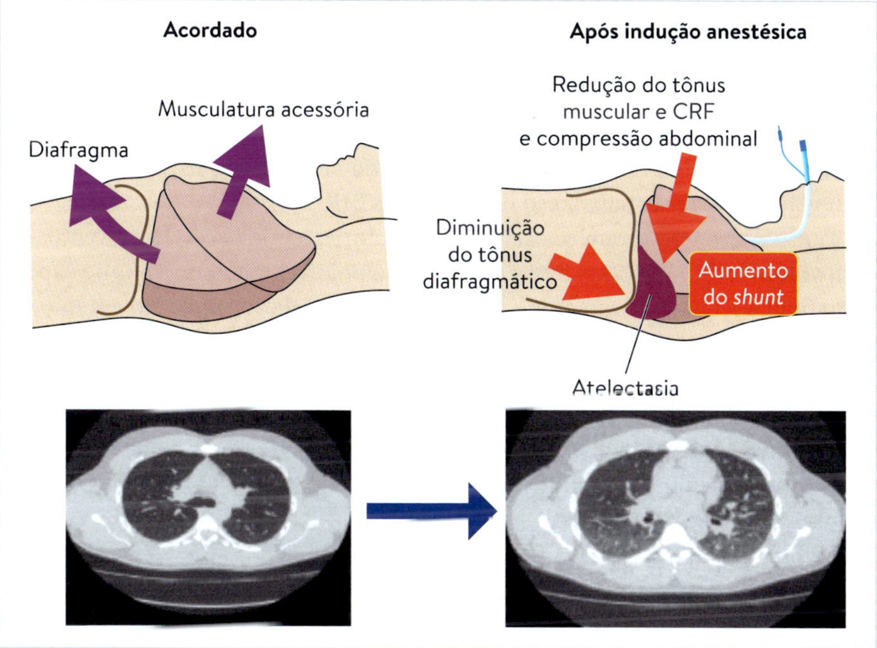

FIGURA 2 Efeitos da anestesia no desenvolvimento de atelectasia. Com o relaxamento neuromuscular e a diminuição do tônus diafragmático, ocorrem cefalização do diafragma e compressão das unidades alveolares basais com aumento do *shunt* e redução de capacidade residual funcional.

A compressão do tecido pulmonar é o principal mecanismo de atelectasia alveolar da síndrome do desconforto respiratório do adulto (SDRA), em que o aumento do peso pulmonar devido a edema colapsa os alvéolos da base pulmonar.

O surfactante é uma molécula produzida pelo pneumócito do tipo 2, responsável pela manutenção das vias aéreas pequenas abertas. A anestesia pode afetar a produção de surfactante, e a falta de inspirações profundas intermitentes resulta em alterações qualitativas do surfactante. Ambas as situações promovem aumento de atelectasias alveolares.

Devido à incidência quase universal de atelectasias em pacientes submetidos a anestesia, causando alterações da relação PAO_2-PaO_2, aumento do *shunt* pulmonar, hipóxia e complicações respiratórias intra e pós-operatórias, tornam-se de suma relevância a prática anestésica e o conhecimento sobre MRA (Figura 3).

Em ventilação espontânea, uma pessoa faz cerca de 10 movimentos inspiratórios profundos e longos, e a função desse movimento inspiratório com volume corrente mais próximo à capacidade vital é manter os alvéolos patentes. Com o paciente submetido à anestesia, as MRA são os mecanismos utilizados pelo anestesiologista com a finalidade de reabrir e manter os alvéolos patentes. Elas são descritas como ventilação até atingir a capacidade vital ou ventilação em duas vezes o volume corrente. São realizadas em pacientes intubados e consistem em manutenção de altas pressões de via aérea por períodos sustentados.

O recrutamento alveolar intraoperatório faz parte de uma estratégia ventilatória utilizada para reduzir os danos da ventilação mecânica e prevenir complicações pulmonares no pós-operatório. Essa estratégia ventilatória envolve ventilação com volume corrente baixo, uso de PEEP e as MRA.

Para a prevenção de atelectasias intraoperatórias, seria necessária a ventilação com volumes de 15 mL/kg; dessa forma, seria possível manter o volume expiratório final adequado, o que impediria o fechamento de alvéolos. No entanto, no pulmão coexistem alvéolos em diferentes situações, de alvéolos hiperdistendidos a alvéolos colapsados. Portanto, uma estratégia de ventilação com volume corrente a 15 mL/kg implicaria duas situações relacionadas a injúria pulmonar causada pela ventilação mecânica: o volutrauma e o barotrauma. Notadamente, ventilações com altos volumes correntes estão relacionadas a aumento de complicações pulmonares no pós-operatório.

Uso de PEEP para recrutamento alveolar

Uma das maneiras de promover recrutamento alveolar é o uso de pressão expiratória final positiva, conhecida pela sigla PEEP. PEEP é a pressão pulmonar ao fim da expiração acima da pressão atmosférica. Existem duas formas de PEEP: a intrínseca e a extrínseca. A PEEP utilizada como ferramenta de recrutamento

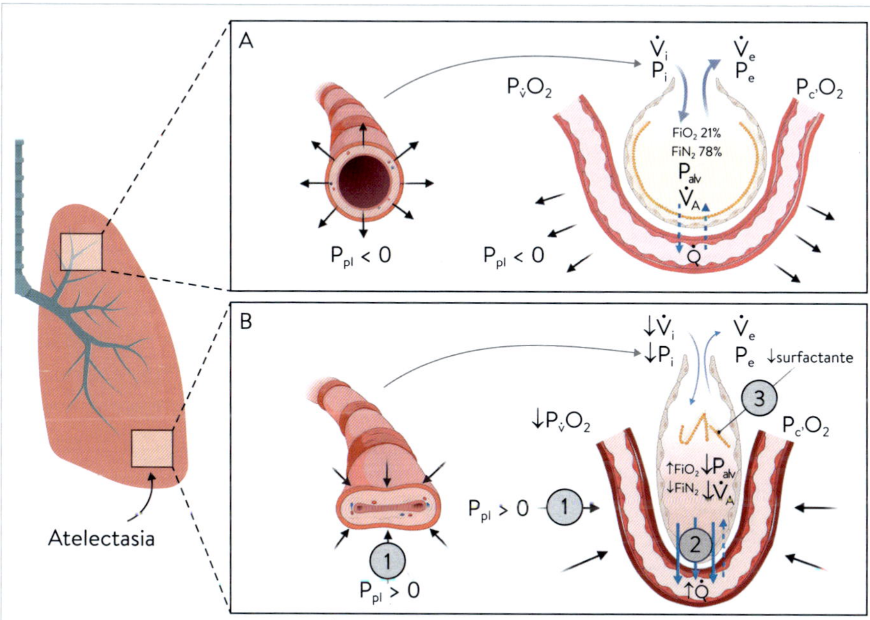

FIGURA 3 Mecanismos que produzem atelectasia no período perioperatório. A: Unidade pulmonar normal em paciente não anestesiado. A pressão intraluminal inspiratória (Pi) e expiratória (Pe) adequada e o estresse de aprisionamento bronquiolar ou alveolar associados à pressão pleural negativa (Ppl) permitem a abertura normal do bronquíolo e uma ventilação alveolar normal (V_A). A absorção de gás alveolar é fisiológica devido à V_A/Q perfusão pulmonar e fração de oxigênio inspirado (FiO_2). O surfactante normal reduz a tensão superficial alveolar. B: Unidade pulmonar exposta a atelectasia perioperatória. O aumento da pressão pleural (Ppl) por compressão extrínseca ou intrínseca (círculo 1) é responsável pela perda da expansão e redução da ventilação alveolar (V_A). O aumento da absorção de gás alveolar (círculo 2) reduz a pressão alveolar intraluminal (Palv). Baixo V_A/Q, alta FiO_2 e baixa pressão parcial de oxigênio venoso misto (PvO_2) podem participar desse desequilíbrio da troca gasosa. O comprometimento tanto quantitativo como qualitativo do surfactante leva a uma maior tensão superficial e facilita o colapso alveolar (círculo 3).

FiN_2: fração inspirada de nitrogênio; PcO_2, pressão parcial de oxigênio capilar final.

Adaptada de Zeng C et al., 2022.

alveolar no intraoperatório e aplicada pelo aparelho de ventilação mecânica é a extrínseca, mas foge do escopo deste capítulo a discussão sobre PEEP intrínseca.

Seria necessária uma PEEP de 10 cmH_2O para reduzir ou eliminar a ocorrência de atelectasias, com melhora da complacência sem aumento do espaço morto em pacientes não obesos e obesos. Na prática anestésica, não são utilizados valores de PEEP tão altos, devido aos efeitos deletérios, principalmente hemodinâmicos, relacionados ao uso de PEEP elevada (Figura 5). No entanto, estudos falharam

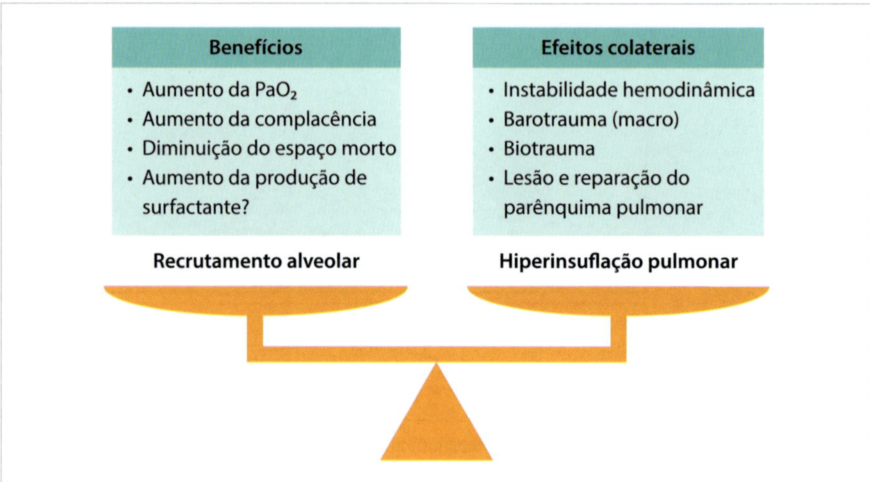

FIGURA 4 Potenciais benefícios e efeitos colaterais do uso de manobras de recrutamento intraoperatório.

em mostrar superioridade do uso de PEEP de 10 cmH_2O sobre o uso de PEEP de 6 cmH_2O. Não existe consenso sobre o valor ideal de PEEP a ser aplicado, e este deve ser individualizado para o paciente. Além disso, houve várias tentativas de metas para instituir uma PEEP adequada e individualizada, porém todas falharam em promover benefício no desfecho do paciente. Com base nos resultados dos maiores estudos realizados comparando PEEP elevadas com PEEP reduzidas, recomenda-se ventilação com volume corrente baixo e PEEP baixa para a redução de complicações pulmonares pós-operatórias.

O efeito da PEEP pode ser variável após seu aumento com diferentes patologias pulmonares. Sabemos que, quando incrementamos a PEEP e ocorre aumento da *driving pressure* (DP), a PEEP empregada está desencadeando hiperdistensão e aumento do risco de lesão induzida por ventilação mecânica (VILI). De acordo com a medição da tomografia de impedância elétrica, cada paciente e cada região pulmonar têm complacência pulmonar diferente. Além disso, a maioria dos pacientes com doença pulmonar obstrutiva crônica desenvolve PEEP intrinsecamente variáveis durante a ventilação mecânica. Portanto, a PEEP fixa seria inadequada, independentemente de ser alta ou baixa, e a PEEP individualizada com base na DP pode ser o próximo passo da ventilação protetora. A Figura 6 mostra que a mesma PEEP diminui ou aumenta a DP de acordo com as patologias pulmonares subjacentes ou o tamanho funcional do pulmão.

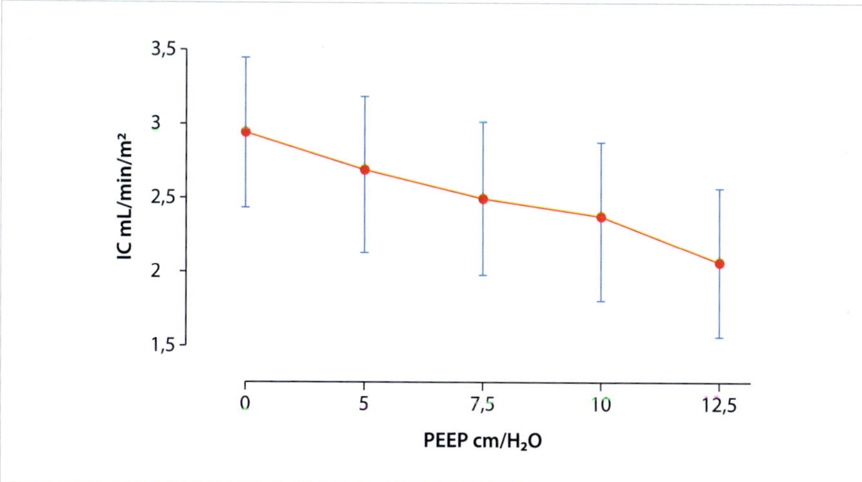

FIGURA 5 Efeitos hemodinâmicos da PEEP no índice cardíaco.

Adaptada de Luecke e Pelosi, 2005.

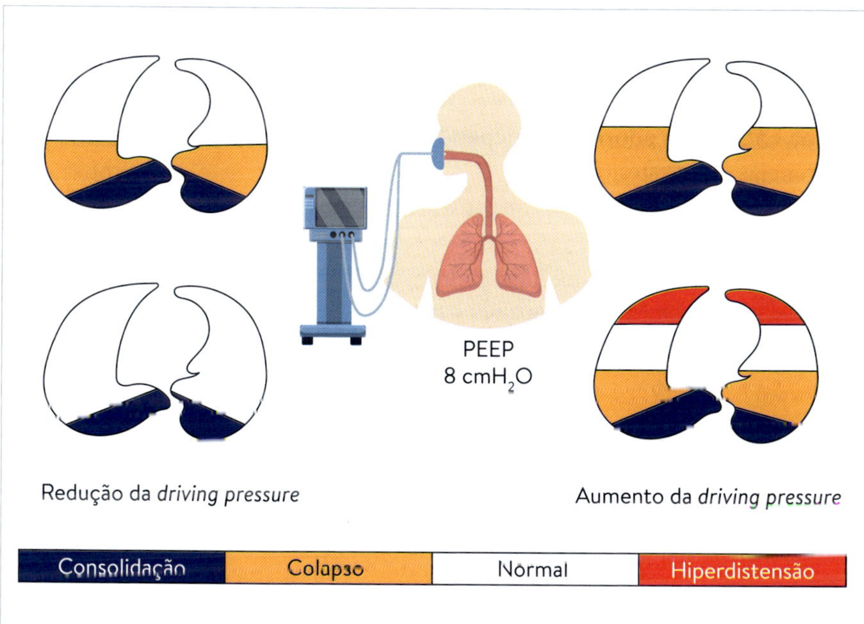

FIGURA 6 Efeitos das PEEP em diferentes patologias pulmonares. Pacientes expostos a PEEP de 8 cmH_2O, ambos com presença de colapso e consolidações bibasais. No cenário da esquerda observamos que o emprego da PEEP foi benéfico, com redução da DP e de áreas de colapsos pulmonares, enquanto no cenário da direita a mesma PEEP empregada desencadeou hiperdistensão alveolar e aumento da DP.

Concluindo, o uso da PEEP intraoperatória diminui a formação de atelectasias e melhora a oxigenação dos pacientes. O valor deve ser individualizado de acordo com as características de cada paciente e o comprometimento hemodinâmico causado pelo uso de PEEP. Classicamente, a determinação da "melhor PEEP" pode ser feita a partir do cálculo da complacência estática do paciente, com as chamadas MRA decremental ou incremental. Isso é feito aumentando ou diminuindo a PEEP, paulatinamente, até encontrar o melhor valor de complacência estática.

Com os avanços tecnológicos dos aparelhos de anestesia, hoje é possível realizar o cálculo da complacência estática e observar se, com determinada PEEP, o paciente vai estar no menor ponto de inflexão da curva pressão-volume. Estudos têm demonstrado que a titulação da "melhor PEEP" é capaz de promover melhora da oxigenação e da ventilação sem comprometimento hemodinâmico em pacientes submetidos a cirurgia videolaparoscópica, sendo essa uma tendência atual e futura na prática anestésica.

RECRUTAMENTO ALVEOLAR

Tipos de manobras de recrutamento alveolar

Existem diferentes métodos de MRA, que podem ser classificados em duas categorias principais: *one-step* (passo único) e *multi-step* (múltiplos passos). A escolha entre essas abordagens depende da condição clínica do paciente e das preferências do anestesiologista.

One-step (passo único)

Nesse método, a MRA é realizada com a aplicação de uma pressão de distensão elevada por um curto período. Em geral, a pressão é aumentada de forma

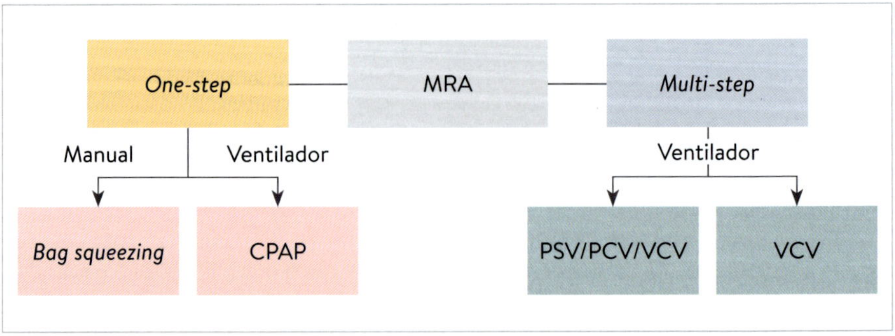

FIGURA 7 Tipos de manobras de recrutamento alveolar.

rápida até um nível específico, mantida por alguns segundos, e depois reduzida para níveis mais baixos.

Vantagens:

- Rápida de executar.
- Pode ser eficaz em reabrir alvéolos colapsados de forma imediata.
- Menos complexa em termos de execução.

Desvantagens:

- Pode ser mais arriscada em pacientes com pulmões mais frágeis, pois a aplicação súbita de uma pressão elevada pode causar barotrauma (lesão pulmonar devido à pressão) ou volutrauma (lesão devido a volumes excessivos).
- A eficácia pode ser menor em pulmões muito heterogêneos, onde algumas áreas permanecem colapsadas.

Multi-step (múltiplos passos)

Nessa abordagem, a MRA é realizada de forma gradual, com a pressão aumentada em etapas ou incrementos, permitindo ajustes conforme a resposta do paciente. Cada incremento de pressão é mantido por um tempo específico antes de ser aumentado para o próximo nível. Essa manobra é considerada a PEEP ideal, ou seja, a PEEP com a melhor complacência e menor DP.

Vantagens:

- Proporciona uma abordagem mais controlada e gradual, o que pode ser mais seguro para pacientes com pulmões comprometidos ou fragilizados.
- Permite uma avaliação contínua da resposta do paciente em cada estágio, possibilitando intervenções imediatas se necessário.
- Pode ser mais eficaz em reabrir alvéolos em um pulmão heterogêneo, onde diferentes áreas necessitam de diferentes níveis de pressão para serem recrutadas.

Desvantagens:

- Demanda mais tempo e pode ser tecnicamente mais complexa de executar.
- Pode ser menos eficiente em situações de emergência nas quais uma reabertura rápida dos alvéolos é necessária.

Diferenças fundamentais entre *one-step* e *multi-step*

A principal diferença entre as abordagens *one-step* e *multi-step* reside na forma como a pressão é aplicada e controlada:

- A *one-step* envolve uma aplicação única e elevada de pressão, visando recrutar o maior número possível de alvéolos rapidamente. É mais simples, mas pode ser menos segura e eficaz em algumas situações clínicas.
- *Multi-step* é uma abordagem mais gradual e cuidadosa, que permite ajustar a pressão ao longo do tempo para maximizar o recrutamento alveolar e minimizar o risco de lesão. Embora seja mais segura, é mais demorada e complexa.

Pontos importantes sobre as manobras de recrutamento alveolar

Para a realização de forma segura das manobras apresentadas, é fundamental, antes da realização da manobra, atentar-se para a estabilidade hemodinâmica do paciente e possíveis outras causas de hipoxemia no intraoperatório.

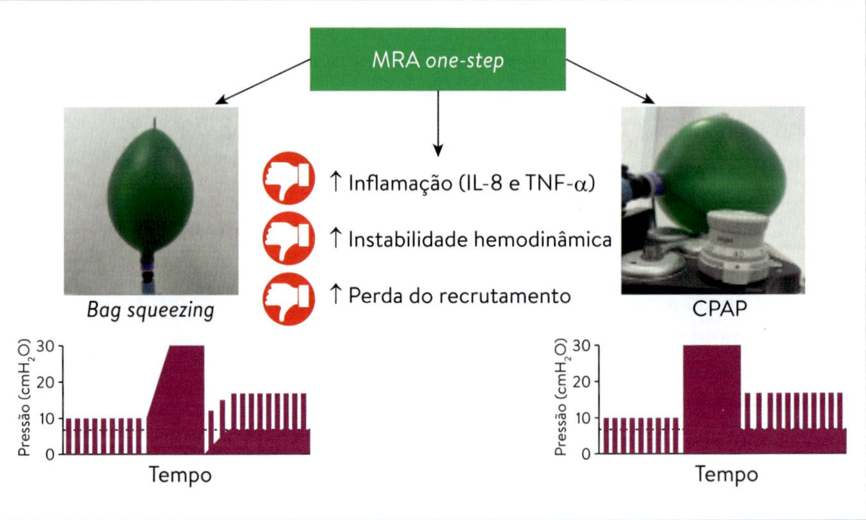

FIGURA 8 Manobras de recrutamento alveolar do tipo *one-step*. Das duas formas apresentadas que podem ser realizadas no intraoperatório (*bag squeezing versus* CPAP), a aplicação do CPAP garante maior uniformidade das pressões durante sua realização e menor risco de complicações pulmonares, porém ambas estão associadas a potenciais danos de aumento de inflamação, maior instabilidade hemodinâmica e perda do recrutamento.

Adaptada de Santos et al., 2016.

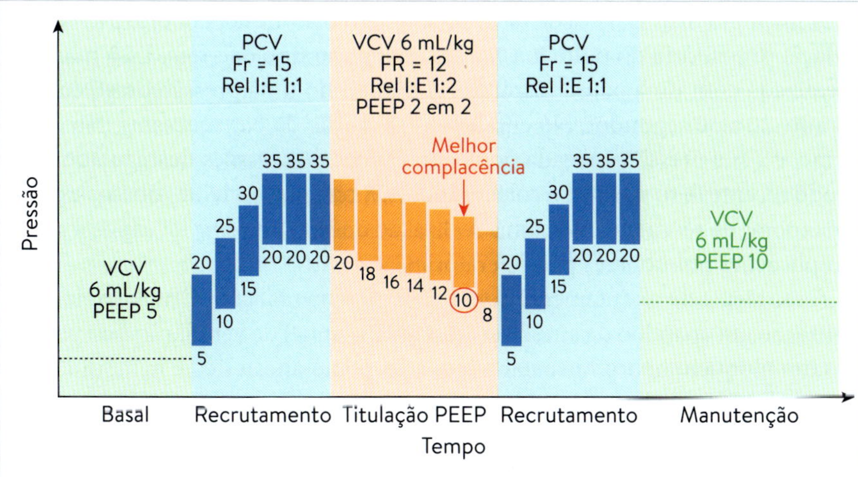

FIGURA 9 Exemplo de manobra de recrutamento alveolar do tipo *multi-step*. O processo de recrutamento é dividido em duas partes + titulação da PEEP: iniciada a ventilação em PCV, realizamos incrementos da PEEP 5 em 5 cmH_2O até o alvo de PEEP de 20 cmH_2O, seguidos de ventilação em VCV e decremento da PEEP em 2 cmH_2O, até o ponto de melhor PEEP com maior complacência e melhor *driving pressure*. Retorna-se para PCV com a mesma manobra inicial de incremento da PEEP, seguida de manutenção da PEEP ideal encontrada.

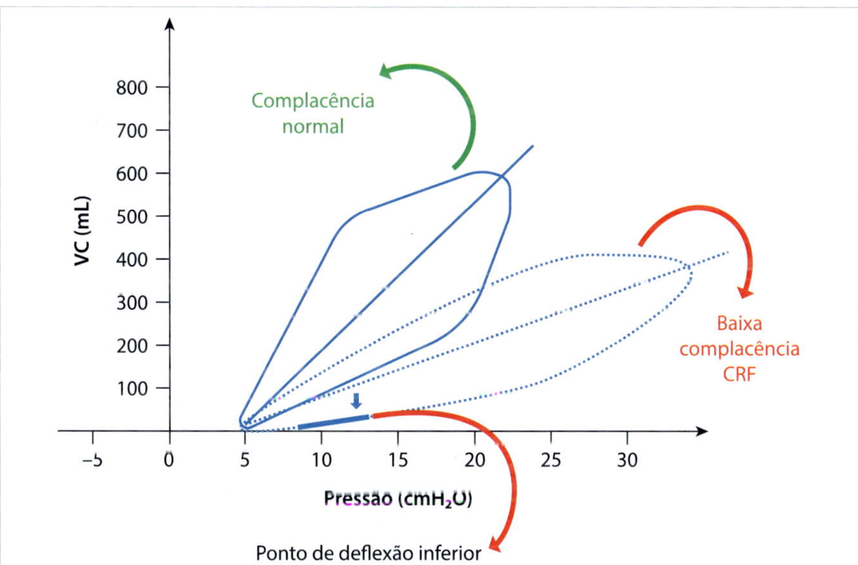

FIGURA 10 Curva de pressão *versus* volume: em paciente em situação de baixa complacência e baixa capacidade residual funcional, observamos o desvio para direita da curva PxV.

A manobra mais clássica de recrutamento alveolar intraoperatório é a hiperinsuflação transitória do pulmão (*bag squeezing*) do tipo *one-step*. Essa manobra é realizada com uma pausa inspiratória mantendo uma pressão de 40 cmH_2O durante 20 a 30 segundos. No entanto, a realização da *bag squeezing* não é uniforme, e a sua pressão aplicada pode gerar picos de pressões desregulados. Em estudo recente feito por Ball e colaboradores, a corte de pacientes obesos exposta a manobras de recrutamento com a realização de *bag squeezing* foi exposta a mais complicações pulmonares pós-operatórias.

A estratégia de recrutamento com PEEP incremental com CPAP baseia-se na realização em aparelho de anestesia em modo manual de ventilação. Em pacientes com bloqueio neuromuscular adequado, plano anestésico e hemodinâmica favorável, após o ajuste em posição manual, válvula APL rotacionada em posição de 30 cmH_2O, com manutenção de pressão positiva inspiratória por 30 segundos, seguida de modalidade controlada com incremento da PEEP, devemos reavaliar a DP e a complacência estática a cada recrutamento.

As MRA utilizadas no intraoperatório podem apresentar complicações importantes, a depender da escolha do anestesiologista de como fazer o recrutamento. PEEP elevadas podem aumentar profundamente a pós-carga do ventrículo direito, gerando queda de débito cardíaco, hipotensão e comprometimento hemodinâmico, o que muitas vezes pode ser transitório em pacientes com boa função cardíaca, respondendo bem a *bolus* de fluidos. Em outras situações, pode ser necessário o uso de drogas vasoativas. Outra complicação importante do recrutamento al-

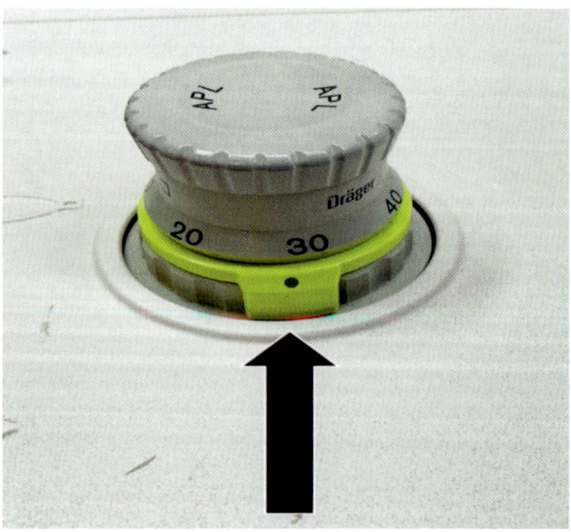

FIGURA 11 Válvula APL em posição 30 cmH_2O; sua manutenção durante 30 segundos em modo manual deverá ser acompanhada de vigilância em Ppico < 40 cmH_2O, hemodinâmica e plano anestésico. Passados os 30 segundos, retornamos em modo controlado de ventilação e incremento da PEEP (ex.: 5 → 7 cmH_2O).

veolar é o pneumotórax, que pode ocorrer caso haja uso de pressões inspiratórias elevadas no intuito de promover abertura alveolar. Isso é possível com ventilações a volumes muito altos ou a própria pausa inspiratória mantida em pressões elevadas; caso ocorra, deve ser tratado com drenagem em selo d'água. Menos comuns são a ocorrência de hipertensão e queda da saturação de oxigênio, ambas por mecanismos desconhecidos. Uma estratégia por etapas pode ser adotada caso o paciente apresente sinais de colapso pulmonar e hipoxemia.

CONCLUSÃO

Temos bem consolidado, como estratégia que diminui as complicações pulmonares pós-operatórias, o uso da ventilação protetora com baixos volumes. O recrutamento alveolar intraoperatório não apresentou correlação com a diminuição das complicações pulmonares pós-operatórias. São necessários maiores estudos na tentativa de estabelecer se o uso de PEEP em alvo adequado (individualizado) é capaz de reduzir a incidência de atelectasias pós-operatórias. Além disso, deve-se estabelecer a relevância dessa complicação, que é a mais comum, e se ela está

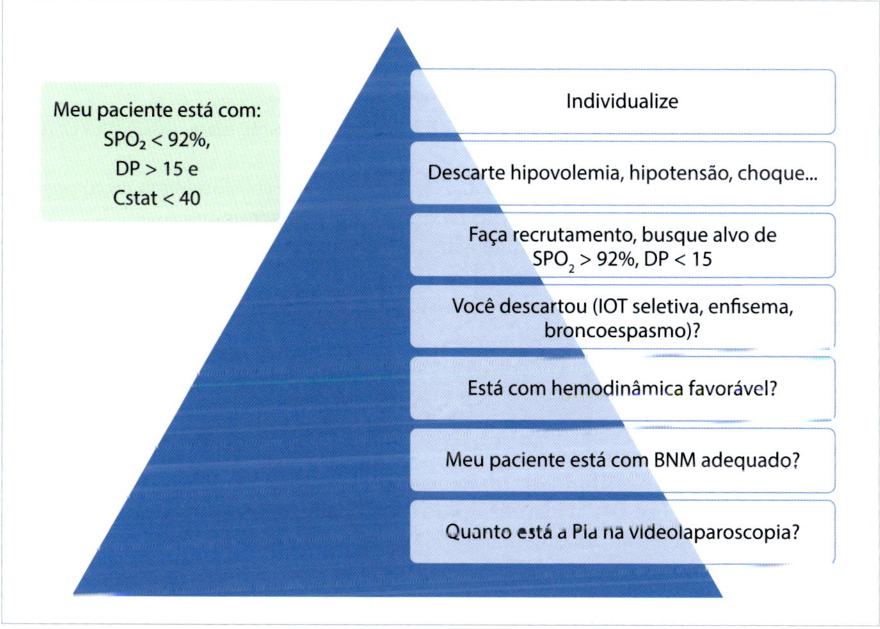

FIGURA 12 Sugestão para manejo de hipoxemia secundária a atelectasia/colapso alveolar.

BNM: bloqueio neuromuscular; DP: *driving pressure*; Cstat: complacência estática; Pia: pressão intra-abdominal.

associada a complicações pulmonares mais importantes, como pneumonia e até mesmo aumento da mortalidade. No entanto, ainda que limitados ao intraoperatório, os benefícios do recrutamento alveolar devem ser conhecidos e utilizados pelo anestesista, principalmente em pacientes críticos, nos quais a hipóxia pode ser bem deletéria em seu contexto clínico. Em pacientes específicos, como obesos e idosos, nos quais pode haver dessaturação intraoperatória importante devido ao maior número de atelectasias, aumentando a incidência de hipóxia no intra e no pós-operatório imediato.

REFERÊNCIAS

1. Ball L, Almondo C, Pelosi P. perioperative lung protection: general mechanisms and protective approaches. Anesth Analg. 2020;131(6):p 1789-98.
2. Ball L, Hemmes SNT, Serpa Neto A, Bluth T, Canet J, Hiesmayr M, et al. Intraoperative ventilation settings and their associations with postoperative pulmonary complications in obese patients. Br J Anaetsh. 2018;121(4):899-908.
3. Güldner A, Kiss T, Serpa Neto A, Hemmes SNT, Canet J, Spieth PM, et al. Intraoperative protective mechanical ventilation for prevention of postoperative pulmonary complications: a comprehensive review of the role of tidal volume, positive end-expiratory pressure, and lung recruitment maneuvers. Anesthesiology. 2015;123(3):692-713.
4. Hartland BL, Newell TJ, Damico N. Alveolar recruitment maneuvers under general anesthesia: a systematic review of the literature. Respir Care. 2014;60(4):609-20.
5. Hedenstierna G, Edmark L. Mechanisms of atelectasis in the perioperative period. Best Pract Res Clin Anaesthesiol. 2010;24(2):157-69.
6. Hess DR. Recruitment Maneuvers and PEEP Titration. Respir Care. 2015;60(11):1688-704.
7. Li X, Ni Z-L, Wang J, Liu X-C, Guan H-L, Dai M-S, et al. Effects of individualized positive end-expiratory pressure combined with recruitment maneuver on intraoperative ventilation during abdominal surgery: a systematic review and network meta-analysis of randomized controlled trials. J Anesth. 2021;36(2):303-15.
8. Luecke T, Pelosi P. Clinical review: Positive end-expiratory pressure and cardiac output. Crit Care. 2005;9(6):607-21.
9. Miller RD. Miller's anesthesia. Philadelphia: Elsevier/Saunders; 2015.
10. O'Gara B, Talmor D. Perioperative lung protective ventilation. BMJ. 2018;k3030.
11. Santos RS, Moraes L, Samary CS, Santos CL, Ramos MB, Vasconcellos AP, et al. Fast versus slow recruitment maneuver at different degrees of acute lung inflammation induced by experimental sepsis. Anesth Analg. 2016;122(4):1089-100.
12. Zeng C, Lagier D, Lee J-W, Vidal Melo MF. Perioperative pulmonary atelectasis. Part I: Biology and mechanisms. Anesthesiology. 2022;136(1):181-205.

Prós e contras à hiperóxia no paciente cirúrgico

Ricardo Esper Treml

DESTAQUE DO TEMA

1. A administração de oxigênio dever ser encarada como administração de qualquer medicamento sempre considerando seus benefícios, malefícios e suas contraindicações.
2. Os mecanismos fisiopatológicos da lesão induzida pela hiperóxia não estão completamente elucidados, porém a lesão celular irreversível pela lesão da membrana celular pelo excesso de espécies reativas de oxigênio e vasoconstrição pela depleção de NO parecem ser elementos centrais.
3. Aumentos na FiO_2 induzem pouco aumento efetivo na CaO_2.
4. Durante o período perioperatório, os momentos em que a hiperóxia é induzida de forma direta para prevenir períodos de hipóxia são durante a indução anestésica e a emergência.
5. A hiperóxia é parte da terapia de pacientes com intoxicação por monóxido de carbono
6. A hiperóxia é contraindicada em neonatos, em neurocirurgia, cirurgias cardíacas, doenças isquêmicas, pós-parada cardiorrespiratória e pacientes críticos.

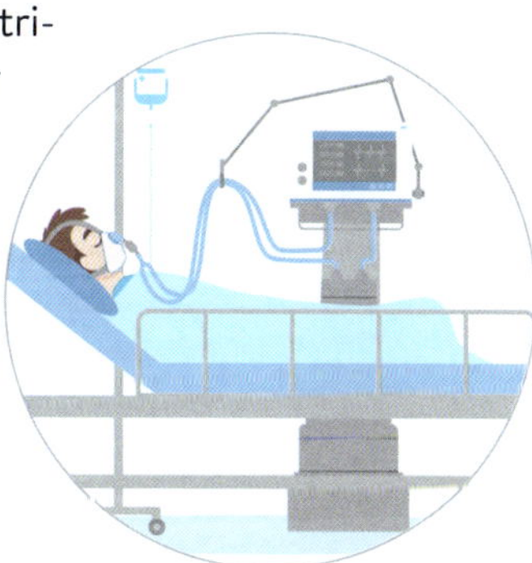

INTRODUÇÃO

A oxigênioterapia é um dos pilares básicos da medicina moderna e é considerado pela World Health Organization (WHO) como uma das terapias essenciais para a prática clínica extra e intra-hospitalar e para a prática anestésica. O oxigênio (O_2) é um elemento químico fundamental e crítico para a manutenção da homeostase celular e da bioenergética intracelular, sendo fundamental para a formação de adenosina trifosfato (ATP) derivada da fosforilação oxidativa na mitocôndria, e utilizado como fonte de energia para os processos metabólicos. Várias funções celulares, como a função da proteína transmembrânica Na+/K+/ATPase (bomba de sódio e potássio), são dependentes da energia gerada pela fosforilação oxidativa, e dependem, portanto, do aporte de O_2 para as células.

A carência de O_2, denominada hipóxia, acarreta diversas reações intracelulares e extracelulares, como ativação da via genética *hypoxia-inducible factor* (HIF), tendo como consequência a ativação de vias de inflamação, angiogênese, eritropoiese, migração e proliferação celular. A consequência de um período celular prolongado de hipóxia é a lesão celular irreversível, que desencadeia processos de necrose e apoptose celular. Esse processo culmina, muitas vezes – se não revertido a tempo –, em disfunções orgânicas e propagação do processo inflamatório e disfunção de múltiplos órgãos, aumentando, assim, a morbidade e mortalidade perioperatória.

A administração de oxigênio suplementar é primordial para reverter estados de hipoxemia. Entretanto, a administração excessiva de oxigênio, gerando estados de hiperóxia, é tema de debate na literatura atual devido a seus diferentes efeitos nos órgãos, com variadas consequências fisiopatológicas e com múltiplas repercussões clínicas em diversos coletivos de pacientes. Este capítulo tem como objetivo trazer e explorar as melhores evidências cientificas médicas sobre os prós, contras e áreas de incerteza da hiperóxia na clínica anestésica.

ALERTA

Após a saturação máxima das hemácias com O_2 existe pouca influência dos aumentos na FiO_2 e consequentes aumentos da CaO_2. É importante lembrar que a fração livre de O_2 influencia muito pouco a entrega de O_2 aos tecidos.

$$CaO_2 = (Hgb \times 1{,}34 \times S_aO_2/100) + (0{,}0031 \times PaO_2)$$

ALERTA

A maioria dos estudos categorizou a variável "hiperóxia" como uma variável ordinária dividida em leve PaO_2 > 150 mmHg; moderada > 200 mmHg e severa > 300 mmHg. Os efeitos deletérios da hiperóxia foram detectados em alguns estudos já em níveis leves.

DEFINIÇÃO

O termo hiperóxia refere-se a toda pressão parcial arterial de oxigênio (PaO_2) ou pressão de oxigênio tecidual (tPO_2) maior que 100 mmHg na gasometria arterial. O estado de hiperóxia é alcançado por meio da administração suplementar de oxigênio através de frações inspiratórias de oxigênio (FiO_2) maiores que 21%, sejam essas administrações normobáricas (como no processo anestésico) ou hiperbáricas, em situações especiais. Em algumas situações, a hiperventilação pode gerar estados relativos de hiperóxia sem administração suplementar de O_2, devido a alterações ventilatórias fisiológicas, como no caso das gestantes (PaO_2 média nas gestantes 105 a 108 mmHg).

EPIDEMIOLOGIA

A administração de oxigênio é um processo essencial da prática anestésica, em especial, para o estabelecimento seguro do estado de anestesia geral, seja esta balanceada ou total intravenosa. Estima-se que 15% dos pacientes internados recebam oxigênio como terapia, e que mais de 80% dos pacientes submetidos a procedimentos cirúrgicos sob anestesia geral estejam sujeitos à administração excessiva de O_2 no período intraoperatório, levando ao estado chamado hiperóxia.

EFEITOS DA HIPERÓXIA EM DIFERENTES ÓRGÃOS E SISTEMAS

A hiperóxia apresenta diferentes efeitos fisiológicos e fisiopatológicos. A Figura 1 resume os principais efeitos em diferentes órgãos e sistemas. A fisiopatologia dessas alterações não está completamente elucidada, mas evidências indicam que o estado de hiperóxia aumenta o estresse oxidativo, levando a lesão de estruturas celulares importantes, como lesão irreversível da membrana plasmática celular. Esse tipo de agressão induz à apoptose ou à necrose celular, com consequente

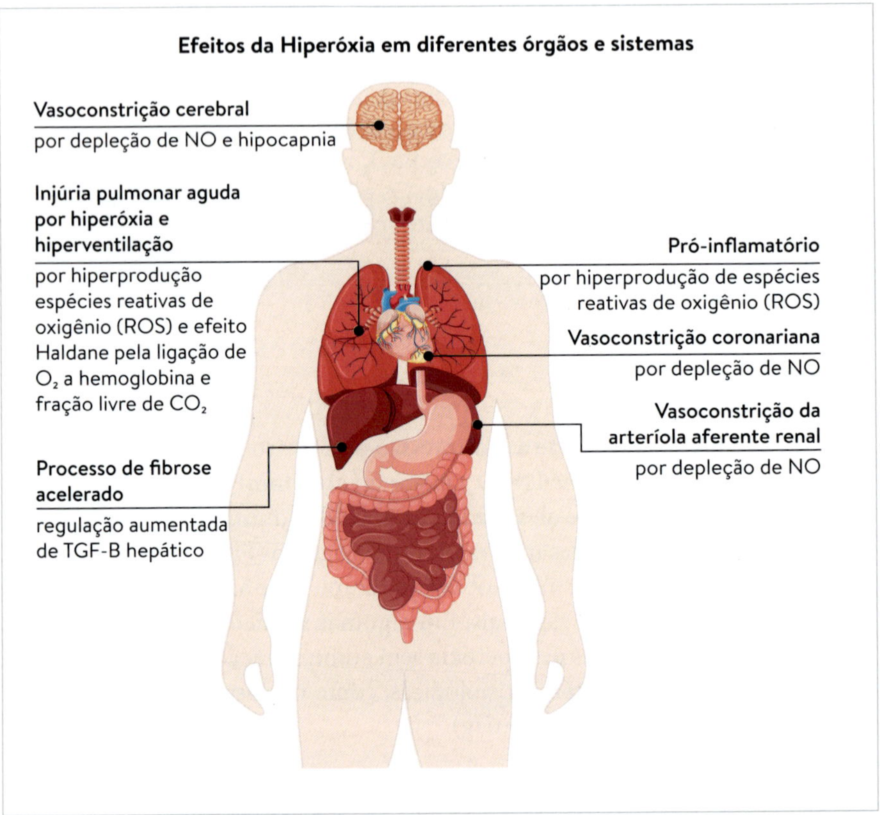

FIGURA 1 Exemplifica diferentes efeitos da hiperóxia em diferente órgãos e sistemas.
NO: oxido nítrico; ROS: *reactive oxigen species* (espécies reativas de oxigênio); CO_2: dióxido de carbono e TGF-alpha: *transforming growth factor beta* (fator transformador de crescimento beta).

resposta inflamatória local, que causa a liberação de mediadores inflamatórios como citocinas (interleucinas 1 e 6, bem como fator de necrose tumoral alfa [TNF-alpha]).

Sem mecanismos contrarregulatórios adequados ou suficientes, a resposta local pode se tornar uma resposta inflamatória sistêmica, com aumento da morbidade e mortalidade e possível desenvolvimento de outras disfunções orgânicas associadas. A produção aumentada de espécies reativas de oxigênio (ROS: *reactive oxygen species*) deve-se à saturação enzimática, que diante do excesso de O_2, torna insuficiente a capacidade das catalases de contrabalancear a geração de ROS. Outro fator que contribui para a disfunção celular e orgânica pela hiperóxia é a vasoconstrição tecidual local pela depleção de óxido nítrico (NO) causada pelo O_2 em concentrações suprafisiológicas.

HIPERÓXIA NO PERÍODO PERIOPERATÓRIO

O período perioperatório carrega algumas distinções do restante do tempo de internação hospitalar, com riscos diferentes em cada momento do processo anestésico-cirúrgico. A seguir serão avaliadas as atuais evidências científicas relacionando a hiperóxia e algumas situações clínicas no paciente cirúrgico.

SITUAÇÕES CLÍNICAS EM QUE O BENEFÍCIO DA HIPERÓXIA SUPERA O RISCO EM SUA UTILIZAÇÃO (PRÓS)

Pré-oxigenação para indução, intubação e extubação

Em dois períodos do procedimento anestésico, há possível benefício na oferta suprafisiológica de oxigênio ao paciente. Primeiramente, durante a indução da anestesia geral, um período crítico se estabelece após a cessação da ventilação. O paciente entra em apneia respiratória pela depressão dos centros respiratórios pela ação central das drogas de indução anestésica, como opioides e hipnóticos. Nesse período, a hipoxemia é evitada através do preenchimento da capacidade residual pulmonar (CRF) com O_2, em um processo chamado de pré-oxigenação ou desnitrogenação pulmonar.

Um adulto hígido, saudável, com 70 kg, possui uma CRF com valor médio de 2.500 mL a 3.000 mL. Sendo o consumo de oxigênio médio de um adulto saudável em torno 250 mL/min, uma pré-oxigenação adequada com frações expiratórias de O_2 superiores a 90% com preenchimento completo da CRF por O_2 garante um período em apneia de no mínimo 10 minutos (10 × 250 mL/min = 2.500 mL, FiO_2 a 100% confere uma CRF de 2.500 a 3.000 mL de reserva de O_2 dependendo do indivíduo quando a fração expiratória de O_2 é superior a 90%).

Isso se torna especialmente importante em situações inesperadas de dificuldade de ventilação sob balão e máscara, ou dificuldade no manejo da via aérea. Nessa situação crítica, o tempo de oxigenação tecidual adequado, obtido através da pré-oxigenação apropriada, pode ser fundamental para que sejam evitados desfechos desfavoráveis. Situações em que não se é capaz de ventilar ou intubar o paciente, chamadas de "não intubo, não ventilo" são raras, – em torno de 1 caso em cada 5.000 anestesias gerais –, mas respondem por 25% dos óbitos relacionados à anestesia.

De forma análoga, na emergência da anestesia geral costuma-se administrar FiO_2 de 100% com mesmo intuito racional da pré-oxigenação – ou seja, para que, após a extubação, se tenha uma reserva de O_2 equivalente aos valores da CRF preenchida apenas com O_2 para evitar estados de hipóxia pós-extubação.

Até o presente momento, poucos estudos clínicos randomizados ou meta-análises investigaram as possíveis associações de risco da hiperóxia, como o possível aumento de atelectasias devido a substituição do nitrogênio pelo O_2 e sua repercussão clínica no prognóstico pós-operatório, tais como aumento da morbidade (aumento da incidência de complicações pulmonares pós-operatórias) ou aumento da mortalidade. Entretanto, os benefícios de evitar riscos potencialmente fatais superam os efeitos deletérios da hipóxia nesses períodos cruciais da prática anestésica, sobrepondo-se a possíveis riscos da hiperóxia por um período limitado de tempo.

Intoxicação por monóxido de carbono

Em algumas situações, como no trauma por queimaduras, pacientes vítimas de intoxicação pela inalação de gases tóxicos, como o monóxido de carbono (CO), gerado pela combustão incompleta, podem necessitar de procedimentos cirúrgicos e anestésicos. Na intoxicação por CO, o CO liga-se a hemoglobina (Hb), com uma avidez muito maior (mais de 200 vezes) do que a do O_2, formando firmemente o complexo CO-Hb, chamado de carboxihemoglobina, tendo dois efeitos principais.

Primeiro, (CO-Hb) resulta em menos locais disponíveis para a ligação de O_2, e isso reduz o conteúdo dele no sangue (CaO_2). Além disso, a carboxihemoglobina provoca alterações conformacionais na própria molécula de Hb que reduzem a tendência para a libertação de O_2 ligado. Esse efeito corresponde a um deslocamento para a esquerda da curva de dissociação Hb-O_2.

A conduta terapêutica adequada, nesses casos, é aumentar a FiO_2 (geralmente, a 100%) na tentativa de aumentar o conteúdo arterial de PaO_2 deslocando assim a molécula de CO da Hb, aumentando a ligação de O_2 e, consequentemente, a sua liberação nos tecidos periféricos, evitando os efeitos deletérios da hipóxia e metabolismo anaeróbio. Nesse caso, os benefícios da hiperóxia superam os malefícios causados pela doença de base, justificando a sua utilização.

SITUAÇÕES CLÍNICAS EM QUE HÁ EVIDÊNCIAS DE ASSOCIAÇÃO DE RISCO NA UTILIZAÇÃO DA HIPERÓXIA NO PACIENTE CIRÚRGICO (CONTRAS)

Pacientes neonatológicos

Está contraindicada a administração excessiva de O_2 e altas frações de FiO_2 nessa população pelo risco aumentado de retinopatia da prematuridade e displasia broncopulmonar.

Neurocirurgia, trauma cranioencefálico, doenças isquêmicas e hemorrágicas cerebrais

Tanto estudos pré-clínicos experimentais, estudos clínicos observacionais e ensaios clínicos randomizados evidenciaram associações de risco entre hiperóxia e pior desfecho clínico com aumento da morbidade e mortalidade nessa população de pacientes. Existem alguns mecanismos fisiopatológicos devido à hiperóxia que levam a uma redução da pressão de perfusão cerebral (PPC). Como já mencionado, a hiperóxia leva a uma depleção de NO, o que gera vasoconstrição e menor perfusão do tecido neuronal.

Além disso, aumento na PaO_2 reduz a ligação de CO_2 à Hb, o que altera o pH sanguíneo de modo a gerar elevação da PCO_2. No centro respiratório do tronco encefálico, essa elevação leva à sua estimulação e, portanto, à hiperventilação, ocasionando a vasoconstrição cerebral e redução da PPC. Por fim, a hiperóxia reduz a capacidade dos astrócitos de regular a permeabilidade vascular e inflamação, propiciando neuroinflamação, edema tecidual, apoptose e necrose celular.

Cirurgia torácica, ventilação monopulmonar e neoplasia pulmonar

Uma das associações de risco mais bem estabelecidas com o estado de hiperóxia é a lesão pulmonar aguda por hiperóxia (HALI – *hyperoxic acute lunge injury*). Estudos mostram que em um período de duas horas de ventilação invasiva com FiO_2 acima de 28% já podem ser detectados marcadores de lesão tecidual e estresse oxidativo no lavado broncoalveolar e nas frações expiratória dos gases, respectivamente.

A HALI se desenvolve por lesão direta das espécies reativas de oxigênio aos pneumócitos tipo II, induzindo padrões histológicos de lesão semelhante aos encontrados na síndrome do desconforto respiratório agudo (SDRA) de etiologia infecciosa. Ademais, na ventilação monopulmonar, esse estresse oxidativo e possível HALI no pulmão dependente pode gerar pioras na oxigenação e ventilação do paciente. No pulmão não dependente, caso haja necessidade de ventilação intermitente ou CPAP, a hiperóxia bloqueia a resposta vasoconstritora à hipóxia, aumentando o efeito *shunt*. Desse modo, contribui para pioras significativas da PaO_2.

Pacientes com neoplasia pulmonar em utilização do agente quimioterápico bleomicina têm maior risco de lesão pulmonar aguda, sendo recomendado evitar altas FiO_2 e hiperóxia.

Cirurgia cardíaca, doenças isquêmicas e pós-parada cardiorrespiratória

Os efeitos deletérios do uso indiscriminado de frações elevadas de FiO_2 gerando hiperóxia foram evidenciados em diferentes tipos de estudos tendo como objetivo primário a associação de risco da hiperóxia e piores desfechos clínicos, como aumento da morbidade e mortalidade em pacientes com doença cardiovascular.

As lesões miocárdicas decorrentes da hiperóxia são produzidas por intermédio da vasoconstrição coronariana pela queda na produção de NO e pela hipocapnia. Em adição, as espécies reativas de oxigênio desempenham um fator crucial na lesão secundária após o restabelecimento da perfusão em áreas isquêmicas ou necróticas (*second hit effect*) podendo agravar lesões miocárdicas prévias tornando-as irreversíveis.

Altas frações de FiO_2 em pacientes com lesões isquêmicas em síndromes coronarianas e em pacientes pós-ressuscitação cardiorrespiratória foram associadas, em estudos clínicos randomizados, a piores desfechos clínicos quando comparados a baixas frações de FiO_2.

Além disso, incrementos na FiO_2 durante a circulação extracorpórea em cirurgias cardíacas trazem poucos benefícios à entrega de O_2, visto que a parcela livre de PaO_2 representa uma pequena fração da equação de CaO_2 (Quadro de Alerta 1). Por fim, hiperóxia em cirurgia cardíaca agrava a resposta infamatória sistêmica pelo aumento da produção de ROS e, consequentemente, piora da lesão por reperfusão.

Cirurgia do trato gastrointestinal e hepatobiliar

Poucos estudos avaliaram o efeito da hiperóxia em cirurgias do aparelho digestivo. Os efeitos gerais da hiperóxia, como vasoconstrição e aumento da produção de ROS, devem ser levados em conta para evitar lesões secundárias e progressão de lesões já estabelecidas no trato gastrointestinal e hepatobiliar.

Em estudos experimentais, a hiperóxia mostrou-se prejudicial aumentando a velocidade de progressão da fibrose hepática após hepatectomias pelo aumento da produção TGF-alpha: *transforming growth factor beta* (fator transformador de crescimento beta).

Alterações da função renal e lesão renal aguda

Há uma falta de compreensão se a hiperóxia causa lesão renal e quais mecanismos moleculares podem estar envolvidos nesse processo, levando a lesões renais agudas de forma direta ou se apenas de forma indireta, sendo um fator agravante de lesões vigentes decorrentes de outros mecanismos fisiopatológicos.

Postula-se que a vasoconstrição da arteríola aferente pela depleção de NO devido à hiperóxia seja um dos mecanismos possíveis associados ao risco de desenvolvimento de lesão renal aguda em estudos experimentais. De maneira geral, encontra-se uma necessidade significativa de estudos clínicos que avaliem o papel da hiperóxia na indução de danos renais e suas associações de risco.

Pacientes críticos

Estudos epidemiológicos retrospectivos indicam que a hiperóxia e administração de altas taxas de oxigênio são fatores de risco independentes para aumento de mortalidade em pacientes críticos.

No cenário da terapia intensiva, as lesões decorrentes da hiperóxia pelo excesso de ROS, vasoconstrição (causando redução da DO_2), hipocapnia, e lesão tecidual direta por degradação de lipídios, proteínas, e ácidos nucleicos parecem agravar lesões primárias, aumentando a mortalidade nesse coletivo.

SITUAÇÕES CLÍNICAS NAS QUAIS EXISTEM EVIDÊNCIAS CONTROVERSAS NA UTILIZAÇÃO DA HIPERÓXIA NO PACIENTE CIRÚRGICO (ÁREAS DE INCERTEZA)

Infecção de sítio cirúrgico

Acreditava-se que altas frações de FiO_2 no período perioperatório estariam associadas a diminuição do risco de desenvolver infeção cirúrgica devido ao fato de que as espécies reativas de oxigênio serem bactericidas e, também, pelo possível efeito positivo do excesso de O_2 na cicatrização. Porém, metanálises não conseguiram evidenciar a diminuição de risco, e estudos atuais prospectivos mostram possível piora da morbidade e da mortalidade (Figura 2).

CONSIDERAÇÕES FINAIS

Apesar de ser uma medicação de uso diário na anestesiologia e, por muitas vezes, ser administrada sem a reflexão clínica necessária, a utilização de oxigênio complementar com FiO_2 maior que 21% deve ficar restrita a situações que visem evitar a hipóxia e os seus efeitos deletérios.

Até pouco tempo atrás na história médica, a administração suplementar de oxigênio não era possível, sendo que, o conhecimento acumulado sobre os mecanismos compensatórios fisiológicos à hiperóxia são escassos em comparação ao que já se sabe em relação àqueles produzidos pela hipóxia.

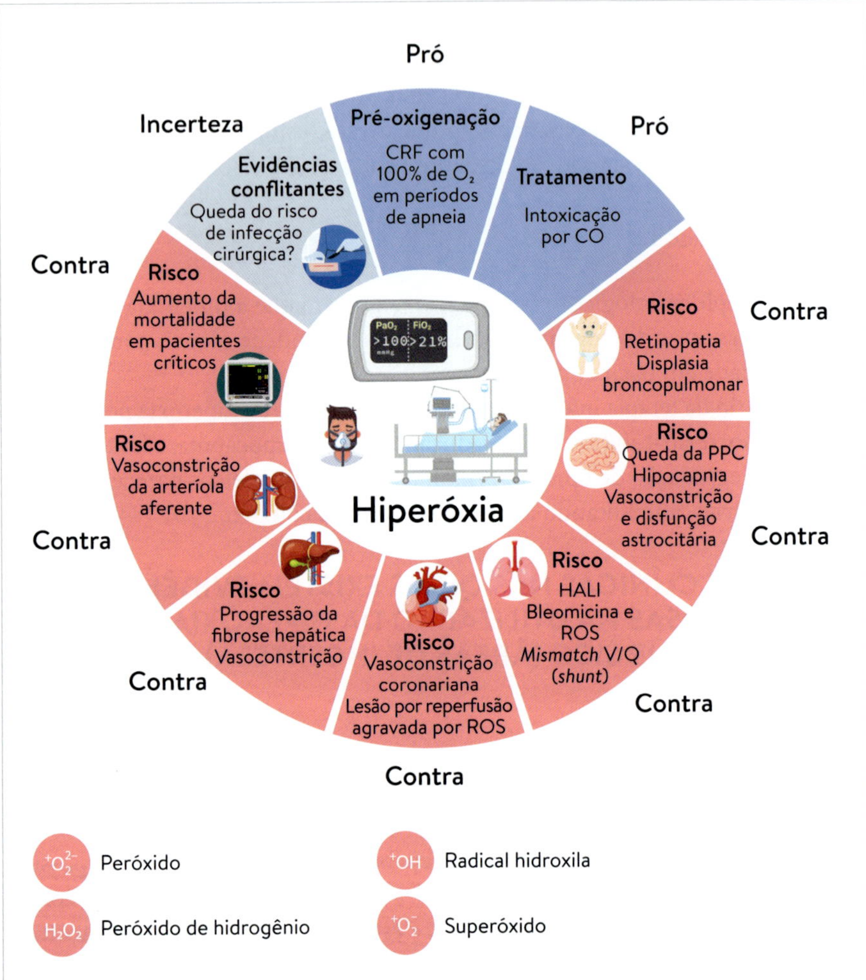

FIGURA 2 Mapa mental dos prós, contras e áreas de incerteza da hiperóxia no paciente cirúrgico.

CRF: capacidade residual funcional; CO: monóxido de carbono; O_2: oxigênio; PPC: pressão de perfusão cerebral; lesão pulmonar por hiperóxia (HALI: *hyperoxic acute lunge injury*); *Mismatch* V/Q (*shunt*): distúrbio ventilação/perfusão tipo *shunt*. ROS: espécies reativas de oxigênio (*reactive oxygen species*).

Em diferentes situações clínicas envolvendo o paciente cirúrgico, há crescente evidência dos malefícios da hiperóxia, e da comparação de suas consequências com os possíveis benefícios. Portanto, deve-se ter como alvo no paciente cirúrgico a normóxia, evitando, assim, lesões tanto por oferta excessiva como por insuficiente.

LEITURA RECOMENDADA

1. Organization WH. Essensial medicine status-Anaesthetics,perioperative medicines and medical gases. 2022. Disponível em: https://list.essentialmeds.org/recommendations/13.
2. Gnaiger E, Steinlechner-Maran R, Méndez G, Eberl T, Margreiter R. Control of mitochondrial and cellular respiration by oxygen. J Bioenergetics Biomembranes. 1995;27(6):583-96.
3. Apell H-J, Roudna M. Partial Reactions of the Na,K-ATPase: Determination of activation energies and an approach to mechanism. J Membrane Biology. 2020;253(6):631-45.
4. Simon MC. The hypoxia response pathways – hats off! N Engl J Med. 2016;375(17):1687-9.
5. Sendoel A, Hengartner MO. Apoptotic cell death under hypoxia. Physiology. 2014;29(3):168-76.
6. Kozlov AV, Grillari J. Pathogenesis of multiple organ failure: the impact of systemic damage to plasma membranes. Frontiers in Medicine. 2022;9.
7. Schwarte LA, Schober P, Loer SA. Benefits and harms of increased inspiratory oxygen concentrations. Curr Opin Anesthesiol. 2019;32(6).
8. Thannickal VJ, Fanburg BL. Reactive oxygen species in cell signaling. Am J Physiology-Lung Cellular and Molecular Physiology. 2000;279(6):L1005-L28.
9. Hines R, Barash PG, Watrous G, O'Connor T. Complications occurring in the postanesthesia care unit: a survey. Anesthesia and analgesia. 1992;74(4):503-9.
10. Cook TM, MacDougall-Davis SR. Complications and failure of airway management. Br J Anaesth. 2012;109 Suppl 1:i68-i85.
11. Brown DI, Griendling KK. Regulation of signal transduction by reactive oxygen species in the cardiovascular system. Circ Res. 2015;116(3):531-49.
12. Kallet RH, Matthay MA. Hyperoxic acute lung injury. Respiratory Care. 2013;58(1):123-41.
13. Ball J, Ranzani OT. Hyperoxia following cardiac arrest. Intens Care Med. 2015;41(3):534-6.
14. Lee SH, Do SI, Kim HS. Hyperoxia accelerates progression of hepatic fibrosis by up-regulation of transforming growth factor-β expression. World J Gastroenterol. 2014;20(11):3011-7.
15. Kraus AC, De Miguel C. Hyperoxia and acute kidney injury: a tale of oxygen and the kidney. Semin Nephrol. 2022;42(3):151282.
16. Douin DJ, Anderson EL, Dylla L, Rice JD, Jackson CL, Wright FL, et al. Association between hyperoxia, supplemental oxygen, and mortality in critically injured patients. Crit Care Explor. 2021;3(5):e0418.
17. Cohen B, Schacham YN, Ruetzler K, Ahuja S, Yang D, Mascha EJ, et al. Effect of intraoperative hyperoxia on the incidence of surgical site infections: a meta analysis. Br J Anaesth. 2018;120(6):1176-86.
18. Pryor KO, Fahey TJ, 3rd, Lien CA, Goldstein PA. Surgical site infection and the routine use of perioperative hyperoxia in a general surgical population: a randomized controlled trial. JAMA. 2004;291(1):79-87.

10

Interação cardiopulmonar

Luiz Marcelo Sá Malbouisson
João Manoel Silva Jr.
Josias Vidal Salome Junior
Caio César Barbosa

DESTAQUE DO TEMA

1. A introdução da ventilação mecânica e a presença de doença pulmonar e/ou cardíaca estão relacionadas à complexidade da interação respiração-circulação. Essa interação é de mecanismo hidráulico, sendo a principal influência da pressão intratorácica (pressão pleural = Ppl) sobre a pressão cardíaca transmural (Ptm).
2. Além disso, o aumento da pressão intratorácica dificulta o retorno venoso, diminuindo a pré-carga, e elevações mínimas e agudas na resistência vascular pulmonar podem sobrecarregar o ventrículo direito (VD), o qual normalmente ejeta o sangue sob circuito de baixas pressões.
3. O aumento do conteúdo de oxigênio por ventilação mecânica com pressão expiratória final (PEEP), tromboembolismo pulmonar ou quadros de síndrome respiratória aguda do adulto (SARA) pode piorar o transporte de oxigênio e aumentar a resistência da artéria pulmonar, com consequente redução do débito cardíaco. Portanto, a diminuição da distensibilidade do coração em indivíduos sob ventilação mecânica com pressões positivas dificulta o retorno venoso e aumenta a pós-carga.

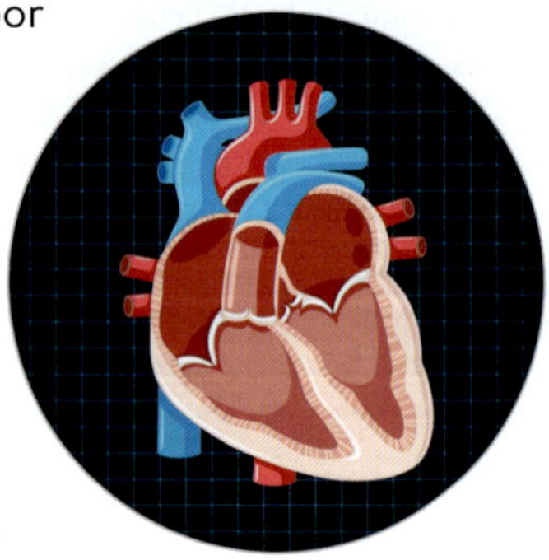

FISIOLOGIA DAS CÂMARAS CARDÍACAS DIREITAS

As câmaras cardíacas direitas têm a função de manutenção do retorno venoso e fornecimento de substrato para troca de gases no pulmão, através de fluxo quase contínuo de sangue pela artéria pulmonar. Esse fluxo contínuo é favorecido pelas características do leito vascular pulmonar, que apresenta circuito de baixa pressão, baixa resistência e alta complacência, com gradiente de pressão de 5 mmHg. O contrário ocorre com as câmaras cardíacas esquerdas, que mantêm fluxo pulsátil através de altas pressões e complacência dos vasos arteriais normalmente baixas (Tabela 1).

TABELA 1 Valores das pressões do átrio direito, artéria pulmonar, ventrículos direito e esquerdo, em pacientes sob respiração espontânea

Variáveis	Valores
Pressão de átrio direito	0-7 mmHg
Pressão sistólica de ventrículo direito	15-25 mmHg
Pressão diastólica de ventrículo direito	0-8 mmHg
Pressão sistólica de artéria pulmonar	15-25 mmHg
Pressão diastólica de artéria pulmonar	8-15 mmHg
Pressão média de artéria pulmonar	10-20 mmHg
Pressão de capilar pulmonar	6-12 mmHg
Resistência vascular pulmonar	100-250 dynes/spercm^5

O VD, durante muito tempo, foi considerado apenas uma ligação passiva entre a circulação sistêmica e pulmonar. Estudos em cães demonstraram que a completa destruição da parede do VD não proporcionava prejuízo para o desempenho cardíaco. Entretanto, pesquisas mais recentes mostram que a falência do VD traz efeitos hemodinâmicos significativos. Pacientes com falência do VD apresentam grave hipotensão, diminuição da perfusão tecidual e aproximação do gradiente de pressão do átrio direito e artéria pulmonar. Fatores que influenciam a pré- e pós-carga do VD afetam o seu funcionamento, causando isquemia e falência cardíaca.

A falência do VD tem incidência similar à do ventrículo esquerdo (VE), com taxas de mortalidade semelhantes. Existe uma interdependência ventricular, isto é, a falência de um dos ventrículos pode comprometer o desempenho de ambos.

A contração do VD ocorre em três fases: contração dos músculos papilares, movimento da parede livre do VD em direção ao septo interventricular e, finalmente, sístole do VE, que promove compressão do VD, proporcionando o esvaziamento dessa câmara cardíaca. A musculatura do VD está adaptada a pequenas mudanças no retorno venoso e na resistência da artéria pulmonar, como as que ocorrem durante a respiração espontânea. O VD pode desenvolver no máximo

30 cmH_2O de pressão sistólica. Entretanto, grandes alterações agudas na pré- ou pós-carga afetam o seu funcionamento, proporcionando sobrecargas diastólica e/ou sistólica, assim como dilatação ventricular e falência cardíaca.

Efeitos no aumento da pós-carga das câmaras cardíacas direitas

O VD, comparado ao VE, apresenta início precoce da fase de ejeção que se prolonga pela fase de relaxamento, com breve período de contração isovolumétrica e de relaxamento (Figuras 1 e 2).

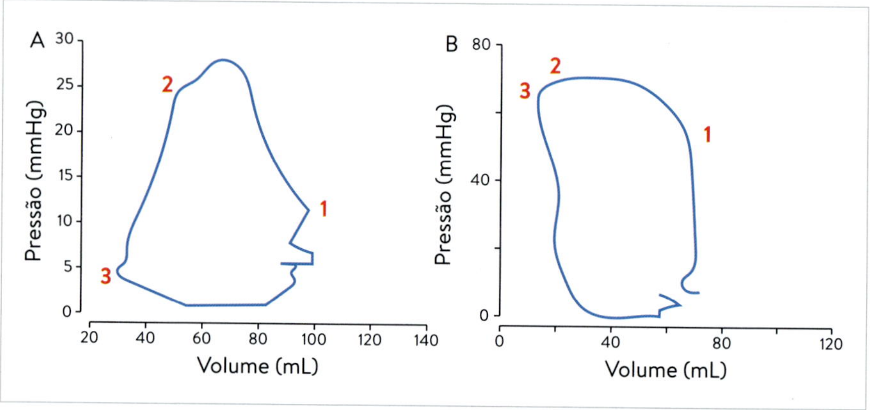

FIGURA 1 Curva de pressão x volume do ventrículo direito (A) e ventrículo esquerdo (B). 1: Início da fase de ejeção; 2: fase de relaxamento; 3: fechamento da valva pulmonar e fim da fase de ejeção.

Adaptada de Redington et al., 1988; Redington et al., 1990.

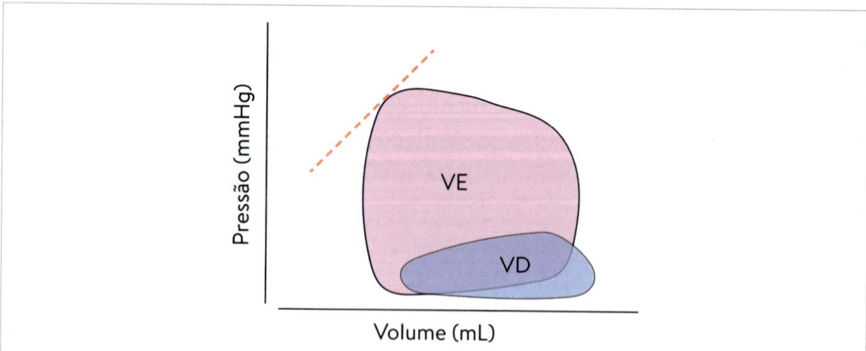

FIGURA 2 Esquema de um *loop* de pressão-volume típico do ventrículo esquerdo (VE) e do ventrículo direito (VD).

O prolongado período de esvaziamento se deve às baixas pressões, e, por esse motivo, o VD é muito sensível às mudanças na pós-carga. O aumento da pós-carga prolonga a fase de contração isovolumétrica, e o tempo de ejeção, portanto, aumenta o consumo de oxigênio pelo miocárdio.

A perfusão do VD é feita predominantemente pela coronária direita, com algumas regiões suplementadas pela descendente anterior. Normalmente a coronária direita perfunde o VD durante a diástole e sístole, ao contrário do VE, que é perfundido na diástole. Quando há aumento da pós-carga, a perfusão do VD passa a ocorrer predominantemente na diástole, reduzindo a suplementação de oxigênio para o músculo desse ventrículo. Então, em pacientes com *cor pulmonale* agudo, como nos casos de tromboembolismo pulmonar maciço ou na síndrome respiratória aguda do adulto (SARA), o aumento súbito da pós-carga prejudica a ejeção do VD e provoca dilatação dessa câmera, o que proporciona prejuízos tanto na sístole quanto na diástole, resultando em falência circulatória. Quando a causa do *cor pulmonale* é removida, o quadro pode regredir.

INTERDEPENDÊNCIA VENTRICULAR E O IMPACTO NA HEMODINÂMICA

O VD e o VE são delimitados por um revestimento inflexível conhecido por pericárdio. Dessa forma, não há espaço para dilatação ventricular aguda dentro do espaço normal do pericárdio. Então, quando o volume e a pressão diastólica final do VD aumentam de forma aguda, há impossibilidade de dilatação do ventrículo devido a dificuldade de acomodação do pericárdio.

De tal modo, o aumento da carga do VD ocorre às custas do espaço do VE, isto é, há uma compressão em direção ao septo interventricular, reduzindo o volume diastólico final e a complacência do VE (Figura 3). Portanto, um adequado enchimento do VE requer um adequado rendimento do VD. Por outro lado, o adequado rendimento do VD requer adequado retorno venoso e baixa resistência da circulação pulmonar.

FALÊNCIA DAS CÂMARAS CARDÍACAS DIREITAS

Os órgãos mais afetados pela falência do VD são o fígado e o rim, manifestando sinais de congestão. A diminuição da perfusão renal proporciona redução da diurese e do *clearance* de creatinina. Por outro lado, a diminuição da perfusão hepática determina redução do *clearance* do lactato e síntese dos fatores da coagulação.

O ecocardiograma é a alternativa mais acessível para o diagnóstico e de forma intermitente para o acompanhamento da terapêutica. Quando há falência do VD devido a aumento da pós-carga, ocorre prolongado tempo na fase de contração

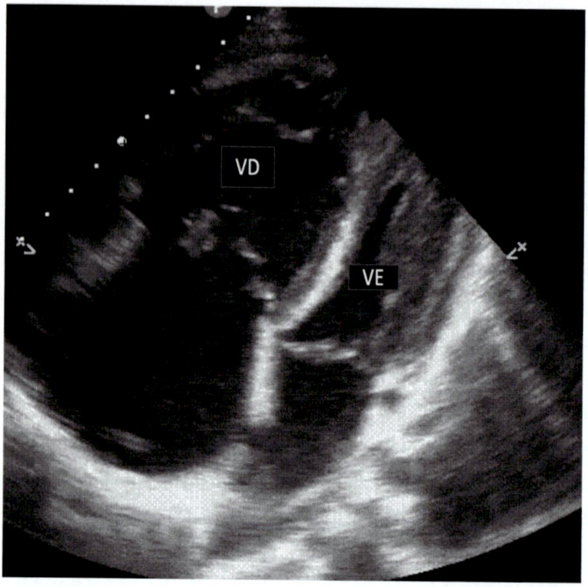

FIGURA 3 Falência do ventrículo direito com deslocamento do septo interventricular. VD: ventrículo direito; VE: ventrículo esquerdo.

isovolumetrica e ejeção, com aumento da pressão da artéria pulmonar e aceleração no fluxo. Também o ecocardiograma pode fornecer informações a respeito do mecanismo da falência do VD, como tamponamento, insuficiência tricúspide, embolia pulmonar ou isquemia do miocárdio.

Embora o ecocardiograma possa ser repetido infinitamente, a avaliação contínua da cateterização do VD é difícil de ser reproduzida. Além disso, há limitações técnicas humanas nesse método, o que torna a cateterização do VD muitas vezes ferramenta diagnóstica de escolha.

A cateterização da artéria pulmonar é mais invasiva para avaliar a função do VD. O cateter de Swan-Ganz pode mensurar a saturação venosa mista, as pressões do VD, da artéria pulmonar e ocluída da artéria pulmonar. Porém, a maior desvantagem deste método é a dificuldade em mensurar diretamente o volume ventricular, pois a avaliação da volemia é refletida pelas pressões de enchimento (pressão venosa central – PVC – e pressão ocluída da artéria pulmonar – POAP). Essa desvantagem é bem caracterizada em pacientes com SARA, em que aumentos progressivos na PEEP produzem também progressivos aumentos na mensuração das pressões de enchimento (Figura 4).

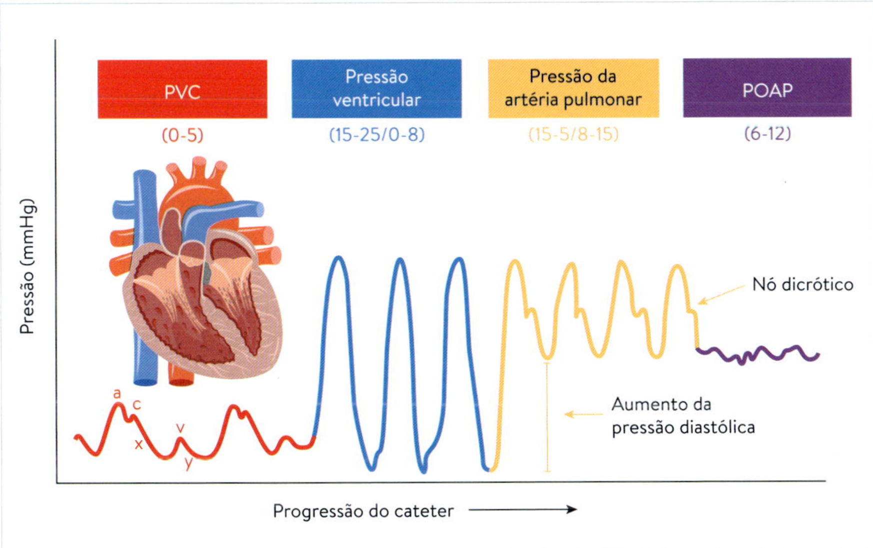

FIGURA 4 Progressão do cateter de artéria pulmonar e curvas obtidas do átrio direito, ventrículo direito (VD), artéria pulmonar e a obtenção da pressão ocluída da artéria pulmonar (POAP). Durante toda a progressão do cateter é importante manter o balonete insuflado e observar as curvas características de sua progressão.

VÍDEO 1

Apresenta a progressão do cateter de artéria pulmonar, com suas curvas de pressão e cuidados inerentes a seu progresso.

Fonte: obtido do Simulador Edwards lifesciences, SWAN GANZ.

Utilize o QR code ao lado para acessar o vídeo.

Voucher: vmecanicasaesp

Cuidados para mitigar a falência das câmaras cardíacas direitas

O cuidado usual é o alívio da congestão e a redução da pós-carga do VD.

A sobrecarga de volume é comum durante a falência de VD com resistência vascular pulmonar normal. Geralmente esse cenário requer retirada de líquidos com diuréticos ou hemofiltração. Sobretudo, quando a dilatação do VD desloca o septo interventricular, o suporte com inotrópicos e diuréticos e a hemofiltração são recomendações de imediato.

Na presença de elevada resistência vascular pulmonar, a terapia com vasodilatadores é recomendada, diminuindo a pós-carga do VD e consecutivamente o consumo de oxigênio pelo miocárdio, melhorando também o enchimento do VE, o qual aumentará a pressão sistêmica e a perfusão da coronária direita.

Vasodilatadores como a nitroglicerina, o nitroprussiato ou a prostaglandina E1 podem trazer benefícios em pacientes com falência de VD isolada. Entretanto, esses vasodilatadores sistêmicos podem reverter a vasoconstrição pulmonar hipóxica, piorando a ventilação/perfusão.

Vasodilatadores inalatórios, como prostaciclinas ou análogos e o óxido nítrico, apresentam efeitos diretos e seletivos na vasculatura pulmonar, não produzindo efeitos tóxicos.

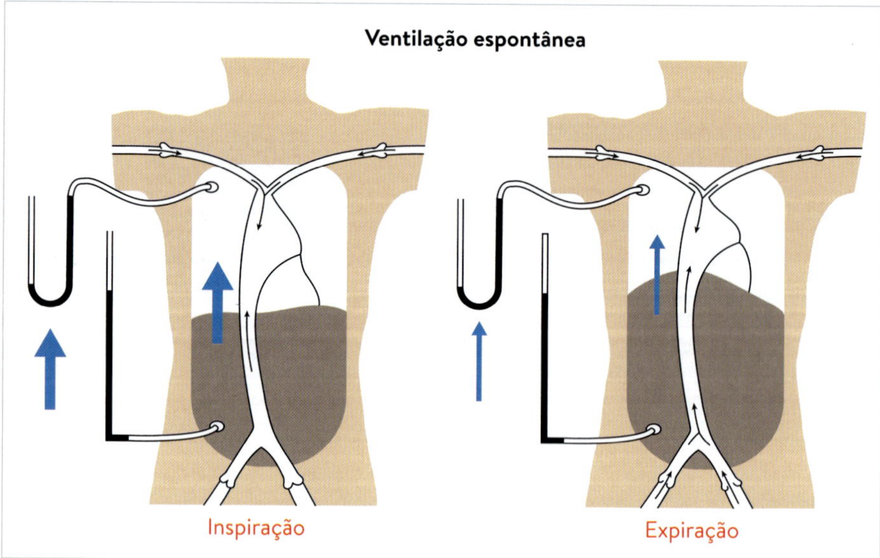

FIGURA 5 Efeitos hemodinâmicos na inspiração e expiração.

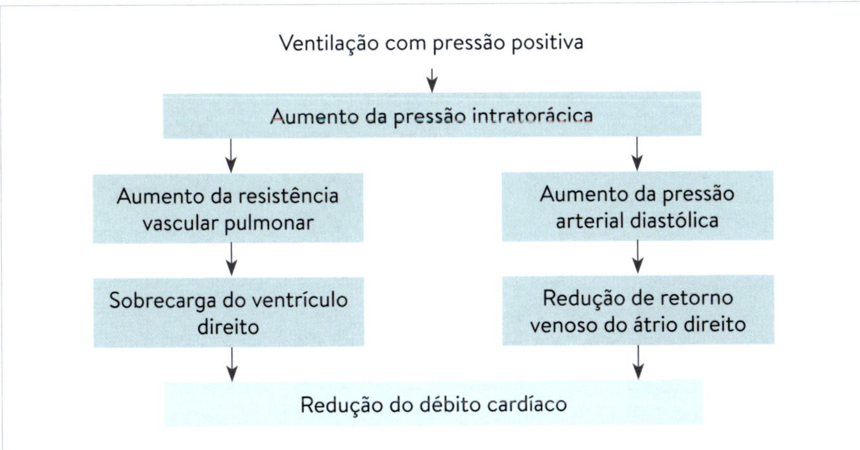

FIGURA 6 Ventilação com pressão positiva.

VENTILAÇÃO MECÂNICA E INTERFERÊNCIA HEMODINÂMICA

A inspiração espontânea está geralmente associada a uma pequena queda da pressão arterial sistólica (< 10 mmHg), causada pela diminuição da Ppl, aumento da Ptm e consequente aumento da pós-carga do VE, aumento que leva à queda do volume sistólico e consequentemente da pressão arterial. Situações patológicas como hipovolemia, tamponamento cardíaco e edema pulmonar exacerbam essa queda da pressão, levando ao chamado pulso paradoxal.

A expiração, em contrapartida, aumenta a pressão arterial pelo retorno da pós-carga ao normal e aumento da pré-carga pelo efeito retardado do aumento do retorno venoso durante a inspiração.

A ventilação mecânica (VM) também leva à diminuição da pressão arterial durante a inspiração, mas de etiologia totalmente diferente. A pressão positiva das vias aéreas produz aumento da Ppl com efeitos cardiovasculares opostos à respiração espontânea. O mecanismo principal é a diminuição da pré-carga do VE, mas há influência da diminuição da pré-carga do VD, do aumento da resistência vascular pulmonar, da impedância do átrio direito e da interdependência ventricular (Tabela 2).

TABELA 2 Fatores que acentuam os efeitos hemodinâmicos

Diminuição do retorno venoso (hipovolemia, venodilatação)
Aumento da Ppl média (volume corrente alto, PEEP extrínseco alto)
Inibição dos reflexos simpáticos compensatórios (anestesia, sedação)

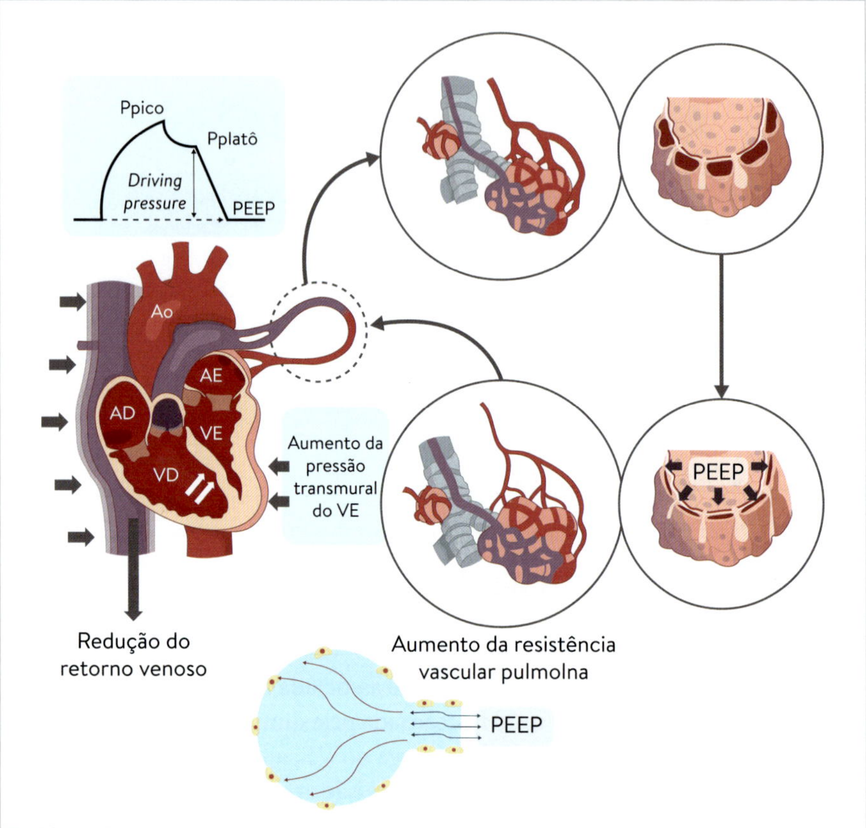

FIGURA 7 Efeitos mecânicos da ventilação com pressão positiva na interação cardiopulmonar. Os efeitos mecânicos prejudiciais da ventilação com pressão positiva na hemodinâmica cardíaca incluem: (1) diminuição do retorno venoso devido à pressão externa na veia cava inferior com consequente diminuição do seu calibre; (2) aumento da dilatação do ventrículo direito com desvio septal (setas brancas) como resultado da elevação da pós-carga do ventrículo direito e (3) diminuição do enchimento do ventrículo esquerdo e do débito cardíaco.

Adaptada de Wiesen et al., 2013.

O PEEP aumenta a média da pressão das vias aéreas e Ppl, com efeitos hemodinâmicos similares aos da VM. O conceito de melhor PEEP baseia-se no balanço entre os benefícios respiratórios do PEEP (com a liberação do nível mais alto de O_2 para os tecidos) e seu efeito cardiovascular adverso.

O efeito da VM sobre o coração depende da disfunção cardíaca de base. A VM piora o débito cardíaco em disfunções dependentes da pré-carga, como cardiomiopatia restritiva, estenose valvar, isquemia e tamponamento cardíaco. Por

VÍDEO 2

Efeitos hemodinâmicos do recrutamento one step em pacientes com disfunção ventricular.

Utilize o QR code ao lado para acessar o vídeo.

Voucher: vmecanicasaesp

outro lado, a VM melhora a função cardíaca nos casos de disfunção dependente da pós-carga, como edema pulmonar cardiogênico e falência cardíaca aguda induzida pela respiração (em casos de cardiomiopatia severa ou isquemia cardíaca com disfunção sistólica importante).

A doença pulmonar altera a interação cardiopulmonar de várias maneiras: pelo aumento ou diminuição do volume pulmonar (anestesia, trauma torácico e abdominal, edema pulmonar, pneumonia); pelo aumento da resistência das vias aéreas (asma, doença pulmonar obstrutiva crônica); pelo aumento do volume minuto, do trabalho respiratório (Wb) e da impedância do VD (embolia pulmonar, síndrome do desconforto respiratório agudo – SDRA).

A SDRA é o exemplo da interação cardiopulmonar, já que todos os mecanismos existentes ocorrem em algum grau nessa doença, como colapso pulmonar, hipertensão pulmonar e aumento do respiratório; a liberação de mediadores inflamatórios, nesse caso, leva à vasoconstrição pulmonar, depressão miocárdica e hipotensão sistêmica.

A VM é a principal forma de tratamento da SDRA, contudo pode piorar ainda mais a função do VD devido a elevadas pressões transpulmonares, volumes correntes máximos e altas PEEP, com aumento da pós-carga nas câmaras direitas cardíacas. A VM aumenta a zona II pulmonar e diminui áreas da zona III na circulação pulmonar. Nesse contexto, o aumento da pós-carga é mais importante que a redução na pré-carga para a falência de VD.

VENTILAÇÃO MECÂNICA E PROTEÇÃO DA HEMODINÂMICA

Restringir a pressão transpulmonar, utilizando baixos volumes correntes, é uma excelente estratégia, já que altos volumes correntes aumentam a pós-carga do VD tanto na inspiração quanto na expiração. Uma PEEP "ideal" baixa, capaz de melhorar o fluxo através da circulação pulmonar sem comprometer a função do VD, é crucial para manutenção de adequada hemodinâmica, sobretudo em pacientes instáveis.

A posição prona é a recomendação mais aceitável em vez de aumentar a PEEP em níveis extremos para casos de hipoxemia grave.

Limitar a acidose respiratória, por controle da ventilação-minuto em uso de ventilação protetora, auxilia no manejo da hipercapnia permissiva que pode ser considerada maléfica na *performance* do VD, pois aumenta a hipertensão pulmonar por vasoconstrição arteriolar pulmonar. Dessa forma, aumentos da frequência respiratória podem elevar o volume-minuto e melhorar os níveis de acidose, todavia a possibilidade de auto-PEEP deve ser aferida e descartada, pois também aumentam a pós-carga do VD.

Então, uma tática amigável de VM para o VD nos portadores de hipertensão pulmonar ou síndrome do desconforto respiratório agudo (SDRA) inclui ventilação protetora (volume com 6 mL/kg, *driving pressure* < 13 cmH_2O e pressão de platô abaixo de 30 cmH_2O), otimização da FiO_2 e PEEP para assegurar a melhor oxigenação (saturação de O_2 > 92%) e possíveis aumentos da frequência respiratória para reduzir hipercapnia. Por outro lado, nos casos de hipoxemia grave (relação $PaO_2/FiO_2 < 150$ com $FiO_2 > 60\%$ e PEEP > 10 cmH_2O), a utilização da manobra de posição prona é o recomendável.

CONCLUSÃO

As interações cardiorrespiratórias são encontradas diariamente na prática clínica dos cuidados anestésicos. Grande parte da nossa compreensão nessa área repousa sobre o conhecimento fundamental adquirido décadas atrás. Esses conceitos foram, então, enriquecidos pelo avanço tecnológico, notadamente o advento e a realização cada vez maiores da ecocardiografia, e provavelmente continuarão evoluindo à medida que novos métodos de investigação se tornarem disponíveis, como a ressonância magnética cardiorrespiratória.

REFERÊNCIAS

1. Agostoni P, Cattadori G, Bussotti M, Apostolo A. Cardiopulmonary interaction in heart failure. Pulm Pharmacol Ther. 2007;20(2):130-4.
2. Vieillard-Baron A, Schmitt JM, Augarde R, Fellahi JL, Prin S, Page B, et al. Acute cor pulmonale in acute respiratory distress syndrome submitted to protective ventilation: incidence, clinical implications, and prognosis. Crit Care Med. 2001;29(8):1551-5.
3. Feihl F, Broccard AF. Interactions between respiration and systemic hemodynamics. Part I: basic concepts. Intensive Care Med. 2009;35(1):45-54.

4. Bronicki RA, Anas NG. Cardiopulmonary interaction. Pediatr Crit Care Med. 2009;10(3):313-22.
5. Feihl F, Broccard AF. Interactions between respiration and systemic hemodynamics. Part II: practical implications in critical care. Intensive Care Med. 2009;35(2):198-205.
6. Luo C, Ware DL, Zwischenberger JB, Clark JW, Jr. Using a human cardiopulmonary model to study and predict normal and diseased ventricular mechanics, septal interaction, and atrio-ventricular blood flow patterns. Cardiovasc Eng. 2007;7(1):17-31.
7. Rosenkranz S, Bauersachs J. Cardiopulmonary interaction in heart or lung disease: physiology, disturbances, and their clinical implications. Herz. 2019;44(6):475-6.
8. Wyffels PAH, De Hert S, Wouters PF. New algorithm to quantify cardiopulmonary interaction in patients with atrial fibrillation: a proof-of-concept study. Br J Anaesth. 2021;126(1):111-9.
9. Vieillard-Baron A, Page B, Augarde R, Prin S, Qanadli S, Beauchet A, et al. Acute cor pulmonale in massive pulmonary embolism: incidence, echocardiographic pattern, clinical implications and recovery rate. Intens Care Med. 2001;27(9):1481-6.
10. Goldman E. Age-dependent cardiopulmonary interaction during airway obstruction: a simulation model. Am J Physiol Heart Circ Physiol. 2010;299(5):H1610-4.
11. Langer F, Wendler O, Wilhelm W, Tscholl D, Schafers HJ. Treatment of a case of acute right heart failure by inhalation of iloprost, a long-acting prostacyclin analogue. Eur J Anaesthesiol. 2001;18(11):770-3.
12. Kovacs E, Gyarmathy VA, Pilecky D, Fekete-Gyor A, Szakal-Toth Z, Geller L, et al. An interaction effect analysis of thermodilution-guided hemodynamic optimization, patient condition, and mortality after successful cardiopulmonary resuscitation. Int J Environ Res Public Health. 2021;18(10).
13. Vieillard-Baron A, Jardin F. Why protect the right ventricle in patients with acute respiratory distress syndrome? Curr Opin Crit Care. 2003;9(1):15-21.
14. Wiesen J, Ornstein M, Tonelli AR, Menon V, Ashton RW. State of the evidence: mechanical ventilation with PEEP in patients with cardiogenic shock. Heart (British Cardiac Society). 2013;99(24):1812-7.

11

Ventilação mecânica em distúrbios obstrutivos (DPOC e asma)

Jorge Luis dos Santos Valiatti
Neymar Elias de Oliveira
Talison Silas Pereira

DESTAQUE DO TEMA

1. Asma e doença pulmonar obstrutiva crônica (DPOC) entram como desafio no perioperatório no caso de sua exacerbação.
2. É de fundamental importância o controle pré-operatório e terapia farmacológica adequada antes do procedimento cirúrgico.
3. A exacerbação da asma e a evolução para broncoespasmo intraoperatório necessita de intervenção imediata com broncodilatadores inalatórios e ajustes na ventilação mecânica.
4. Tanto pacientes com asma quanto com DPOC em vigência de descompensação no intraoperatório estão no grupo de risco de desenvolvimento de auto-PEEP. A presença de bloqueio neuromuscular residual aumenta esse risco, assim como ausência de ajustes na relação I:E.

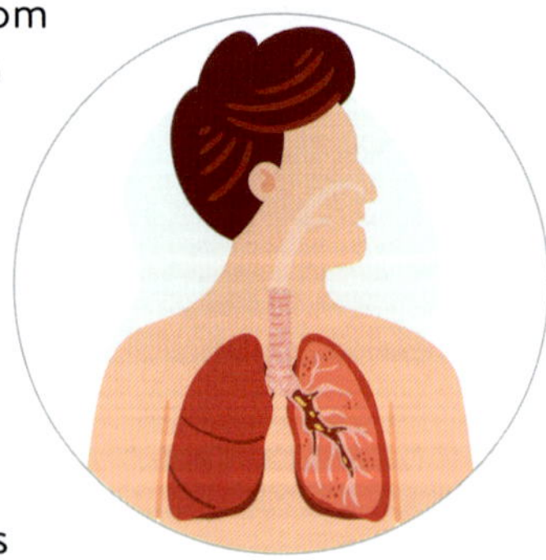

5. Alvos de ventilação mecânica protetora com uso de PEEP mais baixa são metas a serem oferecidas no paciente asmático em vigência de broncoespasmo.

INTRODUÇÃO

A doença pulmonar obstrutiva crônica (DPOC) é frequentemente encontrada em pacientes que serão submetidos à cirurgia eletiva ou de emergência. É atualmente a quarta maior causa de mortalidade e tem sido observada uma tendência de aumento de sua incidência decorrente de dois fatores principais: o envelhecimento populacional e a manutenção da exposição aos fatores de risco.

A DPOC é caracterizada por sintomas respiratórios persistentes, incluindo tosse, expectoração e/ou dispneia ao esforço associado a limitação do fluxo aéreo, não totalmente reversível, e geralmente progressiva. Esse processo decorre da resposta inflamatória crônica das vias aéreas, do parênquima e da circulação pulmonar, desencadeada pela exposição a partículas e/ou gases nocivos, especialmente relacionados com o tabagismo. O diagnóstico requer a realização rotineira da espirometria.

Episódios de exacerbação ocorrem em taxas variáveis de 0,5 a 3,5 episódios anuais, e podem manifestar-se como evolução natural da doença e/ou complicações frequentemente relacionadas a infecções respiratórias virais ou bacterianas.

A DPOC, com seu caráter de exacerbações agudas, principalmente nos estágios mais avançados da doença, responde por cerca de 10% dos pacientes que estão sob ventilação mecânica nas UTIs. A mortalidade hospitalar pode alcançar entre 11% e 24%, quando há necessidade de tratamento intensivo. O desdobramento a longo prazo ainda é pior, chegando a 40% em um ano e até 59% para pacientes com mais de 65 anos.

A asma brônquica é uma doença crônica caracterizada por hiperresponsividade da traqueia e brônquios a diversos estímulos, resultando em obstrução das vias aéreas, reversível espontaneamente ou como resultado de tratamento farmacológico. Manifesta-se, sob o ponto de vista fisiológico, por estreitamento das vias aéreas e, clinicamente, por crises paroxísticas de dispneia, tosse e sibilos. Normalmente a evolução para broncoespasmo no intraoperatório possui correlação a pacientes com quadro de asma não controlada e fatores agravantes no intraoperatório (Quadro 1).

Os ataques são, de modo geral, de curta duração, permanecendo por minutos ou horas, após os quais o paciente recupera-se completamente. Contudo, alguns pacientes apresentam uma forma crônica da doença, em que o estreitamento brônquico é praticamente irreversível. Na definição atual de asma foi incluída a presença de inflamação brônquica, em maior ou menor intensidade, que está presente mesmo em doença de leve ou moderada intensidade

As manifestações clínicas da asma dependem do grau de obstrução brônquica presente. Essa obstrução é variável em intensidade, de paciente para paciente e, de momento para momento em um mesmo paciente, de modo que a cada situação

QUADRO 1 Fatores agravantes de broncoespasmo no intraoperatório
Obstrução parcial do tubo orotraqueal (TOT), incluindo TOT dobrado, rolha, seletivação, etc.
Farmacoinduzido (protamina, bloqueadores neuromusculares, betabloqueador, opioides)
Plano anestésico inadequado
Edema pulmonar
Aspiração de conteúdo gástrico
Embolia pulmonar
Pneumotórax hipertensivo
Corpo estranho na árvore traqueobrônquica

é possível encontrar quadros clínicos diversos. Ao contrário da DPOC, a asma representa 2% das admissões na UTI e cerca de 1 a 2% dos pacientes sob ventilação mecânica invasiva. A mortalidade esperada é menor que 10% nesses pacientes.

FISIOPATOLOGIA DA DPOC E DA ASMA

O represamento aéreo durante a exalação, secundário à inflamação crônica, edema e broncoespasmo, marcam tanto a asma como a DPOC, especialmente nos casos de bronquite crônica. No enfisema pulmonar o principal fator é a destruição do parênquima pulmonar das pequenas vias aéreas.

Doenças obstrutivas estão, portanto, relacionadas à insuficiência respiratória do tipo II (ventilatória ou hipercapnia). Quando ocorre um componente hipoxêmico, define-se como mista, frequentemente associada a infecções respiratórias, virais ou bacterianas. Na crise aguda, a obstrução ao fluxo aéreo acompanhado de redução da retração elástica pulmonar promoverá o desenvolvimento ou piora da hiperinsuflação pulmonar dinâmica, levando ao aprisionamento aéreo progressivo e ao prolongamento da constante de tempo expiratória, que tende a se agravar pelo aumento secundário da frequência respiratória como resposta ao aumento da demanda ventilatória. A hiperinsuflação dinâmica progressiva determinará o aumento da auto-PEEP ou PEEP intrínseca (PEEPi), impondo uma sobrecarga ao trabalho da musculatura inspiratória para gerar um fluxo de ar na inspiração. O mesmo fenômeno modifica a conformação das fibras musculares, reduzindo a curvatura diafragmática. É importante assinalar que em pacientes com doença mais avançada, frequentemente existe a diminuição direta da força muscular por uso crônico de corticosteroides e desnutrição. A fadiga muscular e o aumento das pressões intratorácicas produz o uso de musculatura acessória, e em casos extremos, pulso paradoxal e queda do débito cardíaco. Esses fatos explicam porque numa fase inicial pode existir normo ou hipocapnia, enquanto nas fases avançadas o padrão esperado é a hipercapnia, acidose mista e hipoxemia arterial. O lactato nessa fase frequentemente encontra-se elevado. O quadro derradeiro pode culminar com um tórax silencioso, presença de respiração paradoxal e torpor secundário, condições que impõem a assistência ventilatória pelo risco iminente de parada respiratória.

Em virtude do exposto, fica claro que o reconhecimento da agudização na fase precoce é fundamental para permitir a maximização da terapia broncodilatadora e anti-inflamatória no período pré-operatório, especialmente em pacientes que serão submetidos a procedimentos eletivos. A realização da espirometria no pré-operatório eletivo permite a otimização desses ajustes. É importante salientar a presença indispensável de fisioterapia respiratória e motora. Essa conduta é crucial para que após o procedimento cirúrgico, a desconexão ou o desmame da ventilação mecânica sejam bem-sucedidos. Na Figura 1 tem-se uma representação esquemática dos efeitos da hiperinsuflação pulmonar.

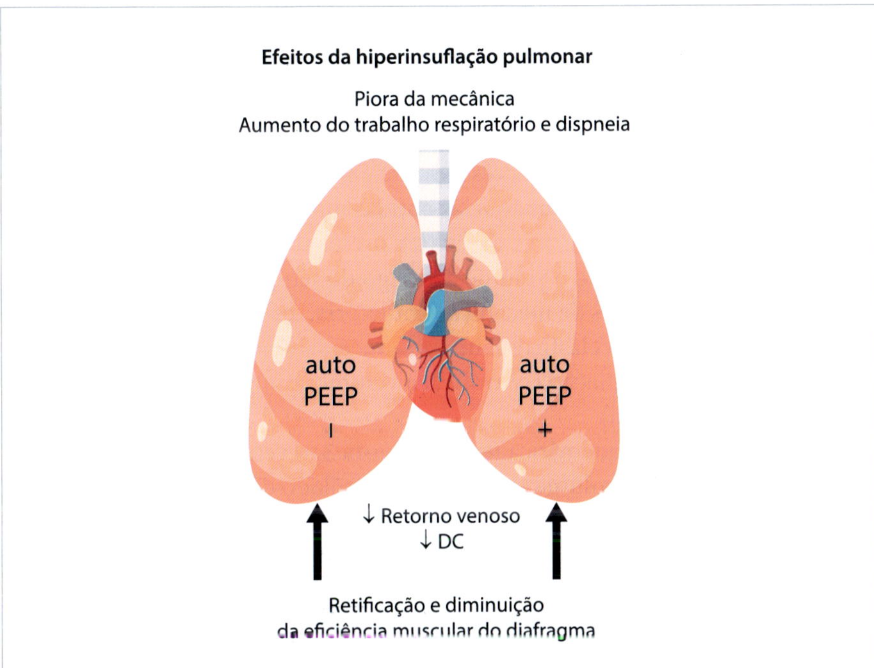

FIGURA 1 Efeitos da hiperinsuflação pulmonar na mecânica ventilatória e na hemodinâmica.

DC: débito cardíaco.

ASPECTOS GERAIS DA VENTILAÇÃO MECÂNICA DURANTE O PERÍODO INTRAOPERATÓRIO E MONITORIZAÇÃO DA MECÂNICA VENTILATÓRIA

A ventilação mecânica é um procedimento frequente para a manutenção das funções vitais no período intraoperatório. A maioria dos procedimentos cirúrgicos estão relacionados com alteração da função pulmonar leve ou moderada. As principais alterações pulmonares podem resultar em complicações pulmonares no pós-operatório, que são causas importantes de morbimortalidade perioperatória. Insultos intraoperatórios colocam os pacientes em risco de lesão pulmonar. A inflamação sistêmica pelo trauma cirúrgico, translocação de endotoxinas e bactérias predispõe a lesão pulmonar indireta. Dentre as causas de lesão pulmonar direta estão a atelectasia regional causada por limitada excursão diafragmática, uso de relaxantes neuromusculares e posição supina. Complicações pulmonares estão associadas a piora do desfecho pós-operatório, mesmo em pulmões normais, o que tem permitido o avanço no desenvolvimento e na implementação de métodos de assistência ventilatória protetora no perioperatório.

Em paciente portadores de DPOC ou asma, o grande desafio da fase intraoperatória consiste, assim como na fase pós-operatória, em minimizar a presença da hiperinsuflação dinâmica e os efeitos pulmonares e hemodinâmicos já relatados ou agravar a doença obstrutiva vigente. Mais recentemente, a incorporação tecnológica de anestesia aos ventiladores permite uma monitorização e modalidades ventilatórias muito semelhantes àquelas obtidas num ambiente de terapia intensiva. O acoplamento de sensores de fluxo e pressão, e a visualização de curvas básicas como pressão, fluxo e volume ao longo do tempo permitem determinar mais facilmente alterações de mecânica ventilatória, diferenciando alterações do componente resistivo do elástico. É importante assinalar que essas medidas devem ser obtidas em ventilação controlada a volume com fluxo controlado (onda quadrada) (Figuras 2 a 5).

Na representação esquemática feita na Figura 3, o ventilador foi ajustado em ventilação controlada a volume, com fluxo controlado de 30 L/min e PEEP de 5 cmH_2O. O traçado cinza é o observado no ventilador, enquanto a curva em preto representa a pressão estimada nos alvéolos. A aplicação de pausa inspiratória permite separar o componente resistivo do componente elástico. A diferença entre a Ppico e Pplatô é denominada pressão resistiva, enquanto a diferença entre a pressão de platô e a PEEP é a pressão elástica.

Na Figura 4 é possível observar que o fluxo expiratório não atinge a linha de base "vide seta", caracterizando a existência de auto-PEEP.

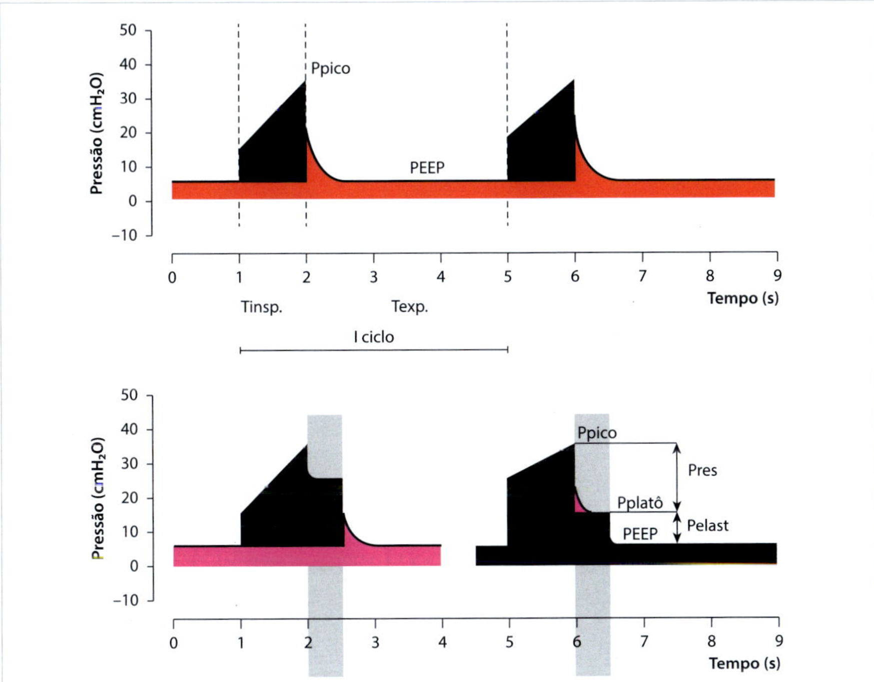

FIGURA 2 Curvas de Pressão *vs.* Tempo (P x T) obtida em ventilação controlada a volume. No traçado superior podemos observar a pressão de pico e a PEEP aplicada sem a presença de pausa inspiratória. No traçado inferior é visível a presença de pausa inspiratória, com pressões de pico, platô e PEEP. Pres: pressão resistiva; Pelast: pressão elástica.

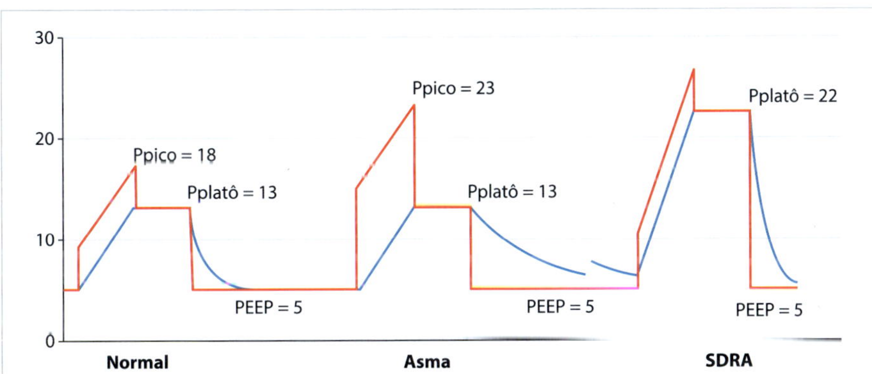

FIGURA 3 Nesta representação, o ventilador foi ajustado em ventilação controlada a volume, com fluxo controlado de 30 L/min e PEEP de 5 cmH_2O. O traçado em vermelho é observado no ventilador, enquanto a curva em azul representa a pressão estimada nos alvéolos. A aplicação de pausa inspiratória permite separar o componente resistivo do componente elástico. A diferença entre a Ppico e a Pplatô é denominada pressão resistiva, enquanto a diferença entre a pressão de platô menos a PEEP, pressão elástica.

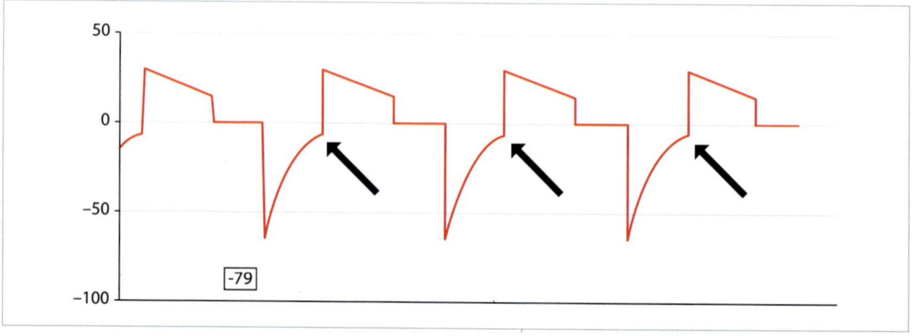

FIGURA 4 Curva Fluxo *vs*. Tempo. Paciente portador de DPOC em VM com evolução para auto-PEEP, as setas apontam para ausência de fluxo expiratório acumulativo e fluxo não zerando, com presença de auto-PEEP.

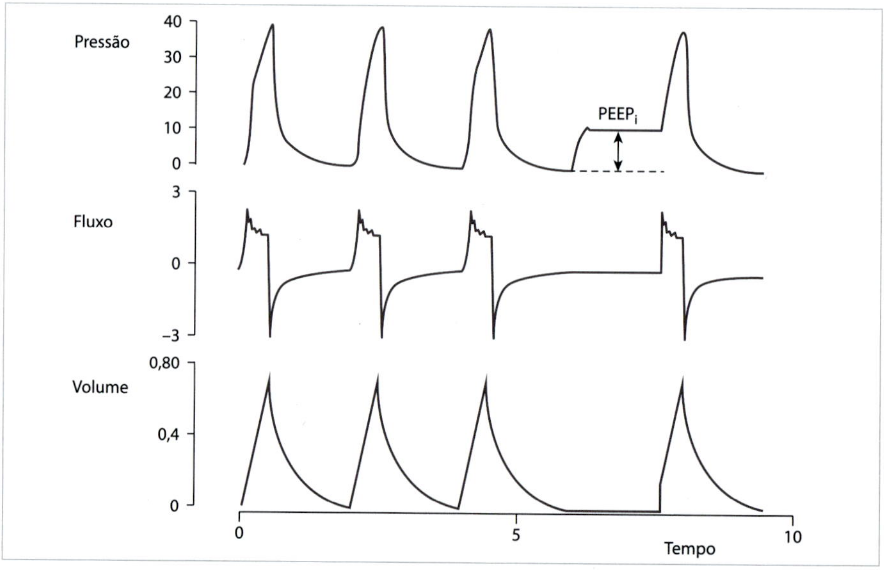

FIGURA 5 Curvas de pressão, fluxo e volume ao longo do tempo em paciente com asma grave. A aplicação de pausa expiratória permite detectar o valor da auto-PEEP.

ESTRATÉGIA VENTILATÓRIA DURANTE A ANESTESIA E NO PÓS-OPERATÓRIO IMEDIATO DE PACIENTES COM DPOC E ASMA

Nos pacientes com DPOC, há estreitamento e obstrução das vias aéreas, com broncoconstrição, infiltrado inflamatório, hipertrofia das glândulas mucosas, espessamento da mucosa e aumento da secreção de muco, o que provoca o comprometimento da patência das vias aéreas e aumento da resistência. Os pulmões ficam mais suscetíveis ao colapso, principalmente durante a expiração, resultando em aprisionamento de ar nas unidades alveolares. Esse fenômeno justifica a necessidade de maximizar o tempo expiratório durante a ventilação mecânica.

É importante salientar que a insuflação do pneumoperitônio em cirurgia videolaparoscópica é um fator agravante. O aumento da pressão intra-abdominal pode ocasionar importante variação da mecânica respiratória nesse grupo de pacientes. A compressão das bases pulmonares pelo deslocamento cefálico do diafragma e o aumento da pressão média e de pico das vias aéreas aumenta o risco de pneumotórax, enquanto o recrutamento cíclico das áreas atelectasiadas podem aumentar o estresse mecânico no parênquima pulmonar, agravando a disfunção pulmonar perioperatória.

MODOS DE VENTILAÇÃO MECÂNICA INVASIVA NO INTRAOPERATÓRIO E PÓS-OPERATÓRIO EM PACIENTES COM DPOC E ASMA

Atualmente, não existem evidências que justifiquem o favorecimento de nenhuma modalidade ventilatória com o objetivo de prevenir complicações pulmonares tanto no intra como no pós-operatório. Quando o volume corrente, a PEEP e a relação inspiração-expiração são constantes, não há diferença na melhora da oxigenação ou pressão de platô, se comparada à ventilação controlada a volume ou pressão. O uso de ventilação controlada a volume permite manter um volume corrente fixo, enquanto a pressão de pico é variável, sendo aqui a relação I:E ajustada de modo a permitir que a exalação ocorra totalmente, minimizando o risco de auto-PEEP. Em pacientes com alterações agudas da resistência, poderia ser considerado uma vantagem adicional, visto que o volume corrente permanecerá fixo. As oscilações da resistência de pacientes parcialmente obstruídos seriam mais facilmente detectadas pela monitorização da mecânica ventilatória. Já está amplamente demonstrado que o componente principal no desenvolvimento de barotrauma está mais relacionado à pressão de platô das vias aéreas do que às variações de pressão de pico. Na PCV, ajusta-se a pressão acima de PEEP e o tempo inspiratório de maneira direta ou indireta pelo ajuste da relação I:E, o fluxo é livre e oscila de acordo com as características resistivas e elásticas do sistema respiratório, sendo o volume corrente variável. Esse fato deve alertar para a possibilidade de aumento ou redução do volume corrente de acordo com variações da mecânica do sistema ventilatório. Portanto, o volume corrente gerado deve ser constantemente monitorado.

Um novo modo ventilatório foi recentemente incorporado, e poderia em tese resolver a ampla variação observada em pacientes ventilados em PCV, denominado pressão controlada com volume garantido ou volume assegurado. Nesse caso, tem-se a vantagem de permitir o ajuste de um volume corrente alvo, e a pressão oscilaria de modo a se manter por retroalimentação, com aumentos ou reduções da mesma. Nessa situação, cumpre salientar que existe a necessidade do ajuste de uma pressão máxima permitida, evitando um aumento excessivo.

PECULIARIDADES DOS AJUSTES VENTILATÓRIOS EM PACIENTES COM DPOC NO PERÍODO PERIOPERATÓRIO

O uso de VNI é o padrão consagrado para exacerbações da DPOC. Estudos comparando VNI com ventilação invasiva demostram redução da intubação, redução da pneumonia associada a ventilação mecânica, dias de UTI e estadia hospitalar, e mortalidade, podendo servir como ferramenta no manejo em recuperação pós-anestésica. A modalidade ventilatória mais utilizada é a pressão de suporte (PSV), associado a baixos valores de PEEP. O ajuste do valor da pressão acima de PEEP deve ter como objetivo um volume corrente alvo na faixa de 6-7 mL/kg de peso predito. Esse modo ventilatório é espontâneo, com ciclagem a fluxo, normalmente ajustado pelo operador. É importante salientar que, na piora clínica, a ventilação mecânica invasiva deve ser imediatamente instituída, pois a deterioração do quadro clínico pode ocorrer rapidamente. Nas primeiras horas de VMI, recomenda-se repouso da musculatura respiratória. Os modos ventilatórios preferidos são os assistido-controlados (ventilação ciclada a volume [VCV] ou controlada à pressão [PCV]). A sedação e analgesia deverão ser suficientes para promover o repouso muscular respiratório. Na exacerbação da DPOC, não existem estudos que comparem especificamente os modos ventilatórios PCV e VCV.

A principal causa da hipercapnia é o aumento do espaço morto, relacionado com a gravidade da hiperinsuflação dinâmica. Cuidados adicionais são importantes para evitar reduzir a $PaCO_2$ com aumento do volume-minuto, podendo acarretar no aumento da hiperinsuflação pulmonar além de alcalemia, com prejuízo da oferta de oxigênio para os tecidos e depressão do sistema nervoso central. A frequência respiratória inicial deve ser programada entre 8 e 12 por minuto. O volume-minuto deve ser ajustado com o objetivo de normalizar o pH arterial e não a $PaCO_2$ desde que a hipercapnia não esteja contraindicada.

A obstrução ao fluxo aéreo e a elevada resistência de vias aéreas, sobretudo na expiração, tornam necessário um tempo expiratório prolongado para garantir o esvaziamento alveolar. Isso pode ser obtido reduzindo o tempo inspiratório e aumentando o tempo expiratório ao máximo, diminuindo dessa maneira a relação I:E, com o objetivo de reduzir a hiperinsuflação dinâmica. No modo VCV, o valor e o formato do fluxo inspiratório devem ser sempre programados e seus ajustes variam com o grau de obstrução e o conforto do paciente. Fluxos inspiratórios desacelerados, entre 40 e 60 L/min, com ajuste da relação I:E em valores inferiores a 1:3, possibilitam um tempo expiratório prolongado com manutenção de pressão de platô adequada (< 30 cmH_2O). O uso de volumes correntes baixos (6 mL/kg do peso predito), permitem utilizar fluxos inspiratórios de 60 L/min. Embora não existam estudos que evidenciem diferenças de mortalidade, o uso do fluxo inspiratório desacelerado é recomendado em caso de heterogeneidade pulmonar. Fluxos inspiratórios inadequados podem aumentar o esforço do paciente nos ciclos assistidos no modo VCV.

Pacientes com exacerbação da DPOC são propensos a inadequada interação paciente-ventilador e o aparecimento de assincronias. Esse fenômeno ocorre em virtude do aumento do estímulo do centro respiratório, da limitação ao fluxo expiratório, aumento dos trabalhos resistivo e elástico e redução da força muscular. No modo PCV, o fluxo inspiratório é livre e decrescente, e seu valor depende diretamente do nível de pressão aplicada, do tempo inspiratório ajustado, do esforço inspiratório do paciente e da mecânica respiratória. O volume corrente é variável. Recomenda-se o ajuste da relação I:E em valores inferiores a 1:3 e que seja utilizado o menor valor da pressão de distensão, de maneira a determinar um tempo inspiratório suficiente para ocorrer a zeragem do fluxo inspiratório pelo ventilador. A destruição do parênquima pulmonar, mais evidenciada em pacientes com enfisema pulmonar, promove a perda de tração radial e instabilidade das pequenas vias aéreas, ocasionando colapso expiratório dinâmico.

A aplicação externa da PEEP pode, por ação mecânica, contrapor esse fenômeno, mantendo o calibre nas vias aéreas, facilitando, assim, o fluxo expiratório. A aplicação de PEEP externa deve ser associada ao monitoramento adequado da mecânica respiratória. No modo VCV, a medida da pressão de platô é recomendada e pode ser usada para titulação da PEEP externa aplicada. No modo PCV, à medida que se aumenta o valor da PEEP externa, monitora-se o volume corrente exalado. Se este se reduzir, é sinal de desinsuflação pulmonar.

PECULIARIDADES DA VENTILAÇÃO MECÂNICA NA ASMA NO PERÍODO PERIOPERATÓRIO

Ao contrário da DPOC, não existem evidências que suportam o uso rotineiro de VNI na asma grave. Não há regra bem estabelecida para a indicação de intubação e ventilação assistida para esses pacientes. Na maioria das vezes, tem-se um paciente asmático com evolução para broncoespasmo no intraoperatório e não só ajustes na ventilação mecânica como também intervenções com broncodilatadores podem mudar o cenário apresentado. Um fluxograma direcionado ao manejo dessa complicação pode ajudar no manejo de broncoespasmo no intraoperatório (Figura 6). As Figuras 7 e 8 apresentam sugestões de forma de administração de broncodilatores durante o intraoperatório.

Suspeita de broncoespasmo

A
- Mudar para FiO_2 100%
- Ventilar à mão; aspirar o TOT, descartar TOT dobrado, sistema respiratório obstruído
- Interromper a estimulação/cirurgia
- Considerar a possibilidade de: alergia/anafilaxia; interromper a administração de medicamentos suspeitos/coloides/hemoderivados, bloqueadores neuromusculares; antibióticos

Considerar terapêutica farmacológica – Ver box D

↓

Dificuldade com a ventilação/queda da SpO_2
CHAME AJUDA

↓

Atuação imediata: prevenir a hipóxia e reverter a broncoconstrição

B
- Aprofundar a anestesia e bloqueio neuromuscular
- Se a ventilação através do IOT for difícil/impossível, verificar a posição do tubo e excluir se ele estiver bloqueado/dobrado!
- Se necessário, eliminar a oclusão do circuito respiratório, verificar todas as conexões até o ventilador mecânico
- Verificar a possibilidade de IOT seletiva (posição cefalodeclive, pneumoperitonêo, manipulação cervical), que ao exame pode apresentar: ausculta unilateral, USG pulmonar com ausência de *lung sliding*, aumento Ppico; expansão torácica unilateral
- Em pacientes não intubados, excluir o laringoespasmo e considerar a aspiração

↓

Gestão secundária: fornecer terapia contínua e abordar a causa subjacente

C
- Otimizar ventilação mecânica – vide recomendações
- Reconsiderar alergia/anafilaxia – expor e examinar o paciente, rever os medicamentos
- Se não houver melhora, considerar edema pulmonar/pneumotórax/embolia pulmonar/corpo estranho (utilizar métodos *point of care* -> USG pulmonar)
- Considerar abandonar/abortar a cirurgia
- Solicitar e rever radiografia de tórax
- Considerar a transferência para cuidados intensivos

↙

Terapêutica de 1ª linha

D
SALBUTAMOL
- Inalador de dose medida: 6-8 *puffs* repetidos se necessário (usando adaptador em linha/seringa de 50 mL (Figuras 7 e 8) seringa com tubulação
- Nebulizador: 5 mg (1 mL 0,5%) repetido conforme necessário

→

Terapêutica de 2º plano

E
- Brometo de ipratrópio: 500 mcg por nebulizador ou quatro a oito baforadas
- Sulfato de magnésio: 50 mg/kg IV durante 20 min (máximo 2 g)
- Hidrocortisona: 200 mg IV com efeito 4-6 horas
- Associar agente inalatório
- Cetamina: *bolus* 10-20 mg. Infusão 1-3 mg/kg/h

CASOS REFRATÁRIOS:
Epinefrina-Nebulizado: 5 mL/s 1:1000
Intravenoso: 10 mcg a 50 mcg (0,1 mL 1:10.000), com possibilidade de manutenção a 2 a 10 mcg/min

FIGURA 6 Fluxograma do manejo do broncoespasmo agudo.

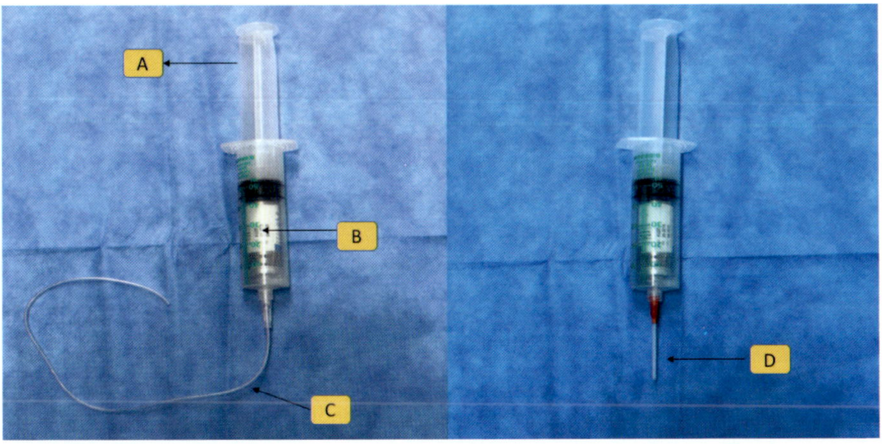

FIGURA 7 Sugestão de formas de administração de *puff* de salbutamol durante a ventilação mecânica. O sistema é composto por: (A) Seringa de 50 mL; (B) *Puff* de salbutamol; (C) Equipo extensor para uso em bomba de seringa; (D) Jelco 14, entra como alternativa ao equipo extensor.

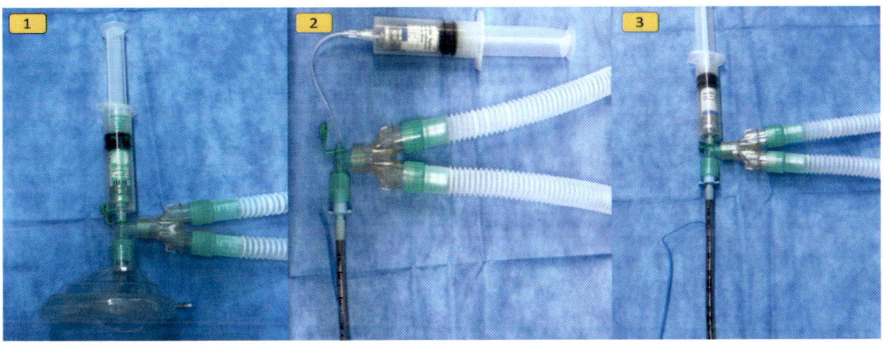

FIGURA 8 Sugestão de formas de administração de *puff* de salbutamol, em situação de paciente anestesiado ou em ventilação mecânica. Na imagem (1) forma de conexão da seringa contendo o *puff* de salbutamol ao sistema respiratório, portando ainda da máscara facial sem filtro respiratório para administração do beta2-agonista. Imagens (2) e (3), exemplificam a situação em ventilação mecânica e presença de IOT, o sistema com a seringa é conectado ao sistema ventilatório.

No Quadro 2 estão as sugestões dos ajustes do ventilador em paciente com asma segundo as Recomendações Brasileiras de Ventilação Mecânica de 2013. Cumpre salientar que as mesmas permanecem inalteradas mesmo após uma década.

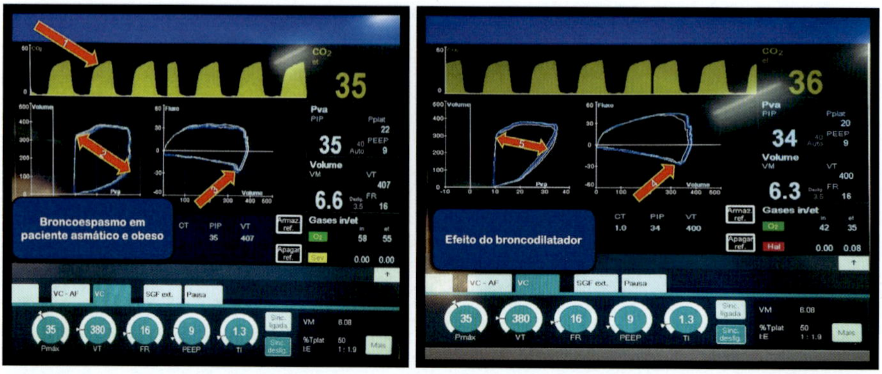

FIGURA 9 Paciente asmático e obeso mórbido, evoluindo com broncoespasmo no intraoperatório. Seta 1: identifica-se na curva de capnografia o aumento do ângulo alpha entre a fase 2 e o platô expiratório (fase 3). Seta 2: existe um distanciamento entre a fase inspiratória e expiratória no *loop* Pressão *vs*. Volume. Seta 3: na curva de Fluxo *vs*. Volume, em virtude da obstrução e do broncoespasmo observa-se a presença de limitação do fluxo expiratório na sua fase inicial; os presentes achados associados à ausculta pulmonar com presença de sibilos corroboram o diagnóstico de exacerbação da asma com broncoespasmo intraoperatório. Após o diagnóstico, foi realizado *puffs* de salbutamol via tubo orotraqueal com evolução para melhora dos fluxos expiratórios, setas 4 e 5.

QUADRO 2 Programação do ventilador para pacientes com asma

Modalidade: PCV ou VCV
Volume corrente: 6 mL/kg peso predito (inicialmente)
Pressão inspiratória máxima: < 50 cmH_2O
Pressão de platô: < 35 cmH_2O
Auto-PEEP: < 15 cmH_2O
Frequência respiratória: 8-12/min
Fluxo: necessário para manter tempo expiratório suficiente para terminar expiração; 60-100 L/min (VCV); Livre (PVC)
FiO_2: necessário para manter SpO_2 > 92%; PaO_2 > 60 mmHg
PEEP: baixa (3-5 cmH_2O); em casos selecionados e com monitorização adequada a PEEP pode ser usada em valores superiores pelo efeito mecânico em abrir as pequenas vias aéreas[2,3]

CONSIDERAÇÕES FINAIS

A DPOC é um problema de saúde pública, frequentemente observada em pacientes submetidos a procedimentos cirúrgicos eletivos e de emergência que tendem a aumentar, já representando a quarta causa de mortalidade global, com altos custos hospitalares. Sempre que possível, diante de procedimentos eletivos, os pacientes devem passar por avaliação especializada para otimizar a utilização de fármacos, reduzindo riscos de complicações e mortalidade perioperatória.

A asma por outro lado, tem uma incidência menor, sendo que a reversão do broncoespasmo é mais facilmente atingida com o uso adequado de broncodilatadores e anti-inflamatórios. O aspecto fisiopatológico comum entre essas situações tão diversas reside no fato de que nas descompensações invariavelmente existe a presença de limitação ao fluxo aéreo inspiratório e expiratório, provocando aumento da resistência das vias aéreas, hiperinsuflação dinâmica, aumento da capacidade residual funcional, aumento do espaço morto, possibilidade de auto-PEEP e aumento da incidência de barotrauma.

Utilizar VCV ou PCV tem vantagens e desvantagens, mas é fundamental que os ajustes ventilatórios sejam adequados, e ter por finalidade reduzir a hiperinsuflação e seus efeitos hemodinâmicos. Isso é obtido com a redução do tempo inspiratório e o consequente aumento do tempo expiratório, permitindo a exalação adequada.

A monitorização da mecânica ventilatória durante a ventilação mecânica intraoperatória é de suma importância para minimizar os eventos adversos. Vale salientar que o tratamento agressivo do broncoespasmo é fundamental, devendo ser mantido durante a aplicação da ventilação mecânica.

LEITURA RECOMENDADA

1. Abbott TEF, Fowler AJ, Pelosi P et al. A systematic review and consensus definitions for standardised end-points in perioperative medicine: Pulmonary complications. Br J Anaesth. 2018;120(5):1066-79.
2. Menezes AM, Perez-Padilla R, Jardim JR et al. Associação de Medicina Intensiva Brasileira, Sociedade Brasileira de Pneumologia e Tisiologia. Diretrizes Brasileiras de Ventilação Mecânica; São Paulo, 2013.
3. Officer TM, Pellegrino R, Brusasco V, Rodarte JR. Measurement of pulmonary resistance and dynamic compliance with airway obstruction. J Appl Physiol. 1998;85(5):1982-8.
4. Purro A, Appendini L, Polillo C et al. Mechanical determinants of early acute ventilator failure in 4-COPD patients: A physiologic study. Intensive Care Med. 2009;35(4):639-64.
5. Laghi F, Goyal A. Auto-PEEP in respiratory failure. Minerva Anestesiol. 2012;78(2):201-21
6. Barbas CSV, Pinheiro BV, Vianna A et al. Ventilação mecânica na crise de asma aguda. III Consenso Brasileiro de Ventilação Mecânica. J Bras Pneumol. 2007;33(Suppl 2S):S106-10.
7. Oddo M, Feihl F, Schaller MD, Perret C. Management of mechanical ventilation in acute severe asthma: Practical aspects. Intensive Care Med. 2006;32(4):501-10.
8. Shapiro JM. Management of respiratory failure in status asthmaticus. Am J Respir Med. 2002;1(6):409-16.
9. Tuxen DV, Lane S. The effects of ventilatory pattern on hyperinflation, airway pressures, and circulation in mechanical ventilation of patients with severe air-flow obstruction. Am Rev Respir Dis. 1987;136(4): 872-9.
10. Tuxen DV, Williams TJ, Scheinkestel CD, Czarny D, Bowes G. Use of a measurement of pulmonary hyperinflation to control the level of mechanical ventilation in patients with acute severe asthma. Am Rev Respir Dis. 1992;146(5 Pt 1):1136-42.

12

Ventilação mecânica em pacientes obesos

Luiz Fernando dos Reis Falcão
Victor Gabriel Vieira Goncho

DESTAQUE DO TEMA

1. O conhecimento da fisiologia da obesidade é de suma importância para o manejo ventilatório em pacientes obesos.
2. A obesidade desencadeia queda da capacidade residual funcional, complacência e aumento da elastância pulmonar.
3. A exposição do obeso ao cenário videolaparoscópico pode acentuar as repercussões pulmonares preexistentes.
4. A manutenção do volume corrente em peso ideal e *driving pressure* < 15 cmH_2O são metas importantes na ventilação mecânica protetora. Atualmente parece prudente a utilização de PEEP < 5 cmH_2O em pacientes obesos.

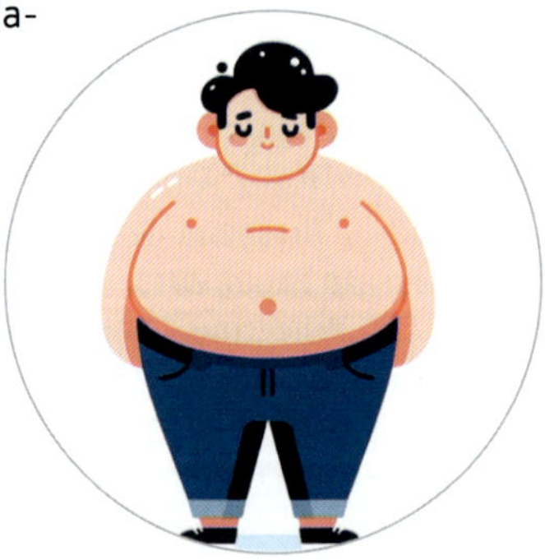

INTRODUÇÃO

Em escala global, a obesidade aumentou notoriamente nas últimas décadas, afetando mais de 700 milhões de indivíduos. Desde a década de 1980, a prevalência da obesidade dobrou em muitos países e continua a aumentar na maioria das regiões do mundo. Se as tendências atuais continuarem, até 2025, aproximadamente 2,7 bilhões de adultos estarão acima do peso, com um adicional de

1 bilhão de pessoas afetadas pela obesidade [índice de massa corporal (IMC) ≥ 30 kg/m^2] e 177 milhões afetados pela obesidade mórbida (IMC ≥ 40 kg/m^2). A epidemia de obesidade junto do desenvolvimento de cirurgia laparoscópica e robótica resultaram em um aumento exponencial de procedimentos bariátricos durante a última década, colocando-os entre os procedimentos cirúrgicos gastrointestinais mais comuns.

Os anestesiologistas desempenham papel importante no sucesso desses procedimentos, especialmente considerando protocolos de otimização na recuperação pós-operatória. Para a população obesa, os principais objetivos da recuperação otimizada da cirurgia bariátrica são a preservação da função fisiológica e redução do estresse cirúrgico perioperatório. Além disso, há forte recomendação para realizar-se ventilação mecânica (VM) protetora, evitando complicações pulmonares no pós-operatório (CPP). A aplicação de protocolos que visam à otimização da recuperação pós-operatória de procedimentos bariátricos, além de melhorarem resultados, reduzem morbidade e tempo de internação. Dessa forma, através de técnicas de ventilação mecânica protetiva no período intraoperatório, as CPP podem ser evitadas e uma melhoria adicional no resultado alcançada.

Pacientes obesos têm risco aumentado de CPP. Ball et al., em um subestudo do do grupo LAS VEGAS incluindo apenas pacientes com obesidade, demonstrou que pacientes obesos tiveram maior incidência de CPP em comparação com não obesos (18,5% *vs.* 11,7%, respectivamente). Também foi evidenciado que a incidência de CPP grave, excluindo os casos de terapia de O_2 não planejada, foi maior em obesos mórbidos em comparação com pacientes não obesos (7,3% *vs.* 2,8%, respectivamente). É importante frisar que os anestesiologistas devem ter conhecimento atualizado sobre ventilação protetora pulmonar, bem como das alterações na mecânica ventilatória associadas a essa condição, para se adequar ao manejo desses pacientes.

O objetivo deste capítulo é apresentar de forma concisa o atual conhecimento sobre a fisiologia respiratória na obesidade, a importância da VM protetora intraoperatória e aspectos de diferentes configurações da ventilação, com a meta de alcançar a melhor estratégia do manuseio ventilatório do paciente obeso.

FUNÇÃO PULMONAR, ANESTESIA E CIRURGIA NO PACIENTE OBESO

Pacientes com obesidade apresentam muitas peculiaridades na fisiologia respiratória e, consequentemente, características únicas da mecânica ventilatória (Figura 1). Além disso, é frequente a presença de comorbidades respiratórias nos obesos, aumentando o risco de desenvolvimento de CPP. O excesso de tecido

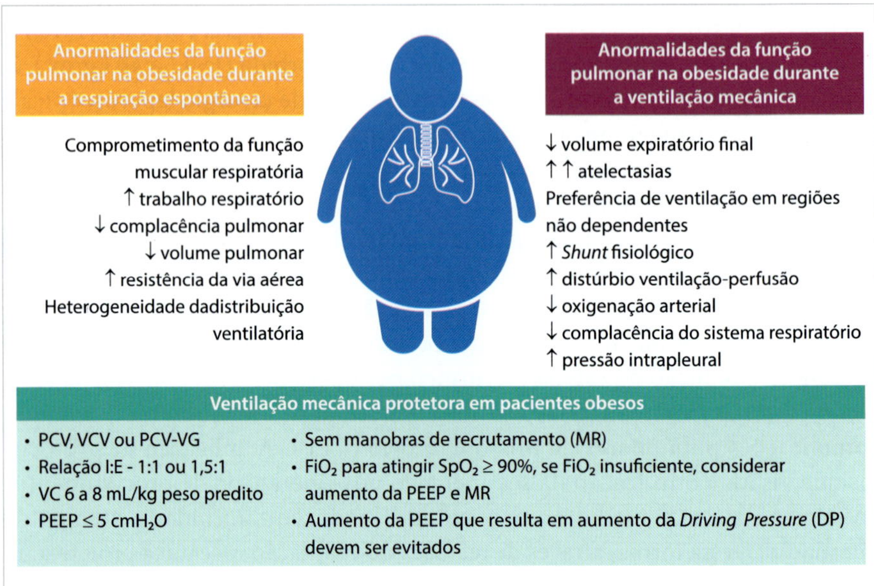

FIGURA 1 Anormalidades da função pulmonar resultantes da obesidade, durante a respiração espontânea e ventilação mecânica, seguidas de um resumo das recomendações de ventilação mecânica protetora.

FiO_2: fração inspirada de oxigênio; PCV: ventilação controlada por pressão; PCV-VG: ventilação controlada por pressão com volume garantido; PEEP: pressão expiratória final positiva; SpO_2: saturação de oxigênio; VCV: ventilação controlada por volume; VC: volume corrente; DP: *driving pressure*; MR: manobra de recrutamento.

adiposo na parede torácica representa uma grande carga para o sistema respiratório, resultando em redução de pressão transpulmonar nas regiões pulmonares dependentes e facilitando a formação de atelectasia.

Como consequência de tais alterações, há uma perda de complacência do sistema respiratório que leva ao aumento da pressão intrapleural e, finalmente, diminuição do volume pulmonar ao final da expiração (VPFE). Essas mudanças afetam diretamente a capacidade residual funcional e oxigenação arterial e são particularmente importantes quando o paciente obeso é anestesiado e o controle da complacência é ainda mais comprometido (Tabela 1).

Durante a anestesia geral e a ventilação mecânica, o desenvolvimento de atelectasia pode ser ainda mais relevante em pacientes com obesidade. Isso se deve ao bloqueio neuromuscular, sedação e posicionamento (supino e Trendelenburg). O VPFE de pacientes anestesiados diminui em parte devido ao uso de bloqueador neuromuscular, que resulta em perda do tônus diafragmático e aumento da pressão abdominal sobre regiões dependentes do pulmão, gerando distúrbios

TABELA 1 Principais características da mecânica respiratória e da função ventilatória observadas na obesidade mórbida

Fatores relacionados ao paciente
Aumento do trabalho respiratório
Diminuição da complacência da parede torácica
Diminuição da complacência pulmonar
Diminuição da performance diafragmática
Diminuição da capacidade residual funcional
Diminuição do volume de reserva expiratório
Volume residual normal ou diminuído
Capacidade vital normal ou diminuída
Volume expirado forçado de 1 segundo normal ou reduzido
Capacidade pulmonar total normal ou diminuída
Diminuição da ventilação voluntária máxima
Diminuição da capacidade de perfusão de CO_2

de ventilação-perfusão. Tal efeito é intensificado pela posição supina devido ao deslocamento cefálico do diafragma e, consequentemente, maior formação de atelectasia. A formação de atelectasia mostrou correlação direta com o peso corporal, sendo, evidentemente, mais pronunciada em pacientes com obesidade mórbida e presente, ainda, no período pós-operatório.

Durante a anestesia e imediatamente após a cirurgia, é importante evitar atelectasia para preservar a integridade do parênquima pulmonar. A formação de atelectasia pode intensificar o *shunt* fisiológico, os distúrbios ventilação-perfusão e o trabalho respiratório. Uma vez que os pulmões estão menos complacentes sob menores volumes ventilatórios, a atelectasia também pode prejudicar a mecânica respiratória. Esse efeito pode ser atenuado com a posição sentada no pós-operatório, possibilitando aumento da capacidade vital forçada de 4,6% a 20% (Figura 2).

O posicionamento cirúrgico do paciente apresenta grande importância na dinâmica ventilatória. Como já citado anteriormente, o posicionamento supino do paciente leva ao deslocamento cefálico do diafragma, intensificando ainda mais o efeito do conteúdo abdominal contra a cavidade torácica, diminuindo os volumes pulmonares. Em contrapartida, o uso de posicionamento em "cadeira de praia" ou Trendelenburg reverso promove uma maior complacência pulmonar e aumento do VPFE. A posição prona, em pacientes obesos submetidos à VM, resulta em aumento da VPFE e diminuição da elastância pulmonar em comparação à posição supina.

Além das diversas peculiaridades associadas à obesidade, anestesia e posicionamento para com a dinâmica ventilatória do paciente, os procedimentos

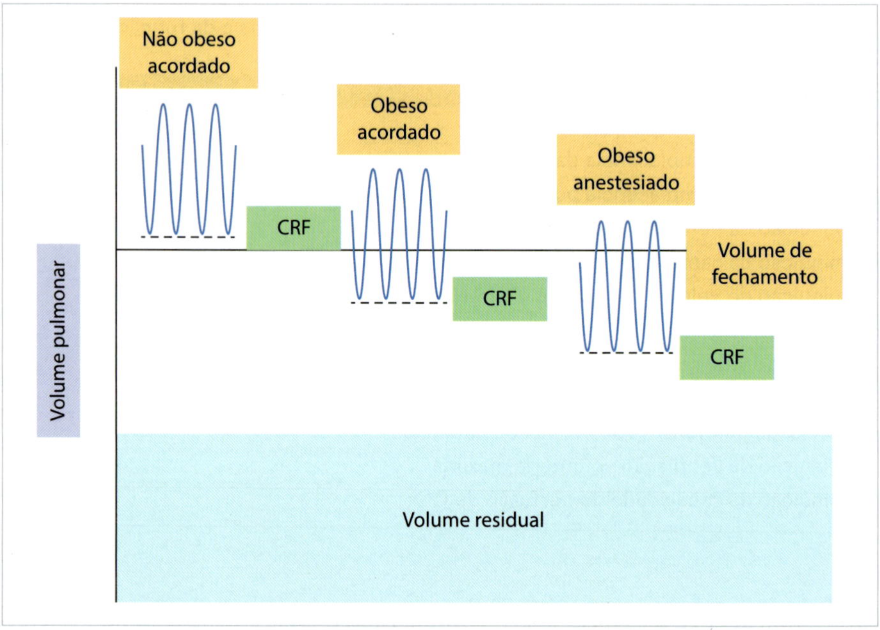

FIGURA 2 Efeitos na capacidade residual funcional (CRF) em situações de não obeso, obeso acordado e obeso anestesiado. Deve-se observar o decréscimo existente na CRF e o impacto da posição supina em pacientes obesos anestesiados com maior tendência a atelectasias e *shunt* intrapulmonar.

laparoscópicos podem apresentar ainda mais desafios para o suporte ventilatório intraoperatório. A cirurgia laparoscópica requer a criação de pneumoperitônio, obtido pela insuflação de CO_2 no abdome. O pneumoperitônio laparoscópico é um estado "bem tolerado" dentro dos limites de pressão, que possibilita a visualização e manipulação da cavidade abdominal. Entretanto, resulta em aumento da pressão intra-abdominal com importantes efeitos respiratórios. As alterações na VM estão associadas à compressão das bases pulmonares pelo deslocamento cefálico do diafragma, redução do VPFE, aumento das pressões das vias aéreas e risco aumentado de pneumotórax. Essas alterações podem resultar em distúrbios de ventilação-perfusão, principalmente em regiões dependentes, com consequente hipoxemia. Além disso, abertura e fechamento de regiões atelectasiadas podem aumentar o estresse mecânico no parênquima pulmonar. A soma de todas as variáveis que impactam na dinâmica ventilatória dos pacientes obesos submetidos à laparoscopia sob anestesia geral possibilita disfunções pulmonares no período perioperatório (Figura 3).

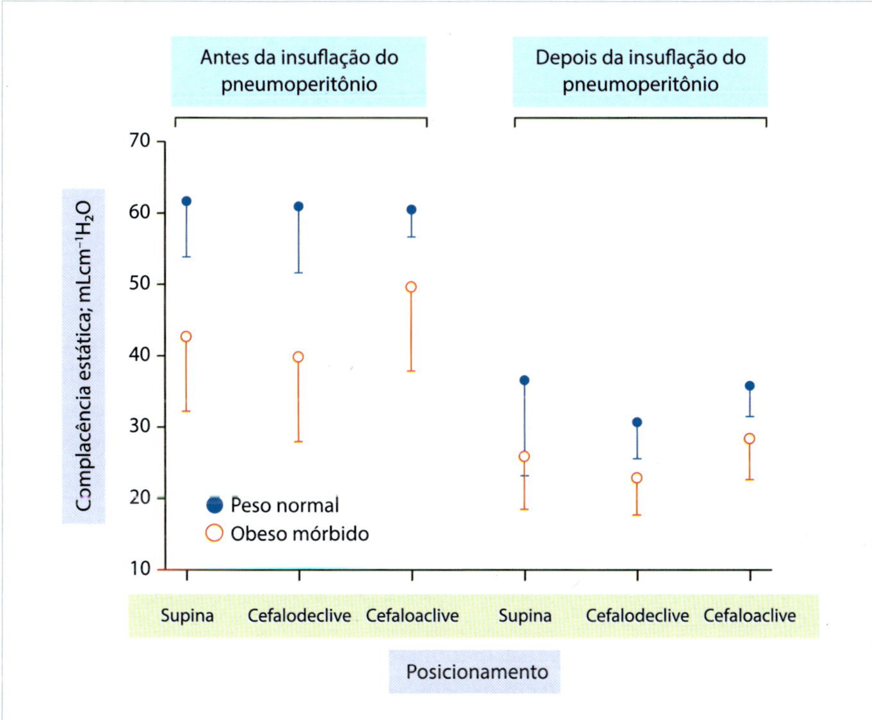

FIGURA 3 Efeito do peso, posição corporal e pneumoperitônio na complacência estática do sistema respiratório. A complacência estática é menor em pacientes obesos mórbidos após indução anestésica. O pneumoperitônio diminui ainda mais a conformidade estática em obesos do que pacientes com peso normal. Os dados são mostrados como média e padrão.

Fonte: adaptada de Sprung et al., 2010.

Portanto, o paciente obeso submetido à anestesia geral e ventilação mecânica para cirurgia laparoscópica representa um grande desafio ao anestesiologista, na tentativa de limitar as consequências da ventilação mecânica no parênquima pulmonar, e assim reduzir o risco de CPP. Embora diferentes estratégias possam desempenhar um importante papel na ventilação protetora, os parâmetros para proteger os pulmões da lesão pulmonar induzida pela ventilação (VILI) incluem baixos volumes correntes (VC), baixa pressão positiva ao final da expiração (PEEP), ausência de manobras de recrutamento (RM), apesar da maior incidência de atelectasia em obesos pacientes.

BAIXO VOLUME CORRENTE E PROTEÇÃO PULMONAR

Independente dos maiores riscos de atelectasia, é recomendada a VM com baixos VC em pacientes obesos. Apesar dessa recomendação, pacientes com obesidade ainda são ventilados, erroneamente, no período perioperatório com VC muito alto. No final da década de 1970, estudos associaram melhora da troca gasosa intraoperatória com altos VC, quando comparado ao baixo VC e PEEP de 10 cmH_2O, ignorando os potenciais efeitos lesivos associados à ventilação com altos volumes. Tornou-se razoável acreditar que o volume pulmonar aumenta proporcionalmente ao peso corporal. Entretanto, esse conceito não pode, de forma alguma, ser estendido a pacientes obesos, cujo aumento da gordura corporal não afeta proporcionalmente o volume pulmonar. Os mamíferos, em geral, têm um VC normal de aproximadamente 6,3 mL/kg de peso corporal ideal, denominado VC "baixo". Consensos atuais advogam sobre o uso de baixo VC para VM protetora em pacientes com síndrome do desconforto respiratório agudo (SDRA). O conceito de VM protetora também passou a ser aplicado em pacientes submetidos à anestesia geral, pois, frequentemente, se utiliza VC maiores em pacientes com pulmões sadios, o que traz o tema à tona em intensos debates.

Em 2006, Fernandez-Perez et al. demonstraram que a insuficiência respiratória pós-operatória foi mais comum em pacientes ventilados com VC maior [8,3 *vs.* 6,7 mL/kg de peso corporal predito (PCP)]. Em pacientes de cirurgia cardíaca, VC > 10 mL/kg de PCP foi um fator de risco para complicações pós-operatórias, como falência de órgãos e permanência prolongada na unidade de terapia intensiva (UTI). Em cirurgia abdominal, o estudo Improve mostrou que, em pacientes ventilados com duas diferentes estratégias de VC e PEEP (10 a 12 mL/kg e sem PEEP *vs.* 6 a 8 mL/kg e PEEP de 6 a 8 cmH_2O, combinada com manobra de recrutamento periódica), o grupo de VC mais alto teve maior risco de insuficiência respiratória pós-operatória e tempo de internação prolongado. Serpa Neto et al. publicaram uma metanálise incluindo pacientes cirúrgicos em cirurgia geral e encontraram uma relação linear entre a incidência de CPP e valores de VC.

Em todos os pacientes (obesos e não obesos) com pulmões saudáveis, o VC ideal está na faixa de 6 a 8 mL/kg de PCP. As configurações de VC devem ser guiadas pelo peso corporal predito do paciente, considerando sexo e altura, ao invés de peso corporal real. Existem muitas fórmulas para o cálculo do PCP; é apropriado o uso da equação ARDS *Network* PCP (50 + [0,91 × (altura em cm – 152,4)]) para homens, e (45,5 + [0,91 × (altura em cm – 152,4)]) para mulheres. Essas fórmulas foram utilizadas em grandes estudos associados à VM, como o LAS VEGAS.

PEEP E MANOBRAS DE RECRUTAMENTO – A CONTROVÉRSIA DO PULMÃO ABERTO

Pacientes obesos têm predisposição a desenvolver atelectasia, principalmente em regiões pulmonares dependentes, tornando a MR e PEEP estratégias para melhorar as trocas gasosas e a mecânica pulmonar, por meio da reabertura de alvéolos colapsados e manutenção da aeração dos pulmões. A aplicação da PEEP também pode eliminar auto-PEEP sem aumentar a pressão de platô. Considerando que a PEEP, isoladamente, não reduz a atelectasia em pacientes com obesidade mórbida, após a indução anestésica. Uma metanálise de Barbosa et al. sugeriu que a aplicação de uma técnica de VM, visando manter o pulmão "aberto" pela PEEP, melhora a oxigenação pós-operatória e diminui atelectasias, sem eventos adversos. No entanto, Whalen et al. sugeriram que, embora a MR intraoperatória seguida de PEEP de 12 cmH_2O otimizasse a troca gasosa, tal efeito desaparece 30 minutos após a extubação. Quanto ao uso da PEEP, uma grande metanálise de Serpa Neto et al. mostrou que as CPP não foram diferentes para níveis altos ou baixos de PEEP, assim como a mortalidade hospitalar e o tempo de internação. Não houve associação entre pontos de corte mais altos de PEEP e a incidência de CPP em comparação com 0 a 2 cmH_2O. Da mesma forma, a incidência de CPP não foi diferente para pacientes recebendo MR (risco relativo ajustado, 0,84; IC95%, 0,54-1,29; P = 0,84). Curiosamente, Ball et al. mostraram que MR realizadas manualmente por balão ou de "resgate" foram associados ao desenvolvimento de CPP.

Há muita incerteza em termos do nível ideal de PEEP para pacientes com obesidade e pulmões saudáveis. Recentemente, foram publicados os resultados do maior estudo sobre a VM de todos os tempos, o ensaio clínico *Protective Intraoperative Ventilation with Higher Versus Lower Levels of Positive End-Expiratory Pressure in Obese Patients* (Probese). O estudo englobou 1.976 pacientes com obesidade, sob anestesia geral, com o objetivo de testar se um nível mais alto de PEEP (12 cmH_2O) e MR reduzia a incidência de CPP durante os 5 primeiros dias pós-operatórios em comparação a um nível mais baixo de PEEP (4 cmH_2O) sem MR alveolar. A taxa de CPP foi de 21,3%, entre aqueles randomizados para MR alveolar e PEEP mais alto, em comparação com 23,6%, entre aqueles com PEEP mais baixo sem MR alveolar; sem diferença estatisticamente significativa. Os pacientes no grupo de PEEP mais alto apresentaram menor *driving pressure* (DP) (12 *vs.* 17,9 cmH_2O para o grupo de PEEP mais baixo), mas sem melhores desfechos clínicos. Esse resultado demonstra que a utilidade da DP como alvo terapêutico ainda não está clara. A PEEP baixa foi associada a um risco geral menor de eventos adversos (p. ex., derrame pleural, hipotensão, bradicardia e uso de drogas vasoativas) em comparação ao grupo de PEEP alta. Assim, pacientes obesos podem ser ventilados com baixo VC e PEEP igual ou inferior a 4 cmH_2O sem MR. Em caso de queda de saturação de O_2, deve ser priorizado o aumento da FiO_2. Portanto, o papel da PEEP e MR em evitar o CPP ainda não é tão esclarecido.

Alguns pesquisadores especulam que a estratégia para proteção pulmonar deve incluir níveis individualizados de PEEP direcionados às metas fisiológicas, visto que o uso excessivo ou abaixo do ideal pode predispor a CPP. Já se sabe que as metas de PEEP variam extensivamente entre pacientes, entretanto uma VM com baixo VC, associado à individualização da PEEP, pode resultar em redução da atelectasia perioperatória, além de otimização da DP e troca gasosa pulmonar. Um grande desafio é tornar a titulação da PEEP ideal simples e viável para a rotina do anestesiologista. O que também deve ser ressaltado é que a PEEP ideal é variável de acordo com as metas fisiológicas do paciente em questão e do procedimento realizado, não podendo ser traduzida somente em máxima proteção pulmonar. O valor da PEEP deve buscar um equilíbrio adequado entre hiperdistensão alveolar e atelectasia, lembrando que volutrauma resulta em maior inflamação pulmonar em comparação ao atelectrauma.

MODO DE VENTILAÇÃO MECÂNICA

Não há fortes evidências de proteção pulmonar superior associada especificamente a um dos modos de ventilação mecânica controlada (volume ou pressão). O modo ventilatório preferencial para pacientes obesos é a ventilação controlada por pressão (PCV), pois pode promover uma ventilação mais homogênea dentro de diferentes compartimentos pulmonares, atenuando a hiperdistensão alveolar e otimizando a oxigenação. Em pacientes com obesidade submetidos à laparoscopia na posição de Trendelenburg, VM em PCV, com relação inspiratória/expiratória inversa (1,5:1), pode melhorar a ventilação, otimizar a troca gasosa e, ainda, reduzir níveis inflamatórios de proteína A do surfactante e TNF-alfa. No entanto, a ventilação controlada por volume (VCV) permite um melhor controle do VC durante os procedimentos que afetam intermitentemente a complacência da parede torácica. Um grande estudo retrospectivo recente encontrou uma associação entre o uso de ventilação controlada por volume e a menor incidência de CPP. No entanto, não há evidências sugerindo melhores desfechos com o uso de diferentes modos ventilatórios intraoperatórios em pacientes obesos.

A ventilação controlada por pressão com volume garantido (PCV-VG) vem ganhando popularidade entre os anestesistas. É um modo com fluxo inspiratório variável para atingir um VC predefinido. O PCV-VG pode ter algumas vantagens no paciente obeso, garantindo um baixo VC com pressões inspiratórias de pico mais baixas, mesmo durante a cirurgia laparoscópica na posição de Trendelenburg. Conforme mostram as últimas evidências, não é o modo de VM que é a chave para os melhores desfechos, mas sim a constante vigilância intraoperatória do VC e da DP, principalmente quando a complacência respiratória altera com frequência.

PRESSÃO DE VIA AÉREA, *DRIVING PRESSURE* E PRESSÃO TRANSPULMONAR

Ball et al. demonstraram que altas pressões de pico nas vias aéreas durante a anestesia estão associadas à CPP. No entanto, a pressão das vias aéreas não é suficiente para quantificar as forças reais que atuam no tecido pulmonar e que supostamente causam a VILI. Os componentes de todo o sistema respiratório (pulmão e parede torácica) definem a complacência do sistema. Portanto, ventilar pacientes com menor complacência da parede torácica – como em pacientes obesos – com uma pressão de platô limitada (30 cmH_2O), pode resultar na formação de atelectasias e hipoxemia. Em outras palavras, durante a ventilação mecânica em pacientes com obesidade, os pulmões e predominantemente a parede torácica tornam-se "mais rígidos", o que pode exigir maior pressão para insuflá-los. Dessa forma, mostra-se adequada a monitorização da VM através da DP, que nada mais é do que o VC ajustado para a complacência do sistema respiratório.

A *driving pressure* é calculada através da diferença entre a pressão de platô e a PEEP. Estudos recentes associaram altos valores de DP com maior mortalidade em pacientes com SDRA. Além disso, em outro grande estudo retrospectivo, valores de DP acima de 13 cmH_2O foram associados a um aumento em até duas vezes na incidência de CPP. Contudo, o controle ideal da DP em pacientes obesos nem sempre é alcançado com facilidade, visto o desafio imposto pela baixa complacência torácica do paciente e a própria condição cirúrgica.

O valor de corte da DP protetora em pacientes com obesidade é provavelmente maior do que em pacientes não obesos. Idealmente, deve ser limitado a um valor máximo de 17 cmH_2O na SDRA e 15 cmH_2O em pacientes obesos sem SDRA. Notavelmente, o estudo Probese não conseguiu detectar um efeito benéfico da redução da DP em 5 cmH_2O, em média, em relação ao desfecho das CPP. Esse resultado está de acordo com a metanálise de Serpa Neto et al., em que um aumento no nível de PEEP, que resulta em aumento da DP, está associado a um risco maior de CPP em comparação a pacientes ventilados com PEEP baixa. Portanto, fica evidente que o uso adequado e individualizado da DP pode ser útil para evitar níveis excessivos de PEEP e otimizar o volume corrente.

A pressão das vias aéreas não pode quantificar as forças reais que atuam no tecido pulmonar. Todavia, a pressão transpulmonar pode refletir a pressão real de distensão do pulmão, que é representada pela diferença entre a pressão das vias aéreas e a pressão pleural. Nesse contexto, a abordagem mais fisiológica para definir uma ventilação mecânica protetora e prevenir a VILI deve ter como alvo a pressão transpulmonar ao invés da pressão de platô ou da *driving pressure*. O principal desafio é simplificar a medida da pressão transpulmonar na prática clínica.

Novos pesquisadores estão tentando interpretar a VILI como resultado da transferência de energia da ventilação para o sistema respiratório. Essa teoria foi considerada para os pulmões lesionados, mas pode ser extrapolada para ventilação protetora em pulmões saudáveis, uma vez que a energia é transferida para os pulmões por meio de energia mecânica (*mechanical power*), desencadeando a inflamação.

CONSIDERAÇÕES FINAIS

A ventilação mecânica protetora é fortemente recomendada para evitar CPP. Com embasamento nas evidências atuais, isso pode ser alcançado com baixo VC (6 a 8 mL/kg de peso corporal predito) e baixa PEEP (< 5 cmH_2O) sem MR. Para resgate da hipoxemia intraoperatória, o aumento da PEEP e MR pode ser considerado sempre que o ajuste da FiO_2 isoladamente não for suficiente ou contraindicado. O papel da *driving pressure* para orientar a ventilação mecânica em pacientes cirúrgicos com obesidade ainda não foi esclarecido, mas ajustes de PEEP que levam a um aumento da DP devem ser evitados.

LEITURA RECOMENDADA

1. Piche ME, Poirier P, Lemieux I, et al. Overview of epidemiology and contribution of obesity and body fat distribution to cardiovascular disease: an update. Prog Cardiovasc Dis. 2018;61:103–113.
2. World Obesity Federation. About obesity. 2017. Disponível em: www.worldobesity.org/what-we-do/aboutobesity/.
3. Thorell A, MacCormick AD, Awad S, et al. Guidelines for perioperative care in bariatric surgery: Enhanced Recovery After Surgery (ERAS) Society recommendations. World J Surg. 2016;40:2065–2083.
4. LAS VEGAS Investigators. Epidemiology, practice of ventilation and outcome for patients at increased risk of postoperative pulmonary complications: LAS VEGAS—an observational study in 29 countries. Eur J Anaesthesiol. 2017;34:492–507.
5. Ball L, Hemmes SNT, Serpa Neto A, et al. Intraoperative ventilation settings and their associations with postoperative pulmonary complications in obese patients. Br J Anaesth. 2018;121:899–908.
6. Petrini F, Di Giacinto I, Cataldo R, et al. Perioperative and periprocedural airway management and respiratory safety for the obese patient: 2016 SIAARTI Consensus. Minerva Anestesiol. 2016;82:1314–1335.
7. Writing Committee for the PROBESE Collaborative Group of the PROtective Ventilation Netwotk of the Europeas Society of Anaesthesiology, Bluth T, Serpa Neto A, Schultz MJ, et al. Effect of intraoperative high positive end-expiratory pressure (PEEP) with recruitment

maneuvers vs low PEEP on postoperative pulmonary complications in obese patients: a randomized clinical trial. JAMA. 2019;321:2292–2305.

8. Young CC, Harris EM, Vacchiano C, et al. Lung-protective ventilation for the surgical patient: international expert panel-based consensus recommendations. Br J Anaesth. 2019;123:898–913.
9. Eriksen J, Andersen J, Rasmussen JP, et al. Effects of ventilation with large tidal volumes or positive end-expiratory pressure on cardiorespiratory function in anesthetized obese patients. Acta Anaesthesiol Scand. 1978; 22:241–248.
10. Falcão et al. International Anesthesiology Clinics (2020) 58:3 International Anesthesiology Clinics Copyright r 2020 Wolters Kluwer Health, Inc. All rights reserved. This paper can be cited using the date of access and the unique DOI number which can be found in the footnotes.
11. Neto AS, Hemmes SN, Barbas CS, et al. Association between driving pressure and development of postoperative pulmonary complications in patients undergoing mechanical ventilation for general anaesthesia: a metaanalysis of individual patient data. Lancet Respir Med. 2016;4:272–280.
12. Fernandez-Perez ER, Keegan MT, Brown DR, et al. Intraoperative tidal volume as a risk factor for respiratory failure after pneumonectomy. Anesthesiology. 2006;105(1):2–18.
13. Futier E, Constantin JM, Paugam-Burtz C, et al. A trial of intraoperative low-tidal volume ventilation in abdominal surgery. N Engl J Med. 2013;369:428–437.
14. Serpa Neto A, Hemmes SN, Barbas CS, et al. Protective versus conventional ventilation for surgery: a systematic review and individual patient data meta-analysis. Anesthesiology. 2015;123:66–78.
15. Barbosa FT, Castro AA, de Sousa-Rodrigues CF. Positive end-expiratory pressure (PEEP) during anaesthesia for prevention of mortality and postoperative pulmonary complications. Cochrane Database Syst Rev. 2014:CD007922.
16. Whalen FX, Gajic O, Thompson GB, et al. The effects of the alveolar recruitment maneuver and positive end-expiratory pressure on arterial oxygenation during laparoscopic bariatric surgery. Anesth Analg. 2006;102:298–305.
17. Pereira SM, Tucci MR, Morais CCA, et al. Individual positive end-expiratory pressure settings optimize intraoperative mechanical ventilation and reduce postoperative atelectasis. Anesthesiology. 2018;129:1070–1081.

13

Videolaparoscopia e interações ventilatórias

João Alexandre Dias e Santos
Cinthia Emy Endo Amemiya
João Victor Ji Young Suh

DESTAQUE DO TEMA

1. A videolaparoscopia possui vários benefícios ao paciente cirúrgico.
2. É de suma importância conhecer os impactos da insuflação do pneumoperitônio no contexto multissistêmico.
3. As repercussões do aumento da pressão intra-abdominal (PIA) no sistema cardiovascular são PIA, posição e status pré-volêmico do paciente dependente.
4. Inicialmente, o aumento da PIA pode gerar aumento transitório do débito cardíaco (DC), seguida de redução do DC.
5. As repercussões pulmonares envolvem diminuição da capacidade residual funcional, complacência e aumento da elastância pulmonar, com a necessidade de se buscar alvos de ventilação mecânica protetora.

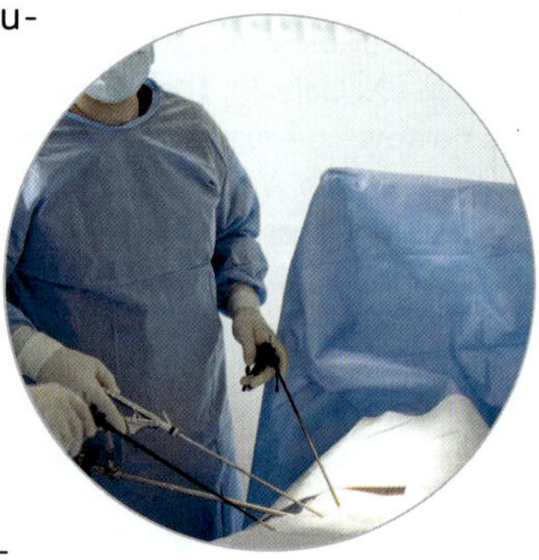

INTRODUÇÃO

A abordagem laparoscópica tornou-se um padrão de tratamento para muitos procedimentos cirúrgicos abdominais. Em comparação com a laparotomia, a laparoscopia permite incisões menores, reduz a resposta ao estresse perioperatório, reduz a dor pós-operatória e resulta em menor tempo de recuperação. No entanto, os cuidados anestésicos para a cirurgia laparoscópica, em especial relacionados à ventilação mecânica, são um desafio para os médicos, uma vez que o pneumoperitônio pode agravar a mecânica respiratória e a oxigenação tecidual.

TÉCNICA CIRÚRGICA

Desde o início do século XX, aproximadamente 1920, os médicos promoveram a laparoscopia como um complemento valioso para o diagnóstico de doenças da cavidade abdominal. A laparoscopia, no entanto, se tornou popular entre os cirurgiões abdominais apenas após o advento da colecistectomia laparoscópica. Essa nova técnica cirúrgica para o tratamento de cálculos biliares impulsionou a introdução de outros procedimentos laparoscópicos, culminando na cirurgia robótica.

Antes de iniciar qualquer procedimento laparoscópico, a cavidade peritoneal precisa ser acessada, primeiro para estabelecer o pneumoperitônio e, posteriormente, para o acesso do laparoscópio. A laparoscopia requer a criação de um pneumoperitônio por insuflação de gás, geralmente, dióxido de carbono (CO_2), permitindo a visualização das estruturas e manipulação do material cirúrgico. A insuflação de CO_2 pode ser realizada às cegas usando uma agulha de Veress ou pela colocação de um portal sob visão direta, através de uma pequena incisão subumbilical. A pressão intra-abdominal (PIA) é monitorizada à medida que o gás é insuflado, visando uma pressão ≤ 15 mmHg para minimizar os efeitos fisiopatológicos.

Durante a insuflação, o aumento da PIA e a velocidade da distensão do peritônio estimula os sistemas vasoativos neuro-humorais, resultando em alterações hemodinâmicas, pulmonares e neurológicas. Em pacientes saudáveis, classe 1 ou 2 da American Society of Anesthesiologists (ASA), esses efeitos fisiopatológicos são de menor impacto clínico perioperatório se a pressão intra-abdominal não exceder 15 mmHg.

AVALIAÇÃO PRÉ-OPERATÓRIA

A anamnese é um exame físico direcionado e deve ser realizado para todos os pacientes, focando nas condições clínicas que podem sofrer com as alterações promovidas pelo pneumoperitônio e no objeto do procedimento cirúrgico em si.

A avaliação de risco pré-operatório visa identificar previamente pontos de fragilidade e minimizar risco de complicações. Está galgada na avaliação clínica, complementada por testes selecionados para mensurar a capacidade de resposta e o impacto fisiopatológico do aumento da PIA nos diversos sistemas, principalmente os relacionados ao sistema respiratório. Esses testes podem incluir testes de função pulmonar, avaliação de troca gasosa (p. ex., oximetria ambulatorial, teste de caminhada de seis minutos, gasometria arterial), radiografia de tórax e teste de função cardiopulmonar.

A frequência relatada de complicações pulmonares pós-operatórias na literatura varia de 2 a 70%. Essa ampla variação se deve, em parte, pelas diferentes definições de complicações pós-operatórias e dificultam a comparação das incidências relatadas em diferentes estudos. De maneira geral, pode ser definida como uma anormalidade pulmonar pós-operatória que produz doença ou disfunção identificável, é clinicamente significativa e afeta adversamente o curso clínico. Os fatores de risco para complicações pulmonares podem ser agrupados em riscos relacionados ao paciente e ao procedimento (Quadros 1 e 2).

QUADRO 1 Potenciais fatores relacionados ao paciente
Idade
Doença pulmonar obstrutiva crônica
Asma
Tabagismo
Estado geral de saúde
Obesidade
Apneia obstrutiva do sono
Hipertensão pulmonar
Insuficiência cardíaca
Infecção respiratória superior
Fatores metabólicos e nutricionais

QUADRO 2 Fatores cirúrgicos que podem potencialmente afetar o risco pulmonar
Local cirúrgico
Duração e posicionamento cirúrgico
Tipo de anestesia
Tipo de bloqueio neuromuscular
Cirurgia de emergência

O Índice de Risco ARISCAT prevê a incidência geral de complicações pulmonares pós-operatórias (de qualquer gravidade), agrupando dados clínicos de maior relevância e atribuindo uma pontuação ponderada a sete fatores de risco independentes (Tabela 1).

TABELA 1 Índice de Risco ARISCAT

Preditor	OR ajustado	Escore de risco
Idade 51-80 anos	1,4	3
Idade > 80 anos	5,1	16
Saturação preop. 91-95%	2,2	8
Saturação preop. ≤ 90	10,7	24
Infecção respiratória no último mês	5,5	17
Anemia preop. ≤ 10 g/dL	3,0	11
Cirurgia em andar superior do abdome	4,4	15
Cirurgia intratorácica	11,4	24
Tempo cirúrgico 2-3 h	4,9	16
Tempo cirúrgico > 3 h	9,7	23
Cirurgia de emergência	2,2	8
Classificação de risco	**Pontos no escore de risco**	**Taxa de complicação pulmonar**
Baixo	< 26 pontos	1,6%
Intermediário	26-44 pontos	13,3%
Alto	≥ 45 pontos	42,1%

Esse índice tem a vantagem de ser simples de calcular manualmente à beira do leito com informações clínicas prontamente disponíveis, mas tem a desvantagem de incluir complicações menores de pouco significado clínico (p. ex., novos sibilos tratados com broncodilatadores). No estudo ARISCAT, o local cirúrgico foi um dos sete preditores independentes de complicações pulmonares e é o fator isolado mais importante na previsão do risco geral de complicações pulmonares pós-operatórias. A incidência de complicações está inversamente relacionada à distância da incisão cirúrgica ao diafragma. Assim, a taxa de complicações é, significativamente, maior para cirurgia torácica e abdominal superior do que para abdominal inferior e todos os outros procedimentos.

É importante lembrar que o índice ARISCAT não é a única ferramenta para avaliar o risco de complicações cardíacas e pulmonares pós-operatória durante a anestesia e deve ser utilizado em conjunto com outros métodos de avaliação.

EFEITOS FISIOPATOLÓGICOS DA LAPAROSCOPIA

O aumento da pressão intra-abdominal durante o pneumoperitônio desencadeia diversos mecanismos fisiopatológicos, independentemente do tipo de gás utilizado.

O dióxido de carbono é o gás mais comumente utilizado nesses procedimentos. O CO_2 é altamente solúvel e, portanto, é rapidamente absorvido da cavidade peritoneal para a circulação. Após ser absorvido é excretado majoritariamente pelos pulmões. A hipercapnia só pode ser evitada com uma estratégia ventilatória adequada em pacientes submetidos à anestesia geral. Essa estratégia leva em consideração o posicionamento cirúrgico e os níveis de PIA que estão diretamente ligados ao deslocamento cefálico e à restrição da mobilidade do diafragma (resultando em redução dos volumes pulmonares).

A distensão peritoneal desencadeia uma série de respostas neuro-hormonais que afetam vários sistemas do corpo, incluindo o sistema nervoso autônomo, o sistema cardiovascular, o sistema pulmonar e o sistema de coagulação. Alguns dos principais eventos neuro-hormonais envolvidos na distensão peritoneal incluem:

- Estimulação simpática: aumenta a liberação de catecolaminas, como adrenalina e noradrenalina, que elevam a frequência cardíaca e a pressão arterial.
- Efeito vagal: distensão ou alongamento peritoneal súbito devido ao alto fluxo de insuflação de gás pode resultar em bradiarritmias. A bradicardia é comum nesse cenário, mas dissociação atrioventricular, ritmo nodal e assistolia, apesar de menos comuns, também foram relatados.
- Ativação do sistema de coagulação: aumenta o risco de coágulos sanguíneos e embolia.
- Redução da capacidade pulmonar: pela limitação da mobilidade e cefalização diafragmática.
- Inflamatório sistêmico: liberação de mediadores inflamatórios, como citocinas e prostaglandinas, que podem levar a uma resposta inflamatória sistêmica.
- Liberação de tromboxano e ativação do sistema renina-angiotensina-aldosterona (RAAS): o tromboxano é um potente agente vasoconstritor que contribui para uma resposta hipertensiva. A ativação do RASS aumenta a produção de aldosterona, que é o hormônio responsável por retenção de sódio e água e, consequentemente, diminuição do débito urinário no intraoperatório.

A maioria desses efeitos não são clinicamente significativos se forem fornecidos os cuidados anestésicos apropriados.

Efeitos cardiovasculares

Os efeitos do pneumoperitônio dependem dos seguintes fatores:

- Estado volêmico preexistente.
- Pressão de insuflação ou pressão intra-abdominal (PIA).
- Posicionamento.
- Reserva funcional cardíaca.

Em pacientes saudáveis esses efeitos são bem tolerados e tendem a se resolver brevemente (em média 15 minutos, à medida que o pneumoperitônio é mantido), já em pacientes idosos e naqueles com doença cardiopulmonar, pode ocorrer disfunção cardíaca intraoperatória significativa.

O desenvolvimento das alterações hemodinâmicas depende da reserva funcional do coração. Pode haver diminuição do débito cardíaco (DC) e hipotensão sem aumento da frequência cardíaca (Figura 2). A estimulação vagal, a partir da distensão peritoneal com insuflação de gás rápida e súbita, pode resultar em bradiarritmias, menos comum com o uso da agulha de Veress, que limita o fluxo de distensão pelo diâmetro diminuto do dispositivo. Eventos como dissociação atrioventricular, ritmo nodal e assistolia podem ocorrer, apesar de serem menos prevalentes.

Como consequência do efeito mecânico do pneumoperitônio, observa-se:

- Efeitos pressóricos:
  - Aumento da pressão do sistema venoso, diminuindo o volume de sangue que chega ao átrio direito (diminuição pré-carga).
  - Aumento da compressão da vasculatura arterial, aumentando pressão da via de saída ou aumento da pós-carga (Figura 1).

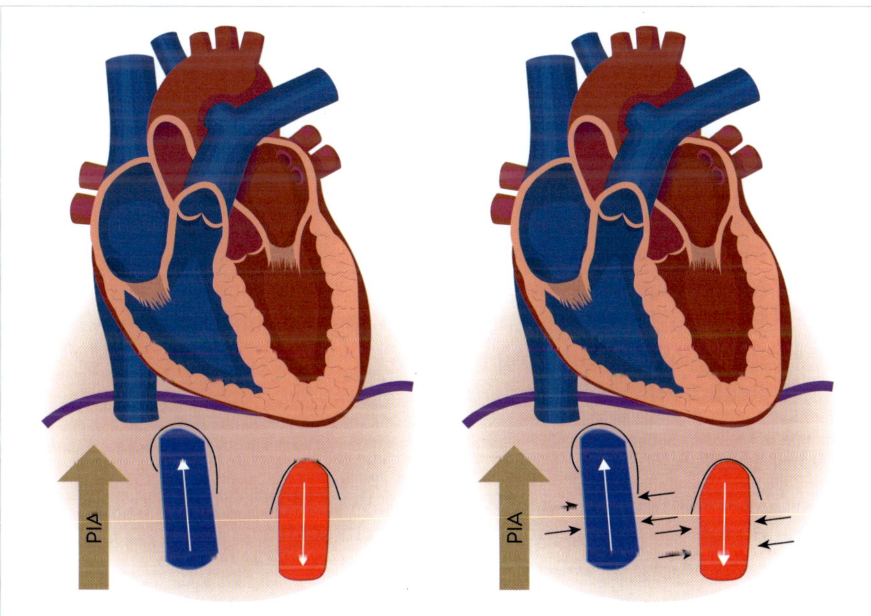

FIGURA 1 Efeitos da pressão intra-abdominal (PIA) na redução da pré-carga e aumento da pós-carga. Na segunda imagem do desempenho cardíaco, observa-se como os efeitos mecânicos do pneumoperitônio refletem na contração dos vasos.

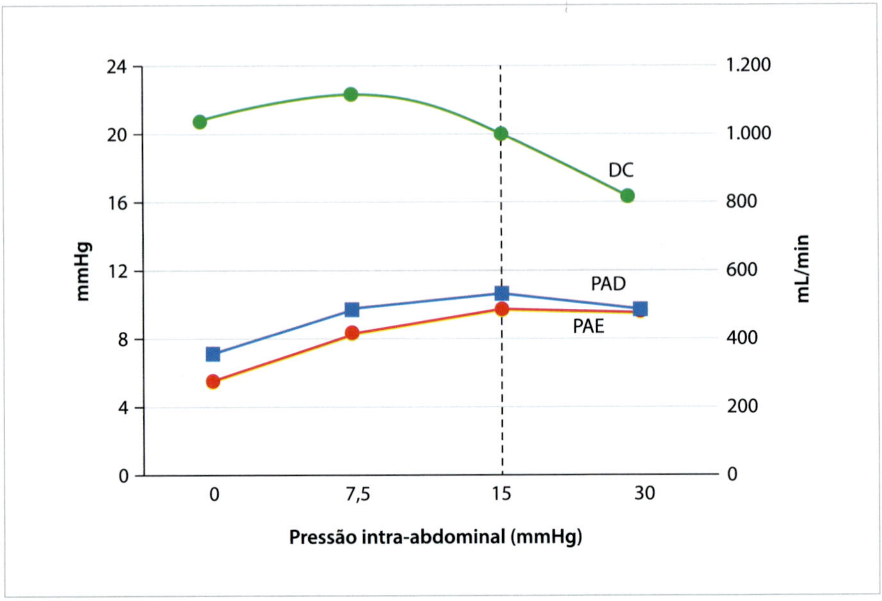

FIGURA 2 Efeito das pressões intra-abdominais no débito cardíaco (DC), pressão atrial direita (PAD), pressão atrial esquerda (PAE). Após insuflação do pneumoperitônio e níveis de PIA entre 7,5 a 10 mmHg, observa-se um aumento transitório do DC às custas do aumento da pré-carga. Trabalhando com valores de PIA > 15 mmHg, pode-se observar maiores reduções na pré-carga e DC.

Fonte: adaptada de Atkinson et al., 2017.

- Consequentemente:
  - Menos volume chegando.
  - Maior dificuldade de saída.
  - Redução do volume diastólico final do ventrículo esquerdo (VDFVE).
  - Redução do volume sistólico.
  - Redução do débito cardíaco.

- Efeitos metabólicos:
  - CO_2 rapidamente absorvido desvia solução tampão para esquerda, liberando íons de hidrogênio e resultando em acidose.
    - Diminuição da contratilidade cardíaca.
    - Sensibilização miocárdica aos efeitos arritmogênicos.

Algumas dessas alterações podem ser minimizadas ou agravadas pelo posicionamento cirúrgico:

- Proclive: leva à acumulação venosa, tende a reduzir o retorno venoso ao coração e pode resultar em hipotensão, especialmente em pacientes hipovolêmicos.
- Trendelenburg: aumenta o retorno venoso e as pressões de enchimento cardíaco, que se normalizam após a liberação do gás intraperitoneal.

Efeitos pulmonares

Alterações na função pulmonar são decorrentes de:

- Aumento da PIA:
  - Aumento da transdução de pressão pelo diafragma deslocando-o cefalicamente:
    - Redução nos volumes pulmonares.
    - Ventilação preferencial de partes não dependentes do pulmão.
    - Incompatibilidade ventilação-perfusão (V/Q) – *shunt* intrapulmonar.
  - Fechamento precoce de vias aéreas menores:
    - Diminuição da capacidade residual funcional (CRF).
    - Atelectasia intraoperatória.
    - Diminuição da complacência pulmonar e aumento da elastância.
    - Aumento de pressão de pico das vias aéreas.

Essas alterações fisiopatológicas pulmonares levam à hipercapnia e hipoxemia em caso de ventilação ineficaz, levando à vasoconstrição pulmonar e hipóxia. Esses efeitos são exacerbados com a posição de Trendelenburg e reduzidos com o proclive.

As alterações na complacência pulmonar podem ser menores com a insuflação retroperitoneal (procedimentos renais ou adrenais) em comparação à insuflação intraperitoneal. Em pacientes saudáveis, esses efeitos são mínimos e bem tolerados, mesmo com a posição de Trendelenburg (Figura 3).

Em caso de ocorrência de hipoxemia refratária, hipercapnia ou altas pressões nas vias aéreas durante a laparoscopia, o pneumoperitônio deve ser liberado, seguido por reinsuflação lenta usando PIAs mais baixas. Se houver recorrência das complicações, a conversão para um procedimento aberto é obrigatória.

Deve-se dispensar uma atenção especial às pressões de ventilação e volume corrente no posicionamento do paciente em Trendelenburg. Esse posicionamento, além das alterações já descritas, pode causar movimento cefálico da carina, migração endobrônquica e seletivação do tubo endotraqueal, resultando em hipóxia e alta pressão inspiratória. Além disso, a pressão do *cuff* do tubo endotraqueal pode aumentar em alguns pacientes.

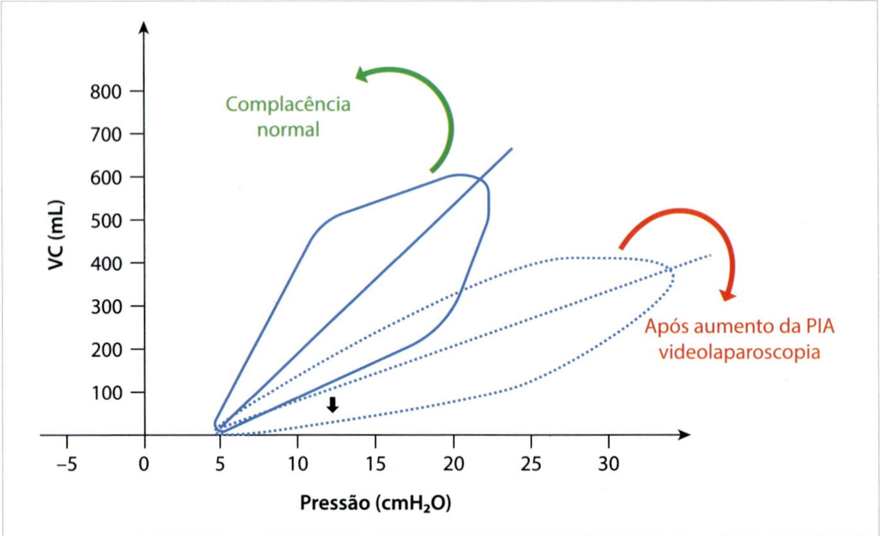

FIGURA 3 Curva de pressão *vs.* volume (P x V). Neste gráfico há dois tempos cirúrgicos. O primeiro é marcado pela complacência pulmonar ainda não exposta aos efeitos do pneumoperitônio e aumento da pressão intra-abdominal (PIA). No segundo, observa-se o deslocamento para direita da curva P *vs.* V, com redução da complacência pulmonar após insuflação peritoneal.

VENTILAÇÃO MECÂNICA

Estratégia ventilatória

Mesmo em pulmões não lesados, as zonas fechadas, mas recrutáveis, e áreas superdistendidas podem coexistir durante a anestesia geral. Essas zonas, geralmente, apresentam comportamento de expansão não homogêneo, que funciona como um multiplicador do estresse mecânico e, portanto, são vulneráveis a lesões por ventilação mecânica. Além disso, a ventilação mecânica danifica a frágil estrutura da matriz intercelular pulmonar na ausência de lesão pulmonar prévia. Portanto, diversos mecanismos foram postulados para descrever o desenvolvimento de lesão pulmonar induzida pela ventilação mecânica:

- Volutrauma: aplicação de altos volumes correntes.
- Barotrauma: aumento da pressão nas vias aéreas.

Ambos gerando pressões transpulmonares que excedem as propriedades elásticas do parênquima pulmonar.

- Atelectrauma: danos por colapso e reabertura repetitivas das unidades alveolares.

Os três mecanismos podem afetar os alvéolos, bem como células epiteliais e endoteliais vasculares e promover a fragmentação da matriz extracelular que é conhecido como biotrauma.

- Biotrauma: fragmentação mecânica da matriz extracelular, promove edema intersticial e ativação de metaloproteinases, danificando ainda mais a própria matriz:
  - Ativação de mediadores inflamatórios – ativação direta.
  - Mecanotransdução ao nível celular, estímulos físicos são transformados em sinais químicos – ativação indireta.
    - Efeitos locais pró-apoptóticos ou pró-fibróticos, enquanto outros agem recrutando populações de células imunes locais e remotas (p. ex., neutrófilos e macrófagos).

Estratégia ventilatória:
Minimizar fragmentação da matriz extracelular – biotrauma:
evitando hiperdistensão alveolar – volutrauma e barotrauma;
minimizando áreas de atelectasia – atelectrauma.
Garantir VM adequada – evitar hipercarbia, acidose e seus efeitos deletérios.

MODOS VENTILATÓRIOS

Os modos ventilatórios mais comuns nos aparelhos de ventilação anestésicos são: ventilação controlada a pressão (PCV) e ventilação controlada a volume (VCV).

O modo PCV requer que o anestesiologista defina o nível de pressão inspiratória, frequência respiratória (FR), relação inspiratória para expiratória (I:E), PEEP e FiO_2. A inspiração termina após a pressão inspiratória definida ser atingida e mantida ao longo do tempo inspiratório (pressão constante e fluxo decrescente). O tempo inspiratório, nessa modalidade, depende diretamente da FR e da relação I:E.

O volume corrente (VC) é variável durante a ventilação limitada por pressão. Está relacionado ao nível de pressão inspiratória, complacência, resistência das vias aéreas, resistência do tubo, além de sofrer com variações de pressão extra cavitário e pulmonar, ou seja, o VC é o produto da estratégia ventilatória e a interação dessa estratégia com o paciente e o ambiente cirúrgico.

Na VCV, o anestesiologista define o volume corrente e a frequência respiratória (volume/minuto) e o ventilador fornece o volume corrente a uma taxa de fluxo constante, culminando com pressão ascendente até o término da inspiração. A facilidade da VCV é que a ventilação por minuto definida é, essencialmente, garantida (a menos que as pressões de pico excedam o limite definido), no entanto, o VCV está associado a uma pressão de pico mais alta para um determinado volume inspirado, em comparação com o PCV. Há a possibilidade de barotrauma e a distribuição de gás no pulmão pode ser desigual, principalmente em pacientes com doença pulmonar.

A ventilação limitada por pressão foi comparada à ventilação limitada por volume em um estudo randomizado e vários estudos observacionais, os resultados foram os seguintes:

- Não houve diferenças estatisticamente significativas na mortalidade, oxigenação ou trabalho respiratório.
- A ventilação limitada por pressão foi associada a pressões de pico mais baixas nas vias aéreas, uma distribuição de gás mais homogênea (menos hiperdistensão alveolar regional), melhor sincronia paciente-ventilador e liberação mais precoce da ventilação mecânica do que a ventilação limitada por volume.
- Somente a ventilação limitada a volume pode garantir um volume corrente constante, garantindo uma ventilação/minuto mínima.

Vários modos de ventilação têm sido usados na tentativa de reduzir o pico de pressão inspiratória durante a laparoscopia. O controle de pressão com garantia de volume (PCV-VG), quando disponível, pode ser usado para limitar a pressão de pico nas vias aéreas, enquanto mantém a ventilação constante.

O PCV-VG está disponível apenas nos aparelhos de ventilação anestésicos mais recentes. O volume corrente definido é fornecido na menor pressão inspiratória necessária, ajustada ciclo a ciclo, com o padrão de fluxo de desaceleração usado para PCV.

Vale ressaltar que, durante a cirurgia laparoscópica, a variação de PIA é mínima, depois de estabelecido o pneumoperitônio. O controle da PIA é feito eletronicamente pelo insuflador, que libera ou instila o gás para que a pressão estabelecida pelo cirurgião se mantenha constante. Dessa maneira, sugere-se o uso do modo PCV, visando a melhor mecânica pulmonar, lembrando que esse modo ventilatório demanda atenção e atitude ativa nos componentes da ventilação, tanto no início quanto ao término do pneumoperitônio.

Componentes da ventilação protetora na videolaparoscopia

Volume corrente

No passado, a ventilação com volumes correntes de até 15 mL/kg de peso corporal predito era defendida para tratar e prevenir atelectasia, como tentativa de evitar hipoxemia. Embora os volumes correntes no período intraoperatório tenham diminuído desde o começo do século, volumes correntes de 10 mL/kg ainda são usados, a despeito de evidências que mostram aumento da morbidade (p. ex., barotrauma ou lesão pulmonar induzida por VM) e que a ventilação com baixo volume corrente tem um benefício de mortalidade em pacientes com síndrome do desconforto respiratório agudo (SDRA).

Sugere-se o uso de baixos volumes correntes (6 a 8 mL/kg de peso corporal predito). A maioria dos estudos relataram uma menor incidência de complicações pulmonares pós-operatórias com volumes correntes relativamente baixos e PEEP $\geq$ 5 cmH_2O durante a anestesia, em comparação com ventilação usando volumes correntes mais altos (10 a 12 mL/kg) sem PEEP.

Driving pressure

A *driving pressure* (DP) é definida como a diferença entre a pressão de platô e a PEEP. É a única variável que está associada de maneira independente ao desenvolvimento de complicações pulmonares e, cada vez mais, é reconhecida como a variável mais importante para minimizar o esforço dinâmico durante a ventilação mecânica. Esses dados fornecem novas informações sobre como selecionar o volume corrente e o nível de PEEP de acordo com a pressão de via aérea durante a cirurgia.

Considerando que não há evidências suficientes para sugerir um valor-alvo para DP durante a ventilação intraoperatória, 15 cmH_2O, provavelmente, pode ser considerado um limite superior seguro.

Pressão de platô

Componente importante na estratégia de ventilação protetora, mantida estritamente abaixo de 30 cmH_2O e é fundamental no cálculo da DP. Alguns dos ventiladores de anestesia oferecem uma pausa inspiratória de 10%, o que permite que a pressão de platô seja calculada e exibida. Para encontrar a pressão de platô não se deve usar pausas muito longas (> 2 segundos), que subestimam a DP ou curtas demais (< 0,5 segundo), que a superestimam.

Dessa maneira, recomenda-se manter a pressão de platô mínima possível para reduzir a *driving pressure* e fornecer adequada oxigenação e ventilação para o paciente.

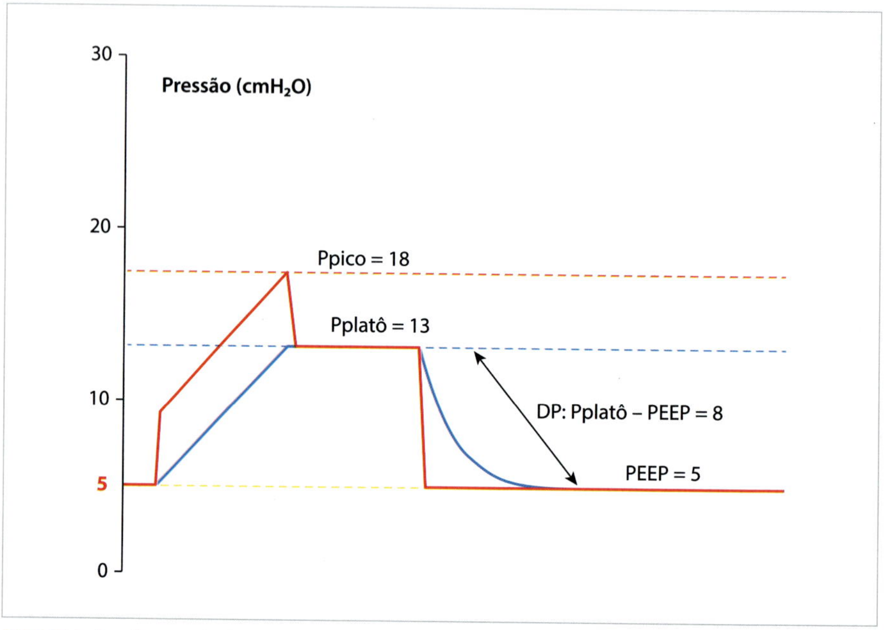

FIGURA 4 Curva de Pressão *vs.* Tempo. Realizada uma pausa inspiratória de cerca de 2-3 segundos, após o término obteve-se a Pplatô. A *driving pressure* (DP), no exemplo em questão, foi obtida através do cálculo: DP = Pplatô – PEEP.

PEEP

O papel protetor isolado da PEEP intraoperatória tem sido motivo de intenso debate. Em vários estudos, níveis mais altos de PEEP foram comparados com valores menores, alguns relataram melhorias nos desfechos secundários, mas pareceram inconclusivos quanto ao desfecho de mortalidade. Esses estudos são muito difíceis de interpretar devido à heterogeneidade da área pulmonar recrutável. Alguns pacientes podem ter prejuízo nesse aspecto com níveis de PEEP estabelecidos pela metodologia e demandar volumes e pressões mais elevados. Além disso, não há orientações claras baseadas em evidências sobre as configurações iniciais de PEEP ou como titulá-las, mas uma abordagem individualizada tem o potencial de oferecer benefícios significativos.

Assim como uma PEEP insuficiente leva ao colapso pulmonar extenso (atelectrauma), a uma demanda por volumes (volutrauma) e a pressões (barotrauma) de ventilação mais elevadas, causa impacto no aumento da DP e gera um pior desfecho clínico (biotrauma); valores excessivos podem afetar o paciente sob dois aspectos:

- Hemodinamicamente ocorre diminuição na pré-carga ventricular direita – aumento da pressão intratorácica e diminuição do retorno venoso – e diminuição na pré-carga ventricular esquerda – compressão dos vasos intra-alveolares, aumento da resistência vascular pulmonar – resultando na queda do débito cardíaco. Esses efeitos são mais pronunciados em pacientes com déficit volêmico.
- Relacionado à VCM, hiperdistensão alveolar e o risco resultante de volutrauma e barotrauma. Esse risco é mais pronunciado em pacientes com pulmão menos recrutável.

Infelizmente, não existe como pensar na oxigenação de forma isolada. Uma PEEP elevada pode causar melhor oxigenação arterial, mas não necessariamente significa melhor oferta de oxigênio caso exista uma redução do débito cardíaco. Menor débito reduz perfusão para áreas não ou mal ventiladas, aumentando o *shunt* intrapulmonar, além de levar a um prejuízo na DO_2.

Sugere-se que, após a IOT até o momento da formação do pneumoperitônio, seja utilizada uma PEEP entre 5 e 8 cmH_2O. Após o pneumoperitônio ser estabelecido e o posicionamento estar de acordo com a necessidade cirúrgica, a individualização da PEEP, na tentativa de evitar tanto a hiperdistensão alveolar quanto a atelectasia, deve ser empregada. Uma opção que pode ser facilmente utilizada na sala de cirurgia é ajustar a PEEP de acordo com a modalidade escolhida:

- PCV – mantendo uma pressão inspiratória fixa, buscar o nível com a melhor complacência.
- VCV – mantendo o volume corrente fixo, buscar o nível com a melhor DP.

MANOBRAS DE RECRUTAMENTO

As manobras de recrutamento são cogitadas quando existe um déficit de oxigenação e consistem na aplicação de um alto nível de pressão positiva contínua nas vias aéreas, seguida de uma avaliação decremental da pressão expiratória final, objetivando encontrar a PEEP ideal pela avaliação de complacência ou DP. Os altos níveis de pressão utilizados geram preocupação com relação à segurança do paciente. Os benefícios desse recrutamento não são claros e não existe consenso para empregá-los de rotina.

Essas manobras estão descritas para pacientes com SDRA em ambiente de UTI. No entanto, o racional por trás pode ajudar a encontrar a PEEP ideal nos pacientes submetidos a cirurgias laparoscópicas.

Trabalhos mais atuais advogam a mesma abordagem de titulação decrescente e gradual, nos quais níveis de PEEP são primeiro elevados para um nível mais alto que a configuração inicial (10 cmH_2O acima) e, em seguida, diminuído lentamente, buscando a melhor complacência ou a melhor DP. Seleciona-se então o PEEP mais baixo que mantenha o recrutamento. Durante a VCV, a curva pressão *versus* tempo (P x T) serve como uma ferramenta no entendimento da necessidade de ajuste da PEEP e VC, o chamado *Stress index*, uma análise fotográfica das curvas de P x T ou matemática, dependendo dos aparelhos de ventilação mecânica. A presença de um ramo ascendente convexo na curva (P × T) pode indicar recrutamento de unidades alveolares durante a inspiração, sugerindo PEEP insuficiente, enquanto um ramo ascendente côncavo pode indicar hiperinsuflação alveolar, apontando PEEP ou volume excessivo (Figura 5).

Uma estratégia para entendimento de hiperinsuflação na VCP onde não se dispõe dessa curva ascendente de pressão é a medida comparada de $PaCO_2$ antes e depois de estabelecida a titulação da PEEP – outras configurações da estratégia de ventilação não podem ser alteradas simultaneamente. Um aumento na $PaCO_2$ de 5 para 10% (ou mais) após estabelecida a PEEP sugere hiperinsuflação, embora esse efeito possa ser exacerbado por hipovolemia.

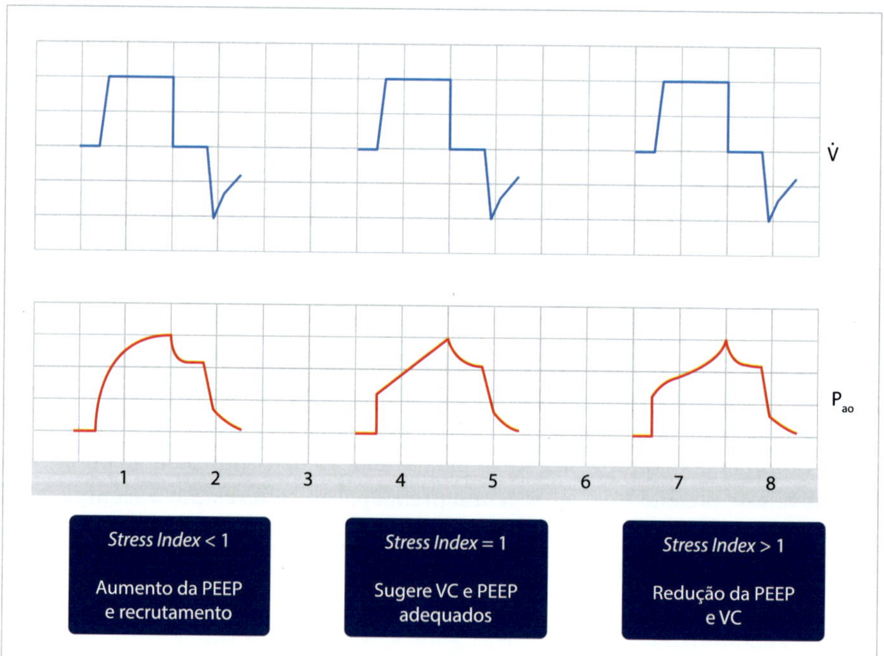

FIGURA 5 *Stress Index* em diferentes formas de apresentação e sugestão de condutas.

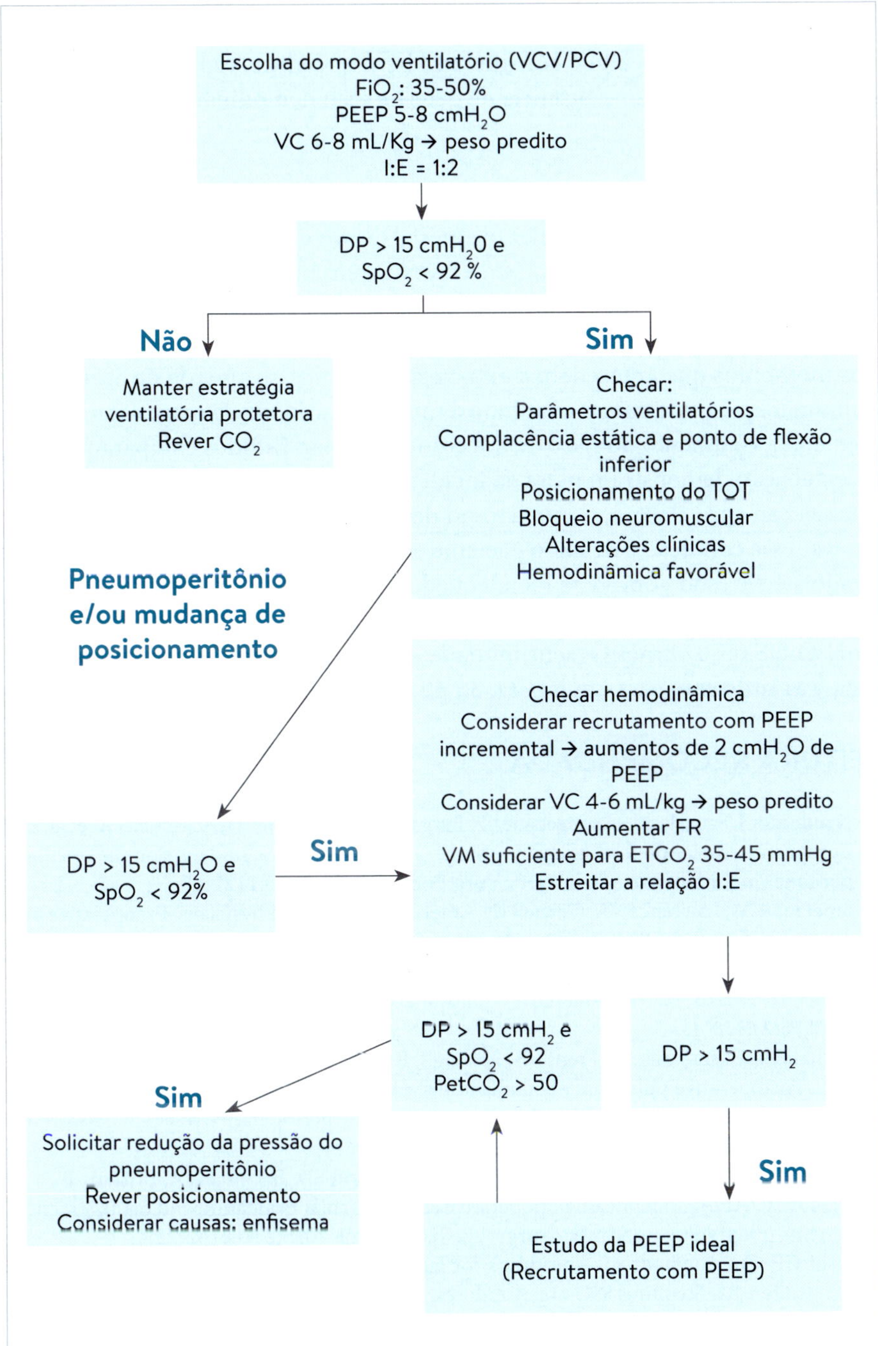

FIGURA 6 Sugestão de manejo ventilatório em cirurgias videolaparoscópicas.

Portanto, um valor de DP menor ou uma complacência melhor indicam que o teste de PEEP mais alto é considerado bem-sucedido, especialmente com a melhora da oxigenação e ausência de deterioração hemodinâmica.

EXTUBAÇÃO

A extubação merece uma reflexão especial depois de todo empenho empregado para minimizar a área de atelectasia e hiperdistensão.

Diversos estudos já demonstram que altas concentrações de O_2 pulmonar favorecem o surgimento de atelectasia de absorção. Ao aplicar uma elevada FiO_2 nos momentos que antecedem a extubação, favorece-se a perda de arquitetura pulmonar, que pode cursar com hipoxemia e necessidade de oxigenoterapia suplementar, e aumento do risco de infecção pulmonar. Estudos comparando FiO_2 na extubação demonstram piora da incidência e gravidades das atelectasias, sem estabelecer, com clareza, o impacto no desfecho clínico. Outro fator que pode agravar essa condição é deixar o paciente em ventilação espontânea e despressurizado até ele estar com VC e FR adequados à retirada da sonda traqueal.

Recomenda-se manter o paciente com FiO_2: 40%, em PSV com PEEP 05-07 cmH_2O; PS 05-07 cmH_2O; sensibilidade -2 cmH_2O ou 1-5 L/min para manter uma VM suficiente para um $ETCO_2$ 35-40 mmHg e prosseguir com a extubação.

LEITURA RECOMENDADA

1. Neudecker J, Sauerland S, Neugebauer E, Bergamaschi R, Bonjer HJ, Cuschieri A, et al. The European Association for Endoscopic Surgery clinical practice guideline on the pneumoperitoneum for laparoscopic surgery. Surg Endosc. 2002;16(7):1121-43.
2. Smetana GW, Lawrence VA, Cornell JE. American College of Physicians. Preoperative pulmonary risk stratification for noncardiothoracic surgery: systematic review for the American College of Physicians. Ann Intern Med. 2006;144.
3. Canet J, Mazo V. Postoperative pulmonary complications. Minerva Anestesiol. 2010;76(2):138-43.
4. Fernandez-Bustamante A, Frendl G, Sprung J, Kor DJ, Subramaniam B, Martinez Ruiz R, et al. Postoperative pulmonary complications, early mortality, and hospital stay following noncardiothoracic surgery: A multicenter study by the perioperative research network investigators. JAMA Surg. 2017;152(2):157-66.
5. Fleisher LA, Fleischmann KE, Auerbach AD, Barnason SA, Beckman JA, Bozkurt B, et al. 2014 ACC/AHA guideline on perioperative cardiovascular evaluation and management of patients undergoing noncardiac surgeryJ Nucl Cardiol. 2015;22(1):162-215.
6. Joshi GP, Cunningham AJ. Anesthesia for laparoscopic and robotic surgery. Em: Barash PG, Cullen BF, Steolting RK, organizadores. Clinical Anesthesia. Philadelphia: Williams & Wilkins; 2013.

7. Meininger D, Westphal K, Bremerich DH, Runkel H, Probst M, Zwissler B, et al. Effects of posture and prolonged pneumoperitoneum on hemodynamic parameters during laparoscopy. World J Surg. 2008;32(7):1400-5.
8. Kim M-S, Bai S-J, Lee J-R, Choi YD, Kim YJ, Choi SH. Increase in intracranial pressure during carbon dioxide pneumoperitoneum with steep trendelenburg positioning proven by ultrasonographic measurement of optic nerve sheath diameter. J Endourol. 2014;28(7):801-6.
9. You AH, Song Y, Kim D-H, Suh J, Baek JW, Han DW. Effects of positive end-expiratory pressure on intraocular pressure and optic nerve sheath diameter in robot-assisted laparoscopic radical prostatectomy: A randomized, clinical trial. Medicine (Baltimore). 2019;98(14):e15051.
10. Queiroz VNF, da Costa LGV, Takaoka F, Pelosi P, de Abreu MG, Schultz MJ, et al. Ventilation and outcomes following robotic-assisted abdominal surgery: an international, multicentre observational study. Br J Anaesth. 2021;126(2):533-43.
11. Amato MBP, Meade MO, Slutsky AS, Brochard L, Costa ELV, Schoenfeld DA, et al. Driving pressure and survival in the acute respiratory distress syndrome. N Engl J Med. 2015;372(8):747-55.
12. Millington SJ, Cardinal P, Brochard L. Setting and titrating positive end-expiratory pressure. Chest. 2022;161(6):1566-75.
13. Benoît Z, Wicky S, Fischer J-F, Frascarolo P, Chapuis C, Spahn DR, et al. The effect of increased FIO(2) before tracheal extubation on postoperative atelectasis. Anesth Analg. 2002;95(6):1777-81.
14. Sharma J, Bala R, Kumar R. A study to evaluate effect of PEEP and end-tidal carbon dioxide on optic nerve sheath diameter. Indian J Anaesth. 2019;63(7):537.
15. Georgiadis D, Schwarz S, Baumgartner RW, Veltkamp R, Schwab S. Influence of positive end-expiratory pressure on intracranial pressure and cerebral perfusion pressure in patients with acute stroke. Stroke. 2001;32(9):2088-92.
16. Chin J-H, Kim W-J, Lee J, Han YA, Lim J, Hwang J-H, et al. Effect of positive end-expiratory pressure on the sonographic optic nerve sheath diameter as a surrogate for intracranial pressure during robot-assisted laparoscopic prostatectomy: A randomized controlled trial. PLoS One. 2017;12(1):e0170369.
17. Neto AS, Hemmes SNT, Barbas CSV, Beiderlinden M, Fernandez-Bustamante A, Futier E, et al. Association between driving pressure and development of postoperative pulmonary complications in patients undergoing mechanical ventilation for general anaesthesia: a meta-analysis of individual patient data. Lancet Respir Med. 2016;4(4):272-80.
18. Atkinson TM, Giraud GD, Togioka BM, Jones DB, Cigarroa JE. Cardiovascular and ventilatory consequences of laparoscopic surgery. Circulation. 2017;135(7):700-710.

14

Dificuldades na ventilação mecânica do paciente cirúrgico neurológico

Talison Silas Pereira
Ladyer da Gama Costa
João Manoel Silva Jr.

DESTAQUE DO TEMA

1. As abordagens neurocirúrgicas apresentam alto risco lesivo, seja traumático ou isquêmico, à integridade do sistema nervoso central. O conhecimento dos membros da equipe sobre os mecanismos que regulam a oferta de oxigênio nesse sistema é fundamental.
2. É importante assegurar que a ventilação mecânica (VM) não produza efeitos deletérios em parâmetros cerebrais básicos, como pressão intracraniana (PIC), pressão de perfusão cerebral (PPC) e fluxo sanguíneo cerebral (FSC).
3. O manejo da pressão arterial média sistêmica (PAM), da pressão parcial de oxigênio (PaO_2), da pressão parcial de gás carbônico ($PaCO_2$) e de outros parâmetros ventilatórios é fundamental para o controle da PIC.
4. Os valores de pressão expiratória final positiva (PEEP) devem ser individualizados para cada paciente.

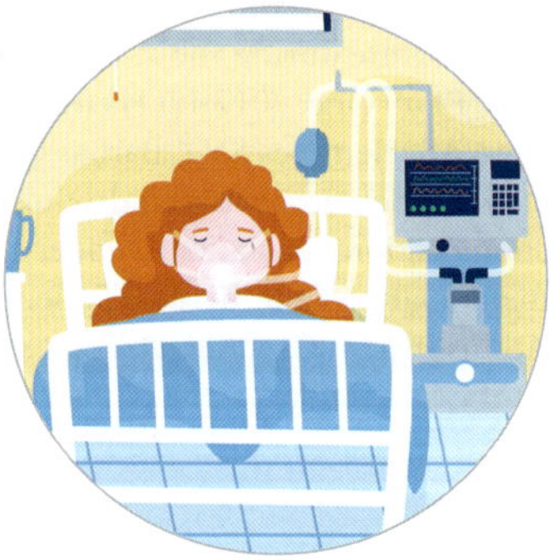

INTRODUÇÃO

Estima-se que cerca de 20% dos pacientes internados em leitos de terapia intensiva, em algum momento, necessitaram de suporte ventilatório. A maior parte deles necessita desse suporte por alteração do sistema nervoso central (SNC), seja causada por alterações metabólicas, traumas ou condições cirúrgicas. De maneira geral, pacientes submetidos a neurocirurgias apresentam maior tempo de ventilação mecânica quando comparados a outros pacientes críticos.

O entendimento da fisiopatologia de diferentes condições clínicas é condição primordial para o ajuste efetivo da ventilação mecânica (VM), que vem evoluindo formidavelmente nas últimas décadas. Apesar dos seus indubitáveis benefícios, se mal ajustada, pode produzir efeitos lesivos. Em pacientes neurocirúrgicos, a abordagem ventilatória deve se adaptar às condições próprias do paciente e de sua condição clínica específica.

As abordagens neurocirúrgicas apresentam alto risco lesivo, seja traumático ou isquêmico, à integridade do SNC. O conhecimento do anestesiologista e dos demais membros da equipe dos mecanismos que regulam a oferta de oxigênio nesse sistema é fundamental. A despeito dos seus benefícios, é importante assegurar que a VM não produza efeitos deletérios em parâmetros cerebrais básicos, como pressão intracraniana (PIC), pressão de perfusão cerebral (PPC) e fluxo sanguíneo cerebral (FSC).

Este capítulo elenca e avalia tais condições, a fim de orientar acerca dos melhores parâmetros ventilatórios a serem utilizados com o objetivo fundamental de preservar as funções neurológicas, evitando danos ao SNC em pacientes que já o possuem ou estão em risco de desenvolver.

FISIOPATOLOGIA DAS LESÕES PULMONARES EM PACIENTES COM PATOLOGIA CEREBRAL ISOLADA

Entender as alterações induzidas por um cérebro lesado em situação aguda e não eletiva norteia o manejo anestésico de um paciente tão desafiador como o neurocrítico, com alto potencial de desenvolver lesões pulmonares e um manejo ventilatório difícil. O desenvolvimento de complicações pulmonares, logo após o início de injúria cerebral, foi encontrado em vários estudos clínicos e experimentais. Embora a maioria dos dados clínicos e experimentais sustentem a existência de uma forte interação entre cérebro e pulmões, a fisiopatologia das lesões pulmonares em pacientes com lesão cerebral aguda ainda está em discussão. Vários mecanismos foram descritos, incluindo neuroinflamação, lesão mediada por neurotransmissores, edema pulmonar neurogênico e efeitos colaterais adversos do manejo terapêutico inadequado.

Ativação simpática e teoria da explosão

Na ocorrência de uma injúria cerebral, como: hemorragia subaracnóidea aguda (HSA), hematoma subdural agudo, epidural ou traumatismo cerebral (TCE), os pacientes acabam evoluindo para abordagens cirúrgicas emergenciais e, nesse momento, existe um conjunto de alterações fisiopatológicas que se deve conhecer para poder atuar.

O estágio inicial pode ser marcado por um aumento da atividade simpática, devido ao aumento da PIC que leva à liberação de catecolaminas e, provavelmente, ao desenvolvimento de edema pulmonar neurogênico. Essa tempestade de catecolaminas leva à transferência rápida e maciça de sangue da circulação sistêmica para a pulmonar, resultando em extravasamento de líquido no espaço alveolar e intersticial devido à pressão hidrostática.

A teoria da "Lesão por Explosão" é a mais amplamente aceita das várias teorias sugeridas para explicar a fisiopatologia do edema pulmonar neurogênico. Ela sugere que há aumento transitório na pressão intravascular devido à tempestade de catecolaminas. Esse aumento da pressão intravascular danifica a membrana alvéolo-capilar, implicando um edema pulmonar neurogênico. Essa hipótese é a mais consistente da baixa relação pulmonar/proteína (Figura 1).

Teoria do golpe duplo

Além das teorias de "explosão" e da "hipersensibilidade adrenérgica da veia pulmonar", uma resposta inflamatória sistêmica parece desempenhar um papel integral na patogênese da lesão pulmonar em pacientes com lesão pulmonar aguda. Estudos clínicos e experimentais em pacientes com lesão cerebral indicam que há uma cascata bioquímica celular massiva com produção intracraniana de citocinas pró-inflamatórias. Devido ao comprometimento da barreira hematoencefálica (BHE), a liberação dessas citocinas na circulação sistêmica é aumentada, levando à ativação de cascatas inflamatórias

Em síntese, os efeitos sistêmicos dos mediadores inflamatórios em pacientes com lesão cerebral aguda criam um ambiente inflamatório sistêmico e o "primeiro golpe" torna os órgãos extracranianos vulneráveis a procedimentos secundários que potencializam a inflamação, como a VM, cirurgia e infecções, ou seja, o "segundo golpe".

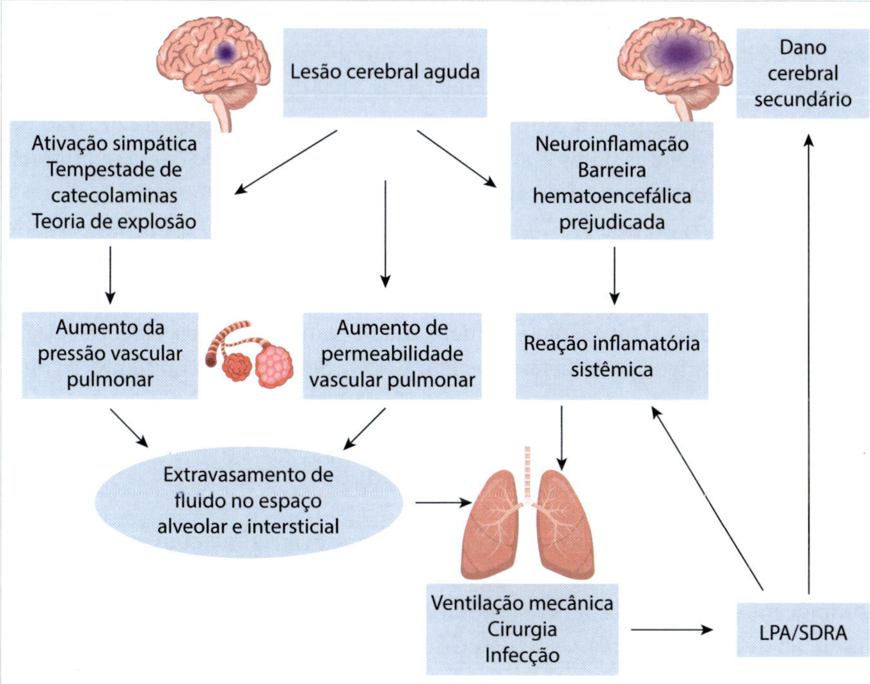

FIGURA 1 Interações cérebro-pulmão e ventilação mecânica em pacientes com lesão cerebral. Fisiopatologia da lesão pulmonar em pacientes com lesão cerebral aguda isolada.

LPA: lesão pulmonar aguda; SDRA: síndrome do desconforto respiratório agudo.

PRINCIPAIS COMPLICAÇÕES PULMONARES

Edema pulmonar neurogênico

Foi definido como o extravasamento de fluido rico em proteínas para o espaço intersticial e alveolar dos pulmões, após várias patologias do SNC (p. ex.: acidente vascular cerebral, HSA, hematoma subdural, estado de mal epiléptico, infecções do sistema nervoso central e TCE). O diagnóstico de edema pulmonar neurogênico (EPN) é baseado na presença de desconforto respiratório, hipoxemia, opacidades alveolares bilaterais com infiltrados difusos de ambos os pulmões e falta de evidência de insuficiência cardíaca esquerda na ausência de outras causas de síndrome do desconforto respiratório agudo (SDRA).

Apesar da extensa pesquisa em andamento, a fisiopatologia ainda é debatida e várias teorias foram propostas. A teoria mais popular sugere que um aumento abrupto da PIC leva à superestimulação simpática e liberação maciça de catecolaminas na circulação sistêmica, com subsequente vasoconstrição. A resistência vascular sistêmica elevada e a vasoconstrição sistêmica deslocam o sangue da circulação sistêmica para a pulmonar. O consequente aumento da pressão hidrostática nos capilares pulmonares gera o desenvolvimento de edema pulmonar transudativo e dano à barreira capilar alveolar.

Foi demonstrado que em 71% dos pacientes o início dos sintomas é agudo (< 4 h, 30-60 min após lesão neurológica aguda), embora também possa ser retardada (12-72 h após lesão neurológica aguda). Os fatores de risco para a ocorrência de edema pulmonar neurogênico incluem: idade avançada, injúria cerebral, atraso no tratamento e cirurgia na artéria vertebral. O prognóstico, geralmente, é ruim, com taxas de mortalidade variando entre 60 e 100% (Figura 2).

Síndrome do desconforto respiratório agudo

A SDRA é uma forma de insuficiência respiratória aguda com risco de vida, caracterizada por uma combinação de hipoxemia refratária e pulmões com complacência baixa e elastância aumentada após um insulto. De acordo com a definição de Berlim de 2012, a SDRA é definida como hipoxemia grave de início agudo – estabelecida dentro de uma semana após um insulto clínico conhecido ou piora dos sintomas respiratórios não totalmente explicada por edema pulmonar, com infiltrados pulmonares bilaterais na radiografia de tórax ou tomografia computadorizada.

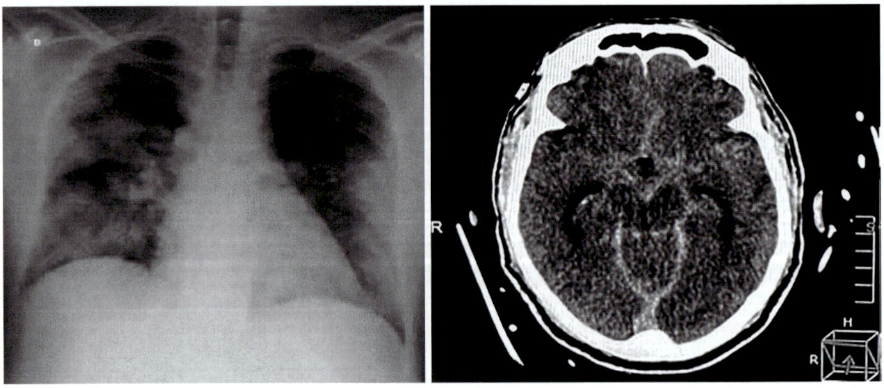

FIGURA 2 Radiografia de tórax demonstrando a presença de infiltrados alveolares bilaterais, difusos e heterogêneos. Paciente de 27 anos com quadro de HSA FISHER IV, com franca tempestade de catecolaminas. Na admissão em sala cirúrgica, o paciente apresentava PA = 210 × 134 mmHg, FC = 122 bpm e SpO_2 = 86%, dados que condizem com o quadro de edema pulmonar neurogênico.

A lesão pulmonar aguda (LPA)/SDRA é comum em pacientes com injúria cerebral aguda, com uma incidência relatada entre 5 e 30%, dependendo dos tipos específicos de lesão cerebral e dos critérios de inclusão adotados por vários estudos.

O desenvolvimento de LPA em pacientes com injúria cerebral está associado à triplicação da mortalidade e disfunção neurológica residual grave. Idade avançada, parada ou insuficiência cardíaca, doença pulmonar obstrutiva crônica, disfunção cardiovascular, renal ou hematológica, sepse, choque, transfusões e pneumonia são fatores que indicam uma predisposição ao desenvolvimento de LPA.

Segundo relatos, a LPA/SDRA tem dois picos, um precoce, entre 2 e 3 dias após o início da VM, e um segundo pico nos dias subsequentes. É importante lembrar que a manutenção de VM protetora, com alvos de ventilação controlada (VC) 6-8 mL/kg, peso predito, *driving pressure* < 15 e Pplatô < 30, podem ajudar e evitar a cascata de VILI → LPA → SDRA.

Entendendo a fisiopatologia do manejo da ventilação no paciente neurocirúrgico

O fornecimento adequado de oxigênio ao SNC depende da patência da via aérea, da troca gasosa, da ventilação alveolar e da integridade do sistema cardiovascular. Tais fatores dependem direta ou indiretamente da integridade do sistema neurológico.

Em pacientes conscientes, a permeabilidade das vias aéreas superiores é mantida pela presença de um tônus muscular apropriado e persistente na musculatura dilatadora das vias aéreas superiores, além da presença de vários reflexos. A disfunção neurológica, incluindo a perda de consciência, pode levar à perda desses reflexos e colocar as vias aéreas em risco. A obstrução provocada, por exemplo, pela língua caindo contra a faringe posterior é a razão para o fechamento das vias aéreas no paciente inconsciente. Associa-se a isso, a aspiração que pode resultar da perda de tais reflexos e do desenvolvimento de complicações pulmonares ou potenciar as já existentes.

O controle ou acionamento ventilatório neural se origina nos neurônios respiratórios dorsal e ventral da medula espinhal. Esses grupos de neurônios geram um ritmo respiratório intrínseco que é acionado por meio dos nervos frênicos e intercostais. Níveis cerebrais mais elevados, como córtex cerebral e ponte, são capazes de modificar esse ritmo. O insulto ao SNC, seja ele traumático ou cirúrgico, pode resultar em aberrações nesse sistema que causam um aumento ou diminuição no impulso respiratório e consequente hipo ou hiperventilação. A contração muscular depende ainda da integridade da junção neuromuscular que pode estar alterada após a indução anestésica e o uso de bloqueadores neuromusculares ou, ainda, pela própria condição clínica do paciente.

Assim, o entendimento das causas que alteram tal processo garante melhor sucesso na adequação ventilatória nesses pacientes. A VM é usada como mecanismo que garante o fornecimento confiável de oxigênio e modula a hemodinâmica cerebral por meio do controle da tensão arterial de dióxido de carbono ($PaCO_2$). Ao mesmo tempo, pode exercer efeitos nocivos sobre o cérebro, devido a complexas interações fisiológicas entre os compartimentos intratorácico, venoso central e intracraniano. Tais interações serão descritas a seguir.

Entendendo a relação entre ventilação mecânica, hemodinâmica sistêmica e fluxo sanguíneo cerebral

A pressão de perfusão cerebral (PPC) é uma medida que relaciona a pressão arterial média sistêmica (PAM) e a pressão intracraniana (PIC) com o objetivo de avaliar a quantidade de fluxo sanguíneo que chega ao cérebro. Matematicamente: PPC = PAM – PIC. É uma medida importante para avaliar a função cerebral e prever o risco de danos cerebrais em pacientes que apresentam alterações na pressão arterial ou na pressão intracraniana e deve ser mantida entre 60-100 mmHg para garantir um fluxo sanguíneo adequado para o cérebro. O fluxo sanguíneo cerebral é o volume de sangue que flui para o cérebro em um determinado período e que varia ao longo do tempo, diretamente proporcional à PPC e inversamente à resistência vascular cerebral (RVC), portanto: FSC = PPC/RVC. Os valores normais de FSC situam-se na faixa de 50-60 mL/100 g/min de tecido cerebral. Os fatores que influenciam a RVC são:

1. O diâmetro dos vasos cerebrais.
2. Pressão arterial sistêmica.
3. Viscosidade do sangue e de elementos plasmáticos, quanto maior a viscosidade, maior a resistência.
4. Regulação neural e hormonal.
5. Taxa de metabolismo cerebral (TMC).

Contudo, não faz parte do escopo deste capítulo discutir tais fatores.

O FSC é regulado continuamente por diversos mecanismos, destaca-se a autorregulação mediada pela pressão e mecanismos químicos, por meio das variações de gás carbônico (CO_2), oxigênio (O_2) e sistema simpático.

Em indivíduos sadios, a circulação cerebral se adapta às variações sistêmicas da pressão arterial média, para valores extremos de 50-150 mmHg. Isso ocorre às custas da adaptação do tônus vasomotor. Em algumas condições clínicas como, por exemplo, a hipertensão arterial crônica, esses valores tendem a ficar mais elevados. Em pacientes com TCE grave, essa autorregulação pode ser prejudicada, sobretudo nas primeiras 48 h (Figura 3).

$PaCO_2$ e o fluxo sanguíneo cerebral

O FSC varia diretamente com a $PaCO_2$, especialmente na faixa de variação fisiológica de $PaCO_2$. As alterações do FSC causadas por $PaCO_2$ são dependentes das alterações do pH no líquido extracelular do encéfalo. Variações mínimas na $PaCO_2$, da ordem de 1 mmHg, modificam o FSC em 2-3%. Valores de $PaCO_2$ acima de 70 mmHg são capazes de dobrar o FSC, assim como valores abaixo de 25 mmHg produzem redução de 40% no FSC. Assim, uma hiperventilação que ocasiona diminuição da $PaCO_2$, provocará, consequentemente, diminuição do FSC, com diminuição da PIC. O contrário também é válido. É importante ressaltar que as alterações de FSC em resposta a mudanças da $PaCO_2$ ocorrem rapidamente, mas não são mantidas, devido, sobretudo, ao pH do líquido cefalorraquidiano (LCR) que retorna, gradualmente, aos níveis normais (Figura 3). Em pacientes com lesões neurológicas e presença de hipoventilação alveolar, dependentes de uma capacidade residual baixa (CRF) causada por edema pulmonar, originado

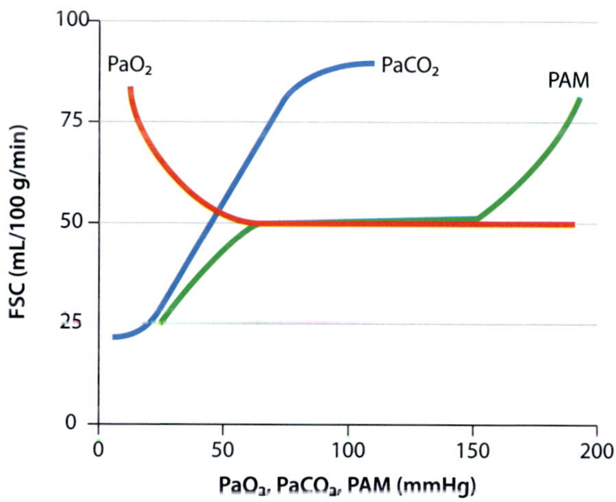

FIGURA 3 Relação entre valores de FSC com valores de PaO_2, $PaCO_2$ e PAM. A PaO_2 apresenta relação inversamente proporcional, enquanto a $PaCO_2$ relação diretamente proporcional. Já a PAM apresenta autorregulação na faixa entre 50-150 mmHg, em pacientes hígidos.

FSC: fluxo sanguíneo cerebral; PaO_2: pressão parcial de oxigênio; $PaCO_2$: pressão parcial de gás carbônico; PAM: pressão arterial média.

seja por lesão pulmonar aguda ou edema pulmonar neurogênico, tendem a desenvolver, por distúrbio de ventilação e perfusão, maiores níveis de $PaCO_2$ e, consequentemente, maior FSC com aumento da PIC.

PaO_2 e o fluxo sanguíneo cerebral

A relação entre a pressão parcial de oxigênio (PaO_2) e o fluxo sanguíneo cerebral ocorre de maneira inversamente proporcional, contudo com maior margem de estabilidade da zona de platô quando comparada à curva da $PaCO_2$. Alterações na PaO_2 de 60 para mais de 300 mmHg têm pouca influência sobre o FSC, já PaO_2 menores de 60 mmHg o aumentam rapidamente. Os mecanismos que medeiam a vasodilatação cerebral durante a hipóxia podem incluir efeitos neurogênicos iniciados pelos quimiorreceptores periféricos e neuraxiais, assim como influências humorais locais, sobretudo de óxido nítrico. A vasodilatação cerebral expõe o cérebro duplamente ao risco, pois:

- Promove hiperemia e predisposição ao edema cerebral nas áreas lesadas e nas regiões normais.
- Ao aumentar o FSC e o volume cerebral, eleva a PIC, podendo diminuir significativamente a PPC, causando isquemia secundária.

Dessa maneira, tende-se a evitar valores abaixo de 60 mmHg ou saturação periférica de oxigênio (SpO_2) < 90%, em pacientes com TCE.

Não existem evidências clínicas que corroborem à manutenção de valores de PaO_2 acima de 300 mmHg, já que, ainda que de maneira menos importante, poderia provocar vasoconstrição cerebral. Assim, as recomendações atuais convergem para a manutenção dos valores de PaO_2 entre 60 e 300 mmHg.

PEEP e o fluxo sanguíneo cerebral

A PEEP pode não apenas prevenir o colapso alveolar, mas também recrutar alvéolos colapsados. Isso, então, melhora a microcirculação cerebral e, finalmente, reduz a atelectasia, uma complicação pulmonar comum em pacientes neurocríticos. Os mecanismos de elevação da PIC, na utilização da PEEP, são complexos e envolvem muitos fatores, incluindo complacência intracraniana que se encontra reduzida em injúria cerebral, elastância aumentada e parâmetros hemodinâmicos sistêmicos em decréscimo, ou seja, a interação cardiopulmonar e a presença de hipovolemia e autorregulação cerebral deficitária, podem evoluir em uma cascata de eventos na autorregulação cerebral. Estudos observacionais demonstraram que a PEEP alta em pacientes com injúria cerebral leva a reduções na PPC e FSC devido a parâmetros hemodinâmicos prejudicados da circulação sistêmica, tais como débito cardíaco (DC) e redução da PAM. A VM e a utilização da PEEP podem afetar vários parâmetros cerebrais, incluindo a pressão intracraniana (PIC), o fluxo sanguíneo cerebral (FSC), o volume sanguíneo intracraniano (VSC) e o TMC. Além disso, a PEEP pode aumentar a pressão intratorácica e a pressão venosa central, o que pode resultar no aumento da pressão intracraniana. No entanto, tem sido sugerido que a aplicação de PEEP só está associada ao aumento da PIC quando a PEEP causa hiperinsuflação alveolar. Em contraste, quando a PEEP determina recrutamento alveolar com redução ou nenhuma alteração na $PaCO_2$, não há efeito na perfusão cerebral ou na PIC. Por outro lado, mesmo que a PEEP permaneça estável, pode causar aumento da pressão intratorácica e, assim, reduzir

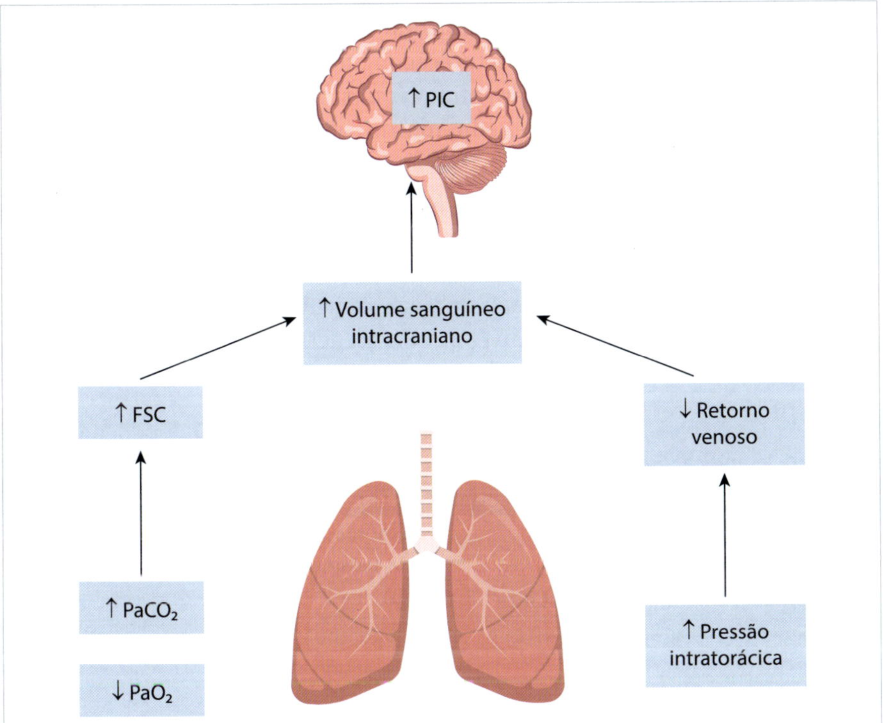

FIGURA 4 Interação VM, hemodinâmica sistêmica e FSC. A elevação de $PaCO_2$ e a queda importante da PaO_2 ocasionam elevação do FSC, levando ao incremento do VSC. A elevação da pressão intratorácica, ocasionada por VM não otimizada, provoca diminuição do retorno venoso e eleva o volume sanguíneo intracraniano que, por conseguinte, provoca incremento da PIC.

PaO_2: pressão parcial arterial de oxigênio; $PaCO_2$: pressão parcial de dióxido de carbono; FSC: fluxo sanguíneo cerebral; PIC: pressão intracraniana; VSC: volume sanguíneo cerebral.

a PAM, o retorno venoso e a PIC. A manutenção da euvolemia, com melhora da pré-carga usando soluções hipertônicas em particular, provavelmente, poderia minimizar os efeitos da PEEP na PPC e PAM.

Os grandes trabalhos acerca da VM atuais recomendam a utilização de PEEP, já que esta reduz a incidência de lesão pulmonar induzida por ventilação mecânica (VILI, do inglês *ventilator induced lung injury*), aumenta a CRF e evita a utilização de altas frações inspiradas de oxigênio. A VILI pode ser um casamento de altas PEEP, altos VC e *stress* e *strain* aumentados.

Em condições de estabilidade hemodinâmica, aumentos da PEEP até valores de 10 mmHg para otimizar a oxigenação não se associam à redução de PPC ou FSC. Embora o PEEP ideal seja o "Santo Graal" do manejo ventilatório de pacientes com TCE grave sem monitoramento da PIC. Dadas as complexas interações fisiopatológicas entre os pulmões e o cérebro em pacientes gravemente enfermos com lesão neurológica, recomenda-se o monitoramento avançado que inclui medições invasivas da PIC, saturação jugular de oxigênio e pressão parcial de oxigênio do tecido cerebral para otimizar a estratégia de ventilação e a oferta de oxigênio cerebral em pacientes com injúria cerebral.

INDICAÇÃO DE VENTILAÇÃO MECÂNICA INVASIVA EM PACIENTES NEUROCIRÚRGICOS

As indicações de ventilação mecânica em pacientes neurológicos acontecem, basicamente, por depressão do nível de consciência, por incapacidade de proteção de via aérea ou por insuficiência respiratória associada, conforme mostra o Quadro 1.

QUADRO 1 Indicações de ventilação mecânica invasiva em pacientes neurológicos

Causas neurológicas	Causas respiratórias
Coma (Escala de Glasgow < 8)	Pneumonia
Disfunção de tronco cerebral	Broncoaspiração
Hipertensão intracraniana importante	SDRA
Procedimento sob sedação e anestesia	Tromboembolismo pulmonar
Previsão de piora neurológica	Edema agudo de pulmão

MANEJO DA VENTILAÇÃO MECÂNICA EM PACIENTES NEUROCIRÚRGICOS

O manejo ventilatório de pacientes neurocríticos envolve o conhecimento de um pulmão já exposto a complicações, tais como EPN, LPA, SDRA ou risco para desenvolvimento de lesão induzida pela VM.

A VM é uma ferramenta que salva vidas no manejo terapêutico e é, frequentemente, realizada em pacientes com lesão cerebral. Apesar de salvar vidas, a VM pode exacerbar a inflamação pulmonar e sistêmica, levando à LPA. É importante lembrar que a VM tradicional com altos VC, baseados em peso real, *driving pressure* > 15, altas frequências respiratórias são fatores de risco independente para LPA em pacientes críticos.

Os mecanismos patogenéticos que podem explicar a VILI incluem: hiperdistensão alveolar, colapso alveolar repetido e reexpansão em cada ciclo respiratório. Além disso, a lesão pulmonar associada ao ventilador pode ser desencadeada pela transformação de estímulos mecânicos em biológicos no pulmão, essa energia gerada pelo aparelho de VM é dissipada e resulta em microfraturas de unidades alveolares. O resultado é uma cascata inflamatória deletéria que está associada à lesão tecidual local e possível disseminação para órgãos e sistemas extrapulmonares, um processo, frequentemente, associado à falência de múltiplos órgãos.

A insuficiência respiratória é uma complicação comum em pacientes graves com injúria cerebral. Apesar da falta de evidências sobre o manejo de pacientes com injúria e insuficiência respiratória, está claro que a estratégia de VM deve ser duplamente protetora para os pulmões e o cérebro.

Atenção redobrada à hipoxemia, que é comum em pacientes neurocríticos, pois está bem estabelecido que PaO_2 de 58 mmHg ou SpO_2 < 90%, nas primeiras horas após o início da injúria, está associada ao dobro de mortalidade. Além disso, tal nível de hipoxemia pode levar à diminuição da TMC o que, em cascata, pode causar HIC devido à vasodilatação mediada por hipoxemia.

Diretrizes recentes da European Society of Intensive Care Medicine a respeito da VM para pacientes com injúria cerebral propõem que a faixa ideal de PaO_2 deve estar entre 80-120 mmHg.

Quanto aos modos ventilatórios, é recomendado que, em pacientes com lesão neurológica grave na fase aguda, se utilize o "modo controlado por volume", com o objetivo de evitar oscilações do volume corrente. É desaconselhado o uso do "modo espontâneo" para evitar hipertensão intracraniana.

Em relação à VC, está bem documentados que a VM protetora, com baixo VC e PEEP, diminuiu a mortalidade em pacientes com SDRA, mas ainda não está claro se essa estratégia de ventilação deve ser estendida a todos os pacientes gravemente enfermos e, deve-se ter em mente, que a estratégia da VM protetora pode levar à lesão pulmonar autoinfligida e hipercapnia. Em particular, em pacientes com injúria cerebral, aumentos modestos na $PaCO_2$ estão associados à vasodilatação cerebral, resultando em hipertensão intracraniana e maior VSC. Por outro lado, os pacientes com injúria cerebral são, tradicionalmente, ventilados com alto VC, com base na observação de que a hipocapnia reduz a PIC. No entanto, a hiperventilação e a hipocapnia resultantes podem ser prejudiciais, especialmente durante as primeiras 24 horas após o início do evento, quando a homeostase cerebral é criticamente prejudicada, ocasionando uma autorregulação cerebral deficitária. Como discutido anteriormente, a VM com alto VC pode induzir mais lesões cerebrais e pulmonares (ou seja, "segundo golpe") e uma sequência de eventos, com falência de órgãos extracranianos. É lamentável que, devido aos diferentes mecanismos fisiopatológicos de LPA e questões de segurança, os estudos mais importantes de ventilação protetora pulmonar excluam pacientes com injúria cerebral. É importante lembrar que alguns estudos relataram que a ventilação com baixo VC alcança melhor proteção neurofisiológica e que isso está associado a uma menor incidência de LPA em pacientes neurológicos críticos, embora não haja um acordo a respeito do uso extrapolado da estratégia de ventilação protetora para o ambiente pré-hospitalar e de emergência durante a fase aguda de ressuscitação. Apesar da falta de evidências robustas, as recomendações recentes da European Society of ICM afirmam que há um consenso de que a faixa ideal de $PaCO_2$ está entre 35-45 mmHg, VM protetora com VC de 6-8 mL/kg pode ajudar a evitar LPA.

O *mechanical power* (MP) é definido como a energia gerada pelo ventilador para o sistema respiratório por unidade de tempo. Essa variável é composta de valores de PEEP, DP, frequência respiratória, Ppico, Pplatô e VC.

$$MP = 0{,}098 \times VC \times (PPICO - DP/2) \times FR$$

Recentemente, uma análise secundária de oito ensaios clínicos randomizados, incluindo 5.159 pacientes com SDRA, mostrou que o MP normalizado para o peso predito foi significativamente melhor na previsão da mortalidade do que VC, Pplatô ou DP. A presença de um valor menor de MP (< 17 J/min) também foi associada à mortalidade reduzida em um estudo observacional de pacientes sem SDRA. Na população neurológica, um estudo de centro único, incluindo 529 pacientes com subtipos mistos de injúria cerebral com MP mais alto, foi associado a maior mortalidade em ambiente intensivo. Dada a evidência existente, ainda limitada, a VM e abordagens projetadas para limitar o MP em lesões cerebrais devem ser vistos como exploratórias e, por hora, as atuais diretrizes nessa população não abordam essa variável. Além disso, o impacto individual dos componentes do MP nos resultados merece uma investigação mais aprofundada. A Figura 5 apresenta as principais recomendações do manejo ventilatório no paciente cirúrgico neurológico.

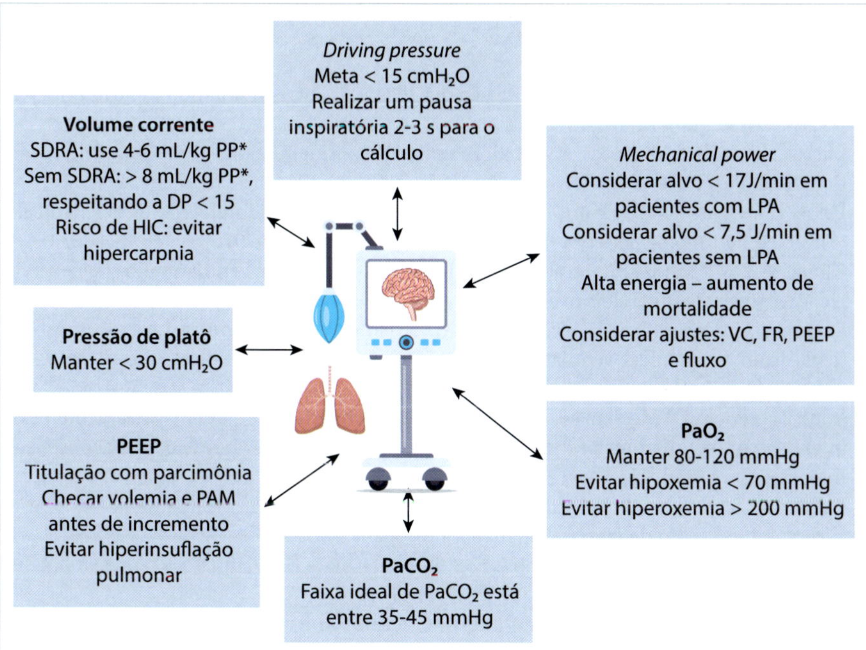

FIGURA 5 Recomendações ventilatórias em pacientes neurocríticos.
PP: peso predito; DP: *driving pressure*.

CONSIDERAÇÕES FINAIS

O entendimento da fisiopatologia das condições clínicas dos pacientes neurocirúrgicos é fundamental para a boa condução da ventilação mecânica nesses pacientes. Está no senso comum que as abordagens neurocirúrgicas apresentam alto risco lesivo, seja traumático ou isquêmico, à integridade do sistema nervoso central. A despeito dos seus benefícios, é importante assegurar que a VM não produza efeitos deletérios em parâmetros cerebrais básicos, como pressão intracraniana (PIC), pressão de perfusão cerebral (PPC) e fluxo sanguíneo cerebral (FSC).

De maneira geral, é fundamental evitar hipóxia, hipotensão arterial, hiper ou hipocapnia e fatores associados à evolução desfavorável.

LEITURA RECOMENDADA

1. Stocchetti N, Maas AI, Chieregato A, van der Plas AA. Hyperventilation in head injury: A review. Chest. 2005;127(5):1812-27.
2. Barbas CS, Isola AM, Farias AM et al. Brazilian recommendations of mechanical ventilation 2013. Part I. Rev Bras Ter Intensiva. 2014;26(2):89-121.
3. Pelosi P, Ferguson ND, Frutos-Vivar F et al. Management and outcome of mechanically ventilated neurologic patients. Crit Care Med. 2011;39(6):1482-92.
4. Chang WTW, Nyquist PA. Strategies for the use of mechanical ventilation in the neurologic intensive care unit. Neurosurg Clin N Am. 2013;24(3):407-16.
5. Lazaridis C, DeSantis SM, McLawhorn M, Krishna V. Liberation of neurosurgical patients from mechanical ventilation and tracheostomy in neurocritical care. J Crit Care. 2012;27(4):417.e1-8.
6. Robba C, Poole D, McNett M, et al. Mechanical ventilation in patients with acute brain injury: recommendations of the European Society of Intensive Care Medicine consensus. Intensive Care Med. 2020;46(12):2397-2410.
7. Valiatti, JLS. Amaral, JLG. Falcão, LFR. Ventilação mecânica: fundamentos e prática clínica. - 2. ed. - Rio de Janeiro: Guanabara Koogan, 2021.
8. Taran, Shaurya a,b ; Wahlster, Sarah c, d, e ; Robba, Chiara f,g. Ventilatory targets following brain injury. Curr Opin Crit Care. 2023;29(2):41-49.
9. Ziaka, M., Exadaktylos, A. Brain–lung interactions and mechanical ventilation in patients with isolated brain injury. Crit Care. 2021;25:358.

Ventilação mecânica para cirurgias torácicas

Daniel da Escóssia Melo Sousa

DESTAQUE DO TEMA

1. A ventilação monopulmonar (VMP) é o recurso primário para proporcionar campo operatório adequado ao cirurgião, sem a interferência de um órgão móvel como o pulmão.
2. O domínio das alterações fisiológicas é crucial na condução da VMP.
3. A atelectasia do pulmão dependente e o *shunt* direita-esquerda são fatores desfavoráveis que contribuem para hipoxemia durante a VMP.

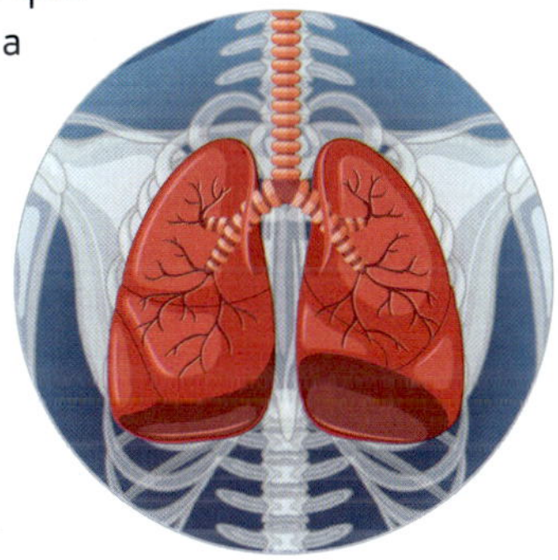

4. A vasoconstrição pulmonar hipóxica (VPH) é um mecanismo contrabalanceador autorregulatório e que reduz o *shunt* direita-esquerda, melhorando a relação ventilação-perfusão do pulmão dependente.
5. Estratégias de ventilação mecânica protetora devem ser empregadas, visando reduzir complicações pulmonares pós-operatórias durante a VMP.

INTRODUÇÃO

A cirurgia torácica é a especialidade médica responsável por uma ampla gama de intervenções diagnósticas e terapêuticas que incluem vias aéreas superiores, parênquima pulmonar, parede torácica, pleura e trato gastrointestinal localizado no mediastino. Os procedimentos de parênquima pulmonar são majoritariamente realizados em decúbito lateral com auxílio de ventilação monopulmonar (VMP), técnica empregada para promover condições cirúrgicas adequadas, sem a interferência de um órgão móvel como o pulmão. Assim como a circulação extracorpórea (CEC), em cirurgia cardíaca, e o pneumoperitônio, em cirurgia videolaparoscópica abdominal, a VMP é o recurso primário para prover o campo operatório ao cirurgião.

Quando comparada à ventilação bipulmonar (VBP), a implementação e condução da VMP representam, muitas vezes, um desafio na prática clínica. Portanto, o domínio de suas nuances se faz imperativo ao profissional que lida com anestesias para cirurgias torácicas. O presente capítulo aborda aspectos relacionados à VMP e seu manejo.

INDICAÇÕES E CONTRAINDICAÇÕES DA VENTILAÇÃO MONOPULMONAR (VMP)

A VMP é utilizada, principalmente, com duas finalidades: melhorar a exposição do campo cirúrgico (separação pulmonar) e isolar anatomicamente um pulmão de processos patológicos do pulmão contralateral (isolamento pulmonar). A separação pulmonar pode ser atingida através de bloqueadores brônquicos (BB) ou tubo simples com inserção endobrônquica, enquanto o isolamento pulmonar (que também engloba a separação pulmonar) exige o tubo duplo lúmen (TDL), uma vez que os BB, por apresentarem *cuffs* de alto volume e baixa pressão, são incapazes de prover proteção de selo contra secreções advindas do pulmão contralateral. As características técnicas de cada dispositivo, métodos de inserção e checagem de posicionamento fogem do escopo deste capítulo. As principais contraindicações à VMP se dão em pacientes que não toleram a técnica, seja por doença cardiopulmonar avançada e/ou ressecções pulmonares prévias extensas, sendo totalmente dependentes da VMP. A Tabela 1 resume as principais indicações de separação e isolamento pulmonar.

TABELA 1 Principais indicações de separação e isolamento pulmonar

Separação pulmonar	Isolamento pulmonar
▪ Exposição cirúrgica de alta prioridade 1. Aneurisma de aorta toracoabdominal 2. Pneumonectomia 3. Exposição mediastinal 4. Lobectomias superiores	▪ Proteger pulmão sadio de contaminação 1. Infecção 2. Hemorragia massiva 3. Proteinose alveolar
▪ Exposição cirúrgica de baixa-média prioridade 1. Lobectomia média e baixas 2. Segmentectomias 3. Cirurgias esofágicas 4. Cirurgias em coluna vertebral	▪ Controlar a distribuição da ventilação 1. Fístula broncopleural 2. Abertura/ruptura de grandes VA 3. Bolhas/cistos gigantes unilaterais

FISIOLOGIA DO DECÚBITO LATERAL E VENTILAÇÃO MONOPULMONAR

Para correta caracterização da fisiologia pulmonar, três quesitos devem ser considerados: posição do paciente (decúbito dorsal, ventral ou lateral), tipo de ventilação (espontânea ou controlada com pressão positiva sob bloqueio neuromuscular) e estado do tórax (fechado ou aberto), resultando em um total de doze possibilidades diferentes. Em cirurgia torácica pulmonar, a situação mais frequente é o decúbito lateral com ventilação controlada e tórax aberto. Três pontos merecem destaque nesse contexto: atelectasia do pulmão dependente, alteração da ventilação-perfusão e vasoconstrição pulmonar hipóxica (VPH).

Após a indução anestésica, em posição supina e tórax fechado, com a redução do tônus da musculatura respiratória, ocorre cefalização das vísceras abdominais, deslocando o diafragma de caudal para cranial, o que resulta em compressão dos pulmões e gera redução da capacidade residual funcional (CRF) e volume residual (VR) em cerca de 12-20%. Em seguida, após posicionamento em decúbito lateral, ocorre queda do conteúdo mediastinal sobre o pulmão dependente (PD – inferior, ventilado, não operado), com redução adicional de sua CRF e VR (Figuras 1 e 2). Essa queda do conteúdo mediastinal é maior em decúbito lateral esquerdo (pela presença do coração), determinando maior restrição no pulmão dependente direito, quando comparada à situação contrária.

O resultado é um PD atelectasiado, com redução da complacência, aumento das pressões de pico, platô, *driving pressure*, *mechanical power* e resistência de vias aéreas durante a ventilação mecânica. Em contrapartida, o pulmão não dependente (PND – superior, não ventilado, operado) encontra-se em posição vantajosa para expandir-se livremente, estando na sua melhor faixa de complacência (Figura 3).

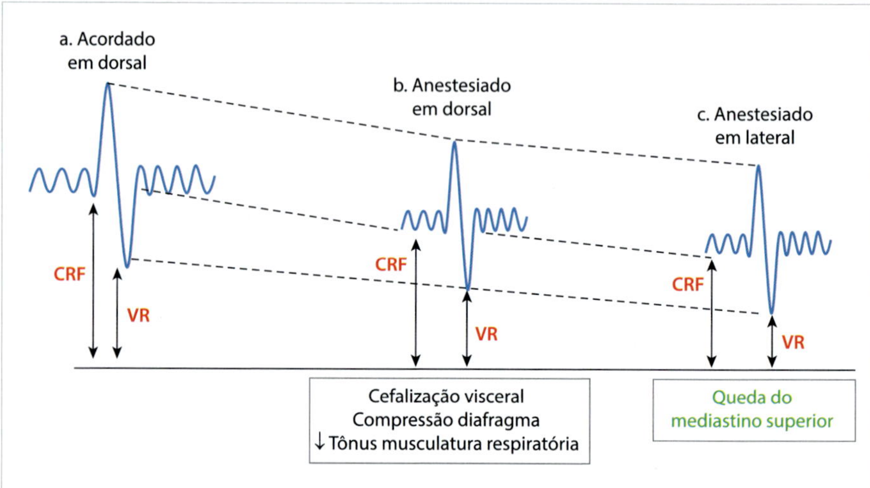

FIGURA 1 Redução progressiva dos volumes pulmonares (CRF e VR) na sequência entre o paciente acordado em decúbito dorsal (A), anestesiado em decúbito dorsal (B) e anestesiado em lateral (C).

CRF: capacidade residual funcional; VR: volume residual.

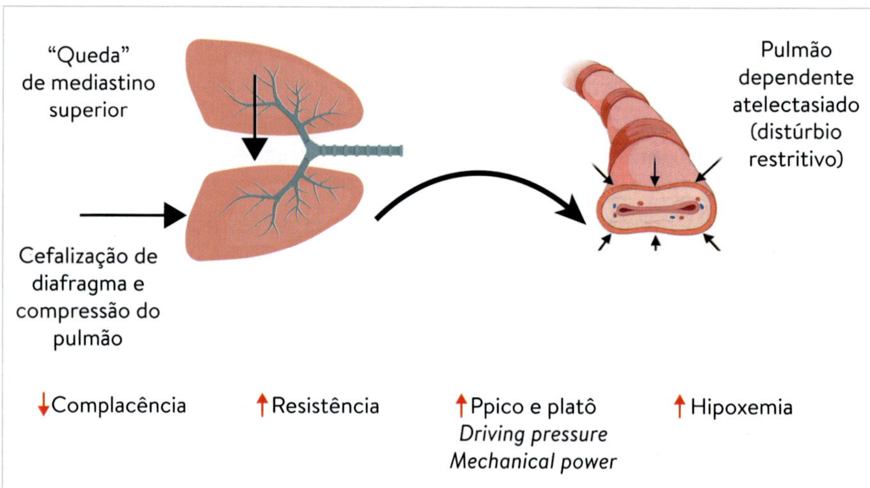

FIGURA 2 Vetores de compressão do pulmão dependente e suas consequências. Ao ser comprimido, o pulmão dependente sofre uma restrição volumétrica a sua expansão, assumindo uma condição similar ao *baby lung* que ocorre na síndrome do desconforto respiratório agudo (SDRA).

PD: pulmão dependente.

Fonte: elaborada pelo próprio autor.

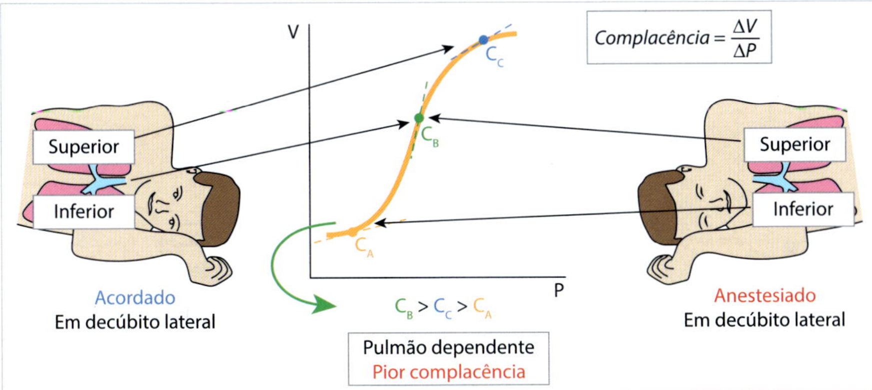

FIGURA 3 Esquema ilustrando a curva Volume *vs.* Pressão para o paciente acordado e anestesiado em decúbito lateral e como se comportam o pulmão dependente (PD) e não dependente (PND) nessas situações. A complacência pulmonar é dada pela variação do volume pela variação da pressão (Cest = VC/dP) que, graficamente, representa o grau de inclinação de uma reta que tangencia cada ponto do gráfico. Dessa forma, nota-se que o pulmão dependente, no paciente anestesiado, representado por C_A na curva, possui o menor grau de inclinação de sua reta tangente, traduzindo menor complacência quando comparado aos pontos C_B (pulmão não dependente no paciente anestesiado e pulmão dependente no paciente acordado) e C_C (pulmão não dependente no paciente acordado).

O segundo ponto a ser considerado é a alteração no padrão de ventilação-perfusão. Em decúbito lateral com o tórax fechado, pela ação da gravidade, o volume sanguíneo pulmonar tende a se concentrar no PD, enquanto o ar tende a fluir para o PND, redistribuindo as zonas de West. Dessa forma, o PND teria maior tendência de ser ventilado (Zona 01 de West), enquanto o PD maior tendência de ser perfundido (Zona 3 de West), configurando, portanto, um desacoplamento da ventilação-perfusão, quando em VBP. Quando o tórax superior é aberto com a tendência do PND se herniar através da incisão cirúrgica, à medida que ele ganha mais espaço para mobilização, essa incompatibilidade se torna ainda mais pronunciada. A VMP, entretanto, ao direcionar a ventilação para o PD, restaura o acoplamento entre a ventilação-perfusão.

Com o início da VMP, o PND é separado do PD, tornando-se não ventilável, apesar de ainda perfundido. Esse fato gera um *shunt* intrapulmonar do tipo direita-esquerda, no qual o sangue desoxigenado que passa através do PND se mistura com o sangue oxigenado que passava através do PD, reduzindo o conteúdo arterial de oxigênio (CaO_2) na circulação esquerda, que será distribuído a nível sistêmico (Figura 4). Como o gás carbônico (CO_2) é uma molécula extremamente difusível, mesmo em situações de redução da área de troca, como ocorre durante a exclusão de um dos pulmões, o risco de hipercapnia acaba não se tornando

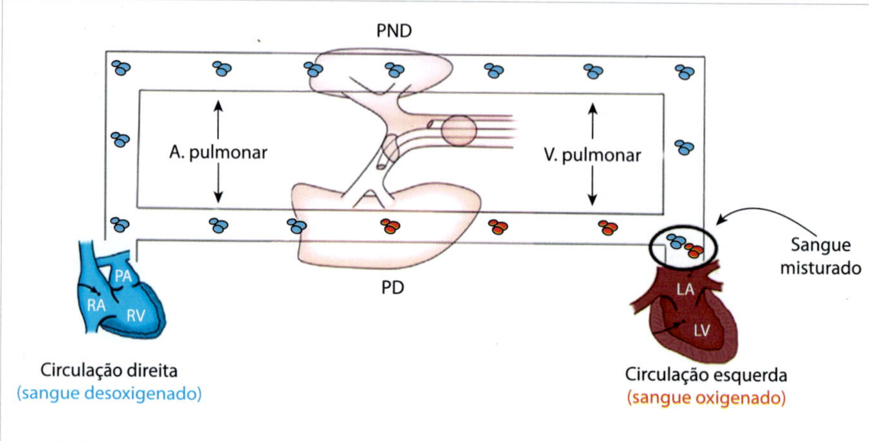

FIGURA 4 *Shunt* intrapulmonar direita-esquerda gerado durante a VMP. O sangue desoxigenado que passa pelo PND não sofre hematose, ocorrendo mistura com o sangue oxigenado proveniente do PD na circulação esquerda. Essa mistura, com conteúdo arterial de oxigênio inferior ao que habitualmente ocorreria em VBP, será distribuída para a periferia, sendo essa uma das causas de hipoxemia. Os níveis de CO_2 sofrem menor interferência quando comparados ao O_2, já que alta difusibilidade deste gás garante sua eliminação, mesmo através de um único pulmão, sendo a hipercapnia um problema menor que a hipoxemia.

uma preocupação maior, quando comparado ao risco de hipoxemia, já que o PD consegue compensar a eliminação do CO_2.

Diante de diversos fatores desfavoráveis como a atelectasia do PD e *shunt* direita-esquerda, a VPH surge como mecanismo contrabalanceador a fim de permitir a VMP. Com a cessação da ventilação, a redução de pressão parcial de oxigênio alveolar (PAO_2) dispara uma sequência de eventos intracelulares que resultam no aumento do cálcio intracelular das células musculares lisas, levando à constrição dos vasos perialveolares do alvéolo hipóxico. Como consequência, o fluxo sanguíneo que seria destinado a esses alvéolos hipóxicos do PND é desviado para alvéolos oxigenados do PD (Figura 5).

A VPH atua, portanto, como mecanismo autorregulatório de otimização da relação ventilação-perfusão, sendo sua ocorrência desejável e protetora em VMP. Sua intensidade guarda relação com o grau de hipóxia alveolar, apresentando padrão bifásico, com a primeira fase ocorrendo entre 20-30 minutos e a segunda em 2 horas. O processo se encerra com o reestabelecimento da ventilação e oxigenação, não retornado ao normal durante horas. Dessa forma, em cirurgias bilaterais, ocorrerá maior tendência a dessaturação durante a manipulação do segundo pulmão.

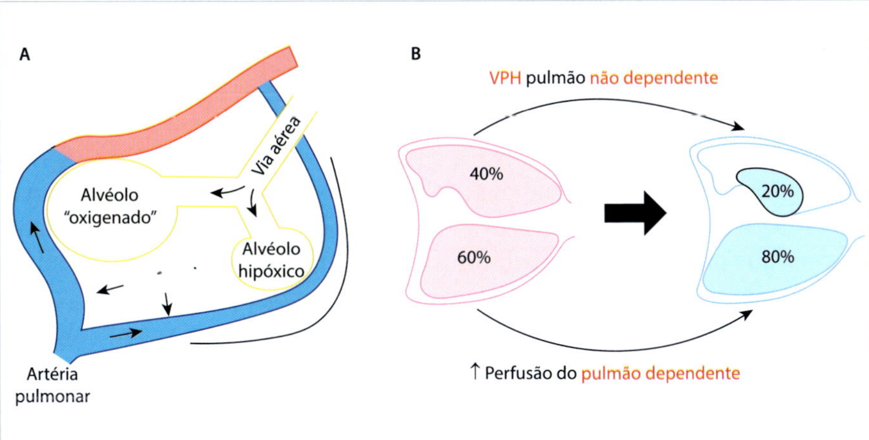

FIGURA 5 A) Ocorrência do fenômeno da vasoconstrição pulmonar hipóxica (VPH), onde o sangue venoso da artéria pulmonar é desviado de alvéolos não ventilados para alvéolos ventilados. B) Em VMP esse fenômeno proporciona o aumento da perfusão do PND, aumentando o *match* entre a ventilação e a perfusão.

Uma série de condições podem modular a VPH, muitas delas, controláveis durante o manejo anestésico. A Tabela 2 resume os fatores que exacerbam ou atenuam a VPH.

TABELA 2 Principais moduladores da VPH. A coluna esquerda mostra os potencializadores e a da direita os inibidores da VPH

Aumenta a VPH Gera menos *shunt* D → E Melhora a oxigenação	Diminui a VPH Gera mais *shunt* D → E Piora a oxigenação
↓ PAO_2 (Principal fator)	
↓ PaO_2	↑ PaO_2
Acidose metabólica ou respiratória (↑$PaCO_2$)	Alcalose metabólica ou respiratória (↓ $PaCO_2$)
Hipertermia	Hipotermia
Vasoconstritores	Vasodilatadores
Hipovolemia	Hipervolemia
Anestesia venosa (não altera VPH)	Anestésicos inalatórios (> 1 CAM)

SITUAÇÕES ALTERNATIVAS AO DECÚBITO LATERAL E VENTILAÇÃO CONTROLADA

Posição supina

Adotada em transplante pulmonar, ressecções de massas mediastinais e cirurgias cardíacas minimamente invasivas. Nessa posição, a VMP é menos tolerada, uma vez que não ocorre redistribuição do fluxo pulmonar como no decúbito lateral, sendo o *shunt* D → E no PND maior. Além disso, as zonas posteriores dos pulmões estão mais colapsadas. Por essa razão, a posição supina é um fator de risco independente para hipoxemia durante a VMP.

Posição ventral

Adotada, principalmente, em esofagectomia videolaparoscópica, nessa posição a complacência é melhorada pela ausência de compressão mediastinal sobre os pulmões (principalmente as porções posteriores), mas, assim como a posição supina, não ocorre redistribuição do fluxo pulmonar. A oxigenação em VMP, portanto, fica em posição intermediária, melhor que em posição supina, porém pior que em lateral.

Decúbito lateral com respiração espontânea e tórax aberto (cirurgia pulmonar sem intubação)

A toracoscopia pulmonar sem intubação, do inglês *Non-intubated VATS* (NIVATS), é uma técnica minimamente invasiva, realizada sob sedação ou com auxílio de máscara laríngea (paciente em respiração espontânea), associada à anestesia regional (bloqueio intercostal ou peridural). O racional dessa técnica é poupar o paciente dos efeitos deletérios que a ventilação mecânica com pressão positiva e bloqueio neuromuscular geram. Uma vez posicionado em decúbito lateral, após a abertura da caixa torácica, o ar atmosférico adentra o hemitórax não dependente, promovendo o colabamento desse pulmão, que não está sob efeito de ventilação com pressão positiva. Duas complicações importantes podem se desenvolver nesse cenário: respiração paradoxal e o balanço mediastinal. Na respiração paradoxal o ar é trocado entre os pulmões como se fosse um pêndulo e não com o meio externo, gerando hipoxemia e hipercapnia. No balanço mediastinal, com o movimento do coração, seu enchimento e, consequentemente, o débito cardíaco ficam reduzidos, gerando instabilidade hemodinâmica similar a um estado de choque. A solução para ambas as condições é a aplicação de ventilação com pressão positiva, seja através de máscara facial, máscara laríngea ou intubação orotraqueal, acompanhados ou não de bloqueio neuromuscular.

ESTRATÉGIAS DE OTIMIZAÇÃO DA VMP

A instituição da VMP tem dois objetivos principais: esvaziamento do PND e ventilação do PD.

Esvaziamento do PND

Após posicionar corretamente um TDL ou BB e interromper o fluxo aéreo para o PND, espera-se que ele sofra colabamento, proporcionando exposição cirúrgica adequada. Entretanto, muitas vezes, o PND não ventila, porém não murcha, permanecendo armado. Isso pode ocorrer por aderências do pulmão ao gradil costal e estruturas circunvizinhas ou aprisionamento dinâmico do ar (auto-PEEP). Algumas medidas podem ser realizadas a fim de se acelerar o esvaziamento desse PND:

1. Desnitrogenar ambos os pulmões com FiO_2 de 100% antes de iniciar a VMP, facilitando a ocorrência de atelectasia de absorção no PND.
2. Iniciar VMP apenas imediatamente antes da abertura do tórax superior (evitar ocorrência de respiração paradoxal no pulmão superior).
3. Aspirar o PND, através do canal de sucção do BB ou inserindo-se uma sonda de aspiração no lúmen endotraqueal do TDL.
4. Desconectar o BB ou TDL do circuito da ventilação, permitindo exalação do ar por cerca de 20-30 segundos, ou até a $ETCO_2$ tender a zero. Essa conduta gera atelectasia no PD. Uma manobra de recrutamento alveolar pode estar indicada na sequência.
5. Em cirurgias videolaparoscópicas, insuflar gás carbônico no hemitórax não dependente (capnotórax), visando colabar o PND, com pressão idealmente inferior a 10 mmHg para evitar instabilidade hemodinâmica. Em cirurgias abertas, compressão manual do pulmão pelo cirurgião.
6. Tratar auto-PEEP caso exista (aspirar secreções, reverter broncoespasmo, reduzir a frequência respiratória, aumentar o tempo expiratório, desconexão do circuito de ventilação).
7. Em último caso, desconectar a ventilação do PND ou BB. Essa conduta gera atelectasia no PD. Uma manobra de recrutamento alveolar pode estar indicada na sequência. O apropriado colabamento do PND acaba por aumenta a resistência vascular neste, desviando o sangue para o PD. Portanto, o esvaziamento do PND aumenta a perfusão do PD e consequentemente sua oxigenação.

Capnotórax

A insuflação de CO_2 no hemitórax operado é utilizada para colabar o PND em cirurgias infantis (sem medida de isolamento pulmonar) e como medida secundária em cirurgias videolaparoscópicas (isolamento pulmonar já estabelecido, mas ainda assim, o PND permanece armado) e robóticas (comumente utilizado). Portanto, o capnotórax é um recurso adicional na facilitação do campo cirúrgico, diferente do pneumoperitônio em cirurgia videolaparoscópica abdominal que obrigatoriamente é empregado. Deve ser instituída com parcimônia, haja vista que insuflações acima de 10 mmHg podem levar a comprometimento ventilatório e hemodinâmico. Insuflação no hemitórax direito leva a maior instabilidade hemodinâmica que no hemitórax esquerdo.

Ventilação protetora

Durante muito tempo, a hipoxemia foi considerada o maior e único problema relacionado a VMP. Pelo seu caráter especial, a cirurgia torácica pode provocar lesão pulmonar aguda tanto pelo trauma cirúrgico (pulmão dependente) como

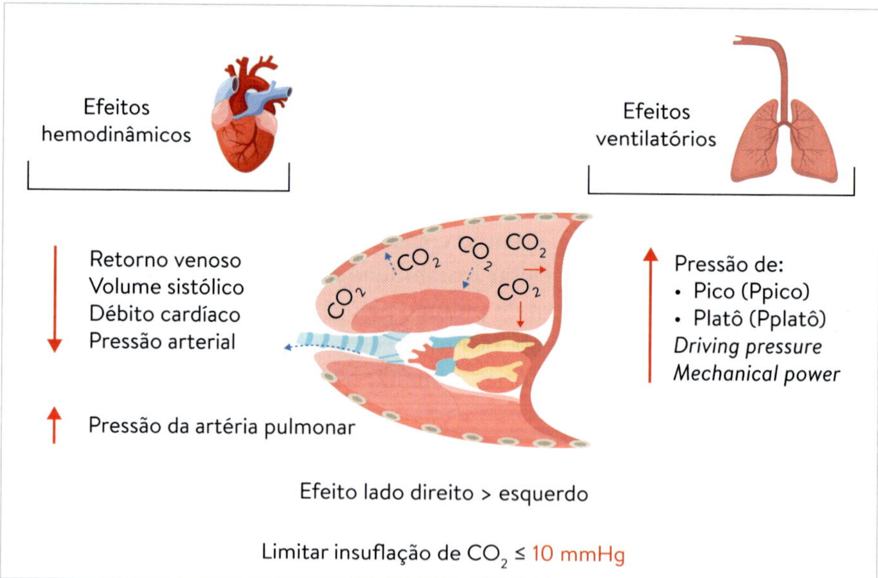

FIGURA 6 Efeitos hemodinâmicos e ventilatórios do capnotórax. A aplicação do capnotórax no lado direito gera maior repercussão quando comparada ao lado esquerdo, por reduzir em maior magnitude o retorno venoso para as câmaras direitas do coração.
Fonte: elaborada pelo próprio autor.

pela ventilação (pulmão não dependente), podendo variar de uma atelectasia pós-operatória à síndrome do desconforto respiratório agudo (SDRA). Para minimizar esse risco, um conjunto de estratégias, muitas delas derivadas de estudos em pacientes com SDRA, visam reduzir a lesão pulmonar induzida por ventilação. A Tabela 3 sumariza o conjunto de medidas para condução apropriada da VMP.

TABELA 3 Conjunto de medidas para condução da VMP

Parâmetro	Sugestão	Comentário
1. Modo ventilatório	VCV ou PCV	Sem superioridade PCV se maior risco de ALI
2. Volume corrente	4-6 mL/kg peso ideal	♂: Altura (cm) – 100 ♀: Altura (cm) – 105
3. Frequência respiratória	< 20 IRPM	Pode hipercapnia permissiva ↑ ($PaCO_2$ – $ETCO_2$)
4. Relação I:E	1:1 – 1:2	Se auto-PEEP (1:3 – 1:4)
5. FiO_2	Menor FiO_2 possível para $SpO_2 \geq 92\%$	Monitorizar PaO_2 Hiperóxia é prejudicial
6. PEEP	= 5-10 cmH_2O	Titulável Por complacência ou *driving pressure*
7. Mecânica respiratória	Ppico < 35 cmH_2O Pplatô < 25 cmH_2O *Driving pressure* < 15 cmH_2O	Monitorização constante
8. Manobra de recrutamento	Não indicado de rotina	Multipassos melhor que um passo

- Modo ventilatório: sem evidência de superioridade entre os dois métodos comumente empregados, volume controlado (VCV) e pressão controlada (PCV). O modo PCV pode ser vantajoso, ao gerar menores pressões de pico e manutenção da *driving pressure* constante, em situações de vazamento de ar (p. ex., durante o uso de fibroscópio), ao aumentar o fluxo inspiratório e compensar a perda de ar, quando deseja-se limitar as pressões de vias aéreas a um determinado valor (p. ex., durante o uso de bloqueadores brônquicos, almejando-se pressões inferiores a 30 mmHg para evitar deslocamento do *cuff*).
- Baixos volumes correntes (VC): para minimizar o risco de volutrauma e barotrauma, volumes correntes de 4-6 mL/kg de peso predito devem ser utilizados. O aumento progressivo do volume corrente se correlaciona com aumento da mortalidade.
- Frequência respiratória (FR): o ajuste da FR visa controlar os níveis de CO_2. Os baixos volumes correntes da estratégia protetora associados à baixa FR podem

levar a hipercapnia. A "hipercapnia permissa" ($PaCO_2$ < 60-70 mmHg) pode ser adotada, por ter efeito benéfico durante a VMP, ao potencializar o efeito da VPH e reduzir a lesão pulmonar induzida pelo ventilador (por redução do *mechanical power*). Deve-se tomar cuidado para que não implique acidose respiratória excessiva (pH ≤ 7,25). Altas frequências (≥ 20) podem gerar auto--PEEP em pacientes com doença pulmonar obstrutiva crônica (DPOC), exigindo monitorização atenciosa com capnografia e gasometria arterial.

- Relação I:E: tempo inspiratório prolongado com I:E de 1:1 ou 1:2 podem melhorar a oxigenação e reduzir o *shunt* durante VMP. Em caso de auto-PEEP, essa relação deve ser diminuída (1:3, 1:4) para eliminação apropriada do ar aprisionado.
- Fração inspirada de O_2 (FiO_2): manter a FiO_2 de 100% em VBP até o isolamento do PND, a fim de facilitar sua deflação (atelectasia de absorção). Durante a VMP, titular a menor FiO_2 possível para manter a saturação de oxigênio (SpO_2) ≥ 92%, evitando-se os efeitos deletérios da hiperóxia. Em casos de hipoxemia grave, aumentar, gradualmente, a FiO_2 até a resolução do quadro.
- Manobras de recrutamento alveolar (MRA): a estratégia conhecida como *Open Lung Aproach* (abrir o pulmão e mantê-lo aberto) se alicerça em três pilares: volumes correntes baixos, manobras de recrutamento alveolar e titulação da PEEP. A MRA visa aumentar a pressão transpulmonar para reverter a atelectasia alveolar, melhorando a mecânica respiratória e a capacidade de troca gasosa. Apesar de não ser indicada rotineiramente, a MRA encontra boa aplicabilidade em cirurgia torácica, podendo ser utilizada antes, durante ou depois da VMP para incrementos pontuais na oxigenação. Para tal, o paciente deve estar hemodinamicamente estável e a MRA deve ser bem fundamentada, tendo-se sempre em mente as contraindicações, como fístulas broncopleurais e bolhas gigantes (pelo risco de ruptura). A MRA pode ser de dois tipos: um passo ou multipassos. A compressão do balão ("*bag squeezing*") com 40 cmH_2O durante 20-40 segundos é a MRA de um passo mais popular. Estudos recentes sugerem que a MRA multipassos é mais apropriada, por gerar menor lesão pulmonar e instabilidade hemodinâmica, além de maior manutenção do recrutamento. (Figura 7). Um momento oportuno para aplicação da MRA é após a abertura do hemitórax superior e início da VMP, momento no qual a atelectasia do PD é máxima. A necessidade de novas MRA deve ser acessada de tempos em tempos, com base nos parâmetros da mecânica respiratória e no perfil de oxigenação.
- Pressão positiva ao final da expiração (PEEP): a MRA ajuda a abrir o alvéolo, enquanto a PEEP no PD ajuda a mantê-lo aberto, em oposição à compressão provocada pela queda do mediastino e cefalização do diafragma, evitando a atelectasia. Em contrapartida, em excesso, pode levar a hiperinsuflação alveo-

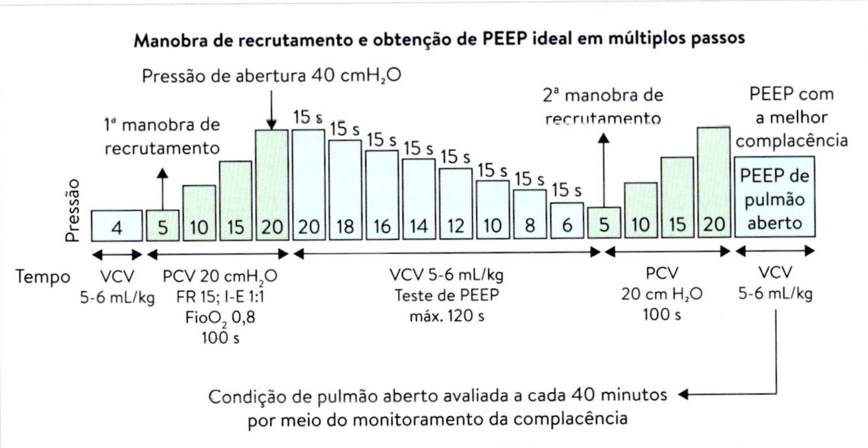

FIGURA 7 Manobra de recrutamento alveolar multipassos. A manobra consiste em três passos, sendo uma fase incremental (para abertura dos alvéolos) realizada em PCV, uma decremental para titulação da PEEP em VCV e mais uma fase incremental para recuperar o nível de recrutamento em PCV. Por fim, a ventilação é realizada em VCV com baixo volume e a PEEP encontrada na fase decremental.

Fonte: iPROVE-OLV Research Network Group, 2024.

lar, gerando aumento da pós-carga do ventrículo direito (VD), desvio de sangue para PND (aumentando o *shunt* D → E) e risco de hiperinsuflação dinâmica (auto-PEEP) em portadores de DPOC. Portanto, seu valor deve ser titulado, a fim de se obter o melhor valor de complacência e/ou a menor *driving pressure*. Pelas condições em que o PD se encontra, os valores de PEEP ideal habitualmente são mais elevados (8-12 cmH_2O).

- Monitorização da mecânica respiratória: seja em modo VCV ou PCV, para avaliação apropriada da mecânica respiratória, faz-se necessário uma pausa inspiratória. A pressão de pico (Ppico) se correlaciona com a pressão resistiva de vias aéreas de condução, devendo ser mantida em valores inferiores a 35 cmH_2O, enquanto a pressão de platô (Pplatô) se correlaciona com a pressão elástica do parênquima pulmonar, devendo estar idealmente inferior a 25 cmH_2O. A *driving pressure* (Pplatô – PEEP) se correlaciona com o grau de distensão alveolar, devendo ser inferior a 15 cmH_2O.

MANEJO DA HIPOXEMIA DURANTE A VMP

A incidência de hipoxemia (SpO_2 ≤ 90%) durante a VMP é aproximadamente de 5%. No intraoperatório, o incorreto posicionamento do dispositivo de separação pulmonar é a principal causa de hipoxemia. Outros fatores isolados incluem manipulação do pulmão direito (10% maior), restando o pulmão esquerdo, de menor tamanho, para realizar as trocas gasosas: posição supina durante a VMP, distúrbios restritivos e/ou obstrutivos prévios na espirometria, baixa saturação ainda em VBP e pulmão operado com melhor relação ventilação/perfusão na cintilografia pulmonar. Antes de resumir para VBP, evitando-se prejudicar o campo cirúrgico, uma série de medidas devem ser empregadas a fim de restaurar a normoxemia. A Figura 8 ilustra um algoritmo de condutas frente à hipoxemia, durante a VMP, seguido de comentários para cada uma das etapas.

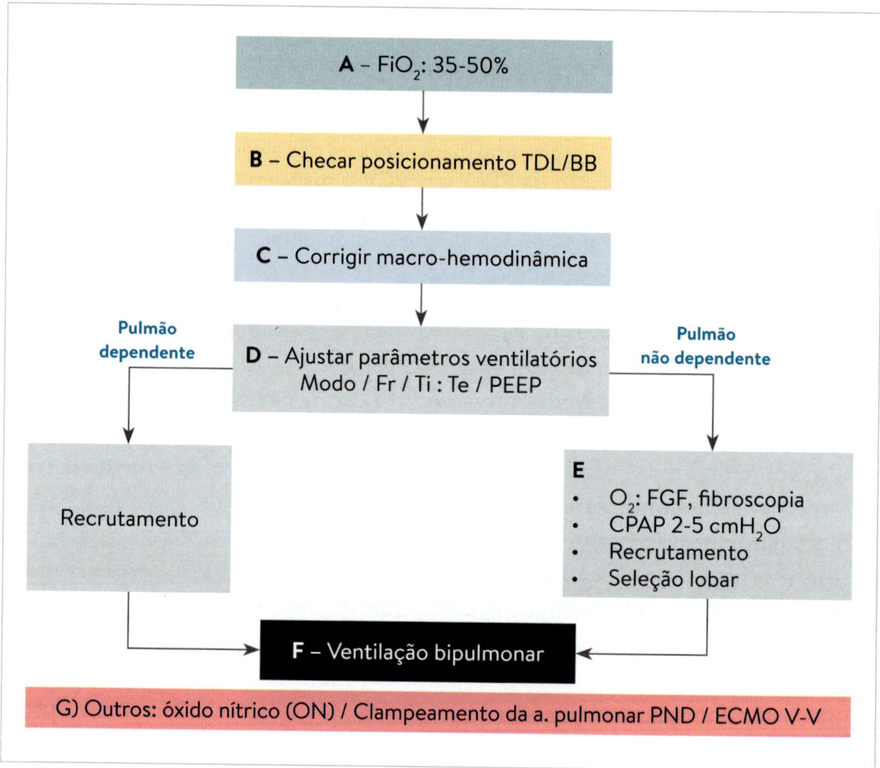

FIGURA 8 Algoritmo de condutas frente à hipóxia durante a VMP.

A. Aumentar inicialmente a FiO_2 para 100%. Caso essa manobra não seja suficiente para elevar a saturação além de 90%, a VBP pode ser retomada temporariamente, a fim de garantir uma reserva de oxigênio até a execução dos passos subsequentes.

B. Preferencialmente orientada por fibroscopia flexível, o dispositivo de separação pulmonar deve ser finamente reposicionado. Além disso, obstruções por secreções ou sangue podem ser diagnosticadas e aspiradas.
C. Muitos são os fatores que podem levar a hipotensão durante a cirurgia torácica: anestesia geral, peridural torácica, posicionamento em decúbito lateral, hemorragias. Em casos de hipotensão, faz-se necessário corrigir a macro-hemodinâmica (volume e vasopressores) para garantir adequada perfusão e capacidade de troca pulmonar.
D. Ajustar parâmetros como modo ventilatório, frequência respiratória, relação I:E, além disso, manobras adicionais podem ser realizadas em cada um dos pulmões:
   - PND: fornecimento de O_2 (3-5 L/min) via cateter ou fibroscópio flexível para otimizar a oxigenação apneica. Além disso, CPAP (5-10 mmHg) pode ser aplicado, tendo-se a cautela para não prejudicar o campo cirúrgico. A ventilação de alta frequência é uma alternativa ao CPAP.
   - PD: manobras de recrutamento e titulação da PEEP como explicado anteriormente.
E. Pacientes que não toleram colapso de um pulmão por inteiro, podem se beneficiar de técnicas de superseletivação lobar com BB guiadas por fibroscopia flexível.
F. Em casos de hipóxia grave, a VBP deve ser reinstaurada de maneira intermitente, em consonância com a equipe cirúrgica, para não atrapalhar o campo operatório, até a resolução definitiva do caso ou término do procedimento.
G. Outras manobras menos empregadas incluem: clampeamento da artéria pulmonar do PND (desviando sangue para o PD, reduzindo *shunt* D → E), óxido nítrico inalatório no PD (aumentar a perfusão do PD, reduzindo *shunt* D → E) e oxigenação por membrana extracorpórea (ECMO) veno-venosa habitualmente já no início da cirurgia, para substituir a função dos pulmões em pacientes limítrofes.

Em pacientes com débito cardíaco adequada, a hipoxemia detectada pela saturação periférica de oxigênio (StO_2) não apresenta correlação linear com a oferta de oxigênio aos tecidos (DO_2). Nesse contexto, baixa StO_2 não se correlaciona à hipóxia a nível celular, de modo que algum grau de "hipoxemia permissiva" (StO_2 85-90%) pode ser bem tolerada por certo tempo, desde que o débito cardíaco e o nível de hemoglobina estejam adequados.

Técnica anestésica

Não existe evidência de superioridade entre as técnicas anestésicas (venosa total e inalatória) a respeito dos desfechos sobre a oxigenação e injúria pulmonar relacionadas a VMP. Quanto ao impacto da peridural torácica, na VMP as evidências são conflitantes. Sendo assim, a escolha da técnica anestésica deve ser baseada em outros fatores, como: tipo de cirurgia, preferência pessoal e *status* do paciente.

Reexpansão do PND

Ao término da manipulação cirúrgica, o PND (operado) deve ser novamente reexpandido, a fim de desfazer as áreas de atelectasia geradas durante o tempo em que ficou parado. Uma pressão positiva, sob observação direta do órgão, de 20-30 cmH_20, durante 30 segundos pode ser aplicada e repetida, quando necessário, para promover o recrutamento pulmonar sem risco de injúria e rompimento de anastomoses. Baixas FiO_2 (< 40%) reduzem a lesão por isquemia-reperfusão. Quando não mais necessária, a VMP pode ser convertida para VBP, mantendo-se as estratégias de ventilação protetora até o término do procedimento.

COMPLICAÇÕES RELACIONADAS A VMP

As complicações pulmonares pós-operatórias (CPPs) são mais comuns após cirurgias torácicas, quando comparadas a cirurgias em outros sítios. Pelo seu caráter único, tanto o pulmão operado (não ventilado) quanto o pulmão não operado (ventilado) podem sofrer injúrias, sendo a incidência maior no segundo grupo. Diversos tipos de lesões, como trauma cirúrgico, isquemia-reperfusão acometem o PND, enquanto volutrauma, barotrauma, lesão por espécimes reativas do oxigênio acometem o PD, além do atelectrauma e biotrauma em ambos os pulmões. As mais frequentes e relevantes CPPs pós-cirurgia torácica incluem: atelectasia, infecção respiratória, edema agudo de pulmão não cardiogênico, hemorragia, vazamento de ar prolongado, pneumotórax, derrame pleural, insuficiência respiratória aguda e síndrome do desconforto respiratório agudo. Podemos dividir os fatores de risco relacionados ao paciente e ao procedimento (Tabela 4), os quais devem ser apropriadamente considerados e otimizados, a fim de se reduzir CPPs nesse subgrupo.

TABELA 4 Fatores de riscos inerentes ao paciente e procedimento cirúrgico para complicações pulmonares pós-operatórias, após cirurgias torácicas e VMP

Relacionados ao paciente	Relacionados ao procedimento cirúrgicos
Idade avançada, síndrome de fragilidade	Grandes ressecções pulmonares (Ex: pneumonectomia direita e extrapleural)
Tabagismo e alcoolismo	Toracotomias *vs.* toracoscopia
Doenças obstrutivas e restritivas prévias	Grandes volumes correntes (> 9 mL/kg peso predito)
Baixa função pulmonar (VEF1ppo e DLCOppo)	Duração da cirurgia e VMP
Desnutrição e hipoalbuminemia	Excessiva administração de fluidos (balanço hídrico positivo > 20 mL/kg nas primeiras 24 horas)
Comorbidades: anemia, DPOC, DM, hepatopatia, nefropatia	Uso de PFC e outros hemoderivados

LEITURA RECOMENDADA

1. Hagberg C, Artitime C, Aziz M. Hargberg and Benumof's airway managment, 5.ed. Philadelphia: Elsevier; 2023.
2. Slinger P. Principles and practice of anesthesia for thoracic surgery, 2.ed. New York: Springer; 2019.
3. Cohen E. Cohen's comprehensive thoracic anesthesia, 1.ed. Philadelphia: Elsevier; 2022.
4. Urman RD, Kaye AD. Thoracic anesthesia procedures, 1.ed. Oxford: Oxford University Press; 2021.
5. Gil MG, Şentürk M. Anesthesia in thoracic surgery: change of paradigms, 1.ed. New York: Springer; 2019.
6. Şentürk M, Sungur MO. Postoperative care in thoracic surgery, 1.ed. New York: Springer; 2017.
7. Martin Ma, Slinger PD. One lung ventilation: General principles. Uptodate; 2022.
8. Karamnov S. Anesthesia for video-assisted thoracoscopic surgery (VATS) for pulmonary resection. Uptodate; 2022.
9. Ferrando C, et al. Individualised, perioperative open-lung ventilation strategy during one-lung ventilation (iPROVE-OLV): a multicentre, randomised, controlled clinical trial. Lancet Respiratory Med. 2024;12(3):195-206.
10. iPROVE-OLV Research Network Group. Individualised, perioperative open-lung ventilation strategy during one-lung ventilation (iPROVE-OLV): a multicentre, randomised, controlled clinical trial. Lancet Respir Med. 2024;12(3):195-206.

16

Estratégias ventilatórias em cirurgia cardíaca

José Mateus Costa

DESTAQUE DO TEMA

1. As complicações pulmonares são a segunda causa mais comum de morbidade após cirurgia cardíaca.
2. A fisiopatologia da lesão pulmonar após cirurgia cardíaca é multifatorial e envolve fatores relacionados à cirurgia, ao paciente e à anestesia ou ventilação mecânica.
3. A ventilação pulmonar protetora moderna, baseada em baixo volume corrente, baixa pressão de distensão e emprego de PEEP é menos estudada nessa subpopulação.
4. Há relação de interdependência entre coração e pulmão e um ajuste ventilatório pode trazer impacto negativo na hemodinâmica do paciente.
5. Os benefícios sobre a manutenção de ventilação mecânica, ou CPAP, durante a circulação extracorpórea (CEC) ainda são controversos.
6. Estratégias de ventilação protetora devem ser buscadas visando a diminuição nas complicações pulmonares em cirurgia cardíaca, porém mais estudos ainda são necessários para que haja consenso bem definido e com nível de evidência mais elevado.

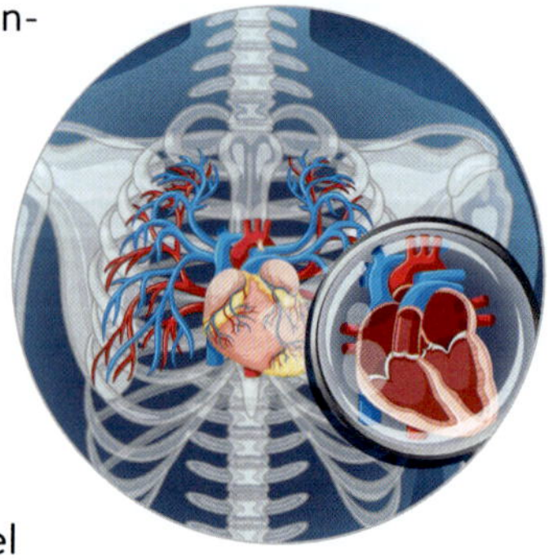

INTRODUÇÃO

Anualmente, cerca de 1,25 milhão de pacientes são submetidos à cirurgia cardíaca no mundo. E, mesmo com o emprego de protocolos de recuperação e extubação *fast-track*, aprimoramentos na circulação extracorpórea (CEC), técnica cirúrgica e cuidados intensivos especializados, a incidência de complicações pulmonares ainda é elevada. O paciente submetido à cirurgia cardíaca está sob risco aumentado de desenvolver disfunção orgânica pós-operatória por diferentes mecanismos fisiopatológicos inerentes ao próprio perfil do paciente e à cirurgia de grande porte. Além da otimização cardiovascular, o anestesiologista deve buscar a proteção de múltiplos órgãos e os pulmões são peças-chave nesse desafio, pois são especialmente sensíveis à resposta endócrina e metabólica, ao trauma cirúrgico e à resposta inflamatória sistêmica.

As complicações pulmonares podem ocorrer desde o período imediatamente após a CEC e podem variar no grau de severidade. Exemplos disso são: atelectasias, broncoespasmo, hemotórax, pneumotórax, rolhas de secreção ou coágulo, hemorragia alveolar, edema e disfunção pulmonar de grau variado até síndrome de angústia respiratória do adulto (SDRA). A forma de apresentação de cada uma dessas condições prejudica a descontinuação da ventilação mecânica pós-operatória – idealmente buscada dentro das primeiras 6 horas de admissão na unidade de terapia intensiva (UTI) – e pode impactar na morbimortalidade cirúrgica. Em situações mais severas e refratárias, pode ser necessária instalação de oxigenação por membrana extracorpórea (ECMO).

Uma estratégia ventilatória adequada pode impactar nos desfechos nessa subpopulação e as melhores práticas relacionadas ao período perioperatório são alvo de estudo e debate.

LESÃO PULMONAR EM CIRURGIA CARDÍACA: DEFINIÇÃO E EPIDEMIOLOGIA

As complicações pulmonares pós-operatórias (CPP) são a segunda causa mais comum de morbidade após cirurgia cardíaca e resultam em tempo de internação prolongado, aumento de mortalidade e custos hospitalares.

Os dados acumulados reportados sobre a incidência de CPP em cirurgia cardíaca mostram uma incidência variável de 10 a 25%. Não há uma definição consensual sobre as CPP no contexto da cirurgia cardíaca e, nos estudos mais recentes, elas são consideradas um desfecho composto. Em 2015, a Sociedade Europeia de Anestesiologia publicou uma diretriz para definição de desfechos clínicos perioperatórios que definiu os "desfechos compostos" nesse cenário como: infecção respiratória, falência respiratória, atelectasia, pneumotórax, derrame pleural, broncoespasmo e pneumonite aspirativa. E considerou pneumonia, SDRA e embolia pulmonar como desfechos adversos individuais.

Os fatores de risco relacionados ao desenvolvimento de lesão pulmonar perioperatória são: função ventricular alterada (FE < 40%), doença pulmonar obstrutiva crônica (DPOC), hipertensão, procedimento cirúrgico combinado, cirurgia cardíaca prévia, cirurgia cardíaca complexa e transfusão de hemocomponentes. Evidências recentes sugerem que cirurgia valvar isolada, idade, cirrose hepática, transfusão maciça e troca valvar tricúspide são fatores de risco independentes para SDRA.

Alguns fatores de risco para ocorrência de ventilação mecânica (VM) prolongada nessa subpopulação são: cirurgias de emergência, fração de ejeção reduzida, idade avançada, disfunção renal prévia, tempo de CEC prolongado, hiperglicemia, infarto do miocárdio (IM) recente, tabagismo atual e VEF1 menor que 70% do predito. Murphy et al. demonstraram que a intubação prolongada (> 72 horas), após cirurgia cardíaca, implica uma taxa de sobrevivência de 76% em 30 dias, 49% em 1 ano e 33% em 5 anos (Tabela 1).

TABELA 1 Fatores de risco para CPP

FE < 40%
DPOC
Hipertensão
Procedimento cirúrgico combinado
Idade avançada
Cirrose hepática
Transfusão de hemocomponentes
Reoperação

FISIOPATOLOGIA DA LESÃO PULMONAR EM CIRURGIA CARDÍACA

A patogênese da lesão pulmonar em cirurgia cardíaca é multifatorial e envolve fatores relacionados à cirurgia, à anestesia e ao paciente. Os principais determinantes são a CEC, transfusão de hemocomponentes e ventilação mecânica nociva.

Alguns fatores relacionados à cirurgia são: esternotomia, dissecção da artéria torácica interna (mamária) com necessidade de abertura da cavidade pleural nas cirurgias de revascularização do miocárdio (RM), estabelecimento de CEC e episódios de isquemia-reperfusão. Nas cirurgias de RM com dissecção da mamária é possível ocorrer paresia diafragmática ipsilateral à manipulação como consequência de lesão ao nervo frênico.

Durante a CEC, os pulmões são submetidos a uma isquemia relativa, já que sua perfusão é realizada apenas pelo sistema arterial bronquial, uma vez que a circulação do sistema arterial pulmonar é interrompida. A perfusão pulmonar total só se reestabelece com a descontinuação da CEC e esse cenário promove injúria tecidual por isquemia-reperfusão, gerando um estado pró-inflamatório e apoptótico. Como resultado, há alteração na permeabilidade microvascular, aumento da resistência arteriolar pulmonar com hipertensão pulmonar (HP) e edema pulmonar com piora na troca gasosa. Também durante a CEC, o pulmão permanece em estado de apneia, o que predispõe o desenvolvimento de atelectasias. A fisiopatologia completa da lesão pulmonar relacionada à CEC ainda não é completamente compreendida. Há reação leucocitária mediada pelo complemento, levando a dano endotelial e extravasamento de neutrófilos, translocação de endotoxinas bacterianas em estados de baixo débito e produção de citocinas inflamatórias, como interleucinas 6 e 18, o que resulta na lesão pulmonar (Figura 1).

Além desses fatores relacionados à CEC e à manipulação cirúrgica, outras condições inerentes ao procedimento de grande porte conferem aumento da injúria pulmonar. A lesão pulmonar aguda relacionada a transfusão (TRALI) tem uma prevalência de, aproximadamente, 2,4% em cirurgia cardíaca, estados de hipoperfusão sistêmica promovidos por síndrome de baixo débito – algo frequente nessa subpopulação cirúrgica – também são promotores de estado pró-inflamatório, síndrome pós-cardiotomia com derrame pleural pós-operatório, sobrecarga hídrica e lesão pulmonar fármaco-induzida. Nessa última, temos a preocupação com a administração de protamina para reversão da anticoagulação sistêmica por heparina. A protamina desencadeia reação anafilática não imunológica que, no sistema pulmonar, provoca grau variado de broncoespasmo, HP e edema pulmonar não cardiogênico.

Durante a anestesia geral e ventilação mecânica, pode ocorrer lesão pulmonar induzida pelo ventilador (VILI), por meio dos possíveis mecanismos nocivos mencionados a seguir:

- Alto volume corrente (VC) provocando hiperdistensão alveolar (volutrauma).
- Expansão e colapso alveolares repetidos durante o ciclo respiratório, o que gera força de cisalhamento nos alvéolos adjacentes (atelectrauma).
- Inativação das moléculas de surfactante.
- Estresse pulmonar, mensurado pela pressão transpulmonar (pressão alveolar – pressão pleural) e *strain* (VC) normalizado para a capacidade residual funcional.

A relação proporcional entre a elastância pulmonar e o *strain,* determina o estresse pulmonar e mostra que pressão e volume excessivos causam VILI (barotrauma e volutrauma, respectivamente). Esses fatores citados promovem destruição mecânica da

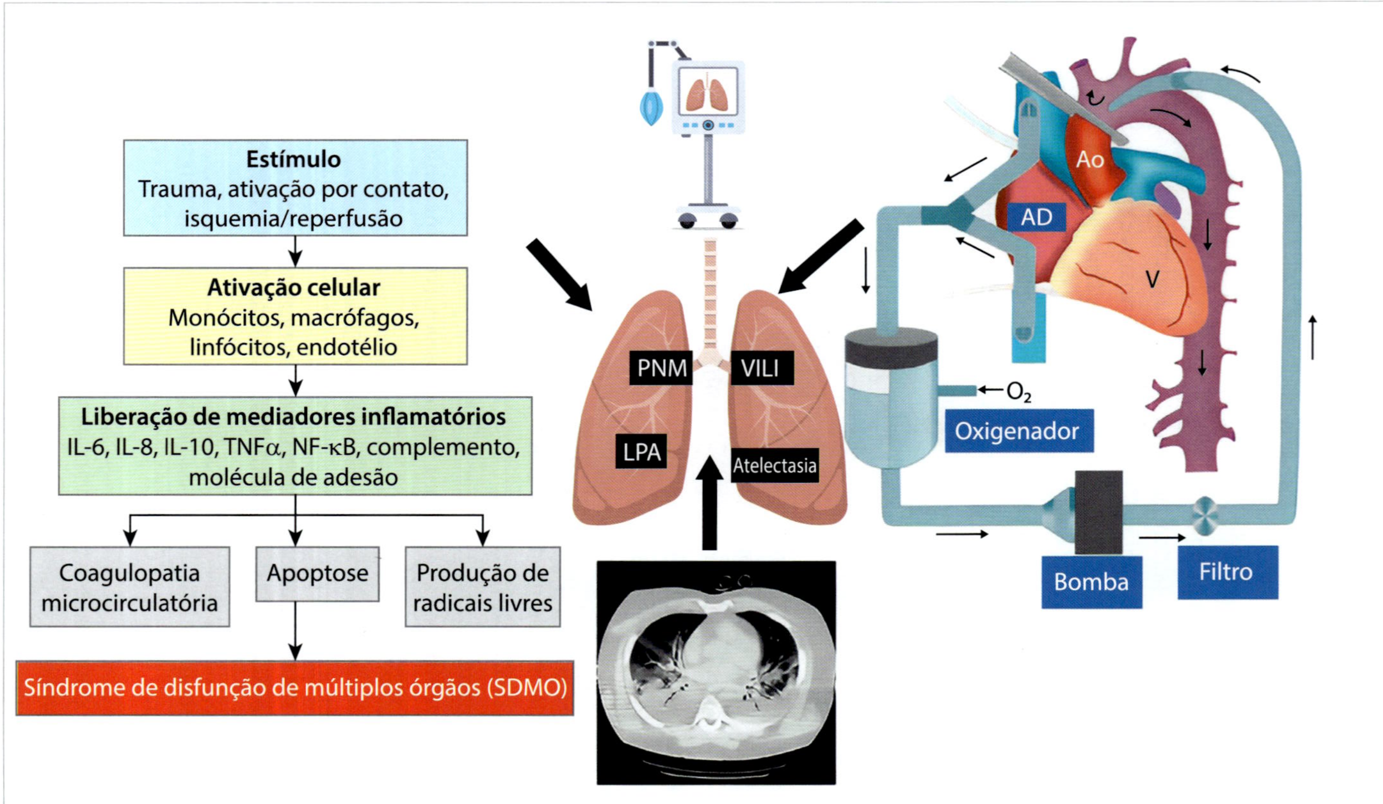

FIGURA 1 Eventos fisiopatológicos da lesão pulmonar na cirurgia cardíaca em uso de circulação extracorpórea (CEC).

PNM: pneumonia; VILI: *ventilation induced lung injury*; LPA: lesão pulmonar aguda; AD: átrio direito; Ao : aorta.

frágil estrutura da matriz intercelular mesmo na ausência de dano pulmonar prévio, intensificando a ativação inflamatória local (biotrauma).

Por fim, é importante ressaltar que dor aguda de forte intensidade – e, frequentemente, mal controlada – é observada nessa subpopulação. Uma estratégia analgésica multimodal e o emprego de anestesia regional se mostram redutores na resposta inflamatória e na isquemia miocárdica, promove rápido retorno à respiração espontânea e extubação, melhor pico de fluxo expiratório, aumento na capacidade residual funcional, tosse mais efetiva e redução na incidência de arritmias. Um bom controle álgico é alvo importante a ser atingido para que ocorra uma recuperação pulmonar satisfatória.

PARTICULARIDADES VENTILATÓRIAS EM CIRURGIA CARDÍACA

Algumas particularidades e tempos cirúrgicos específicos impedem que determinada modalidade ventilatória, com parâmetros ventilatórios fixos e sem grandes oscilações, seja empregada do início ao fim do procedimento cardíaco convencional.

Durante a esternotomia e dissecção da artéria torácica interna, é muito comum que o cirurgião solicite episódios intermitentes de apneia para obter acesso cirúrgico adequado à estrutura de interesse. Na ventilação com tórax aberto, mesmo pequenos valores de pressão expiratória final positiva (PEEP) podem dificultar a cirurgia, portanto, a ventilação sem PEEP é frequentemente utilizada e solicitada.

Quando em CEC, é prática comum a permanência em apneia para ótima visualização cirúrgica. Intervenções ventilatórias nessa etapa são controversas e serão discutidas em pormenores adiante.

Imediatamente antes da descontinuação da CEC é possível fazer recrutamento alveolar manual, com visualização externa direta da reversão de áreas de atelectasia. Entretanto, um ajuste ventilatório mais definitivo e adaptado à mecânica pulmonar de cada paciente só pode ser obtido após o fechamento do tórax com a aproximação dos fios de aço no esterno. Após a CEC, o pulmão pode apresentar graus variados de complacência em virtude do processo inflamatório que se formou e do tempo de permanência em atelectasia e, portanto, a mecânica ventilatória pode ser completamente diferente do início da cirurgia. Soma-se a isso o retorno da pressão torácica com a parede fechada.

Em razão da interdependência coração-pulmão, a VM afeta também a função cardiovascular. Pressões intratorácicas elevadas provocam redução no retorno venoso e aumento de pós-carga ventricular direita, o que pode piorar ou precipitar um estado de baixo débito cardíaco preexistente ou adquirido após a CEC. Cada intervenção na mecânica ventilatória deve ser acompanhada de monitorização atenta aos parâmetros macro-hemodinâmicos, como a pressão arterial ou, de forma mais precisa, de alterações no débito cardíaco (DC), por intermédio de ferramentas como: monitores de análise de curva de pressão arterial invasiva, ecocardiografia transesofágica ou cateter de Swan-Ganz. Essas mudanças são tão expressivas quanto a menor reserva cardiovascular e estado volêmico do paciente. De acordo com o parâmetro ventilatório definido ou execução de manobras de recrutamento pulmonar, pode ocorrer redução significativa na pressão arterial, DC, índice cardíaco (IC) e disfunção de ventrículo direito (VD), que podem ou não serem compensados por ajustes em drogas vasoativas e/ou reposição volêmica.

VENTILAÇÃO PULMONAR PROTETORA PERIOPERATÓRIA EM CIRURGIA CARDÍACA

Durante a VM perioperatória é imperativo buscar estratégias ventilatórias que visem minimizar a injúria ao tecido pulmonar já lesado e evitar danos relacionados à ventilação invasiva. As estratégias de ventilação protetora, inicialmente estudadas e empregadas no contexto da terapia intensiva e, posteriormente, aplicadas no ambiente intraoperatório, se mostraram eficazes em reduzir a lesão pulmonar relacionada à ventilação mecânica – e, por conseguinte, as CPP em pacientes de alto risco cirúrgico.

As estratégias modernas de ventilação protetora pulmonar em pacientes críticos se baseiam em uma ventilação com baixo volume corrente (6-8 mL/kg de peso predito), emprego de PEEP e uma pressão de platô (Pplatô) limitada, menor que 30 cmH_2O e, mais recentemente, o ajuste desses parâmetros descritos para que se obtenha uma pressão de distensão (*driving pressure*) – (Pplatô – PEEP), menor que 15 cmH_2O e com titulação da menor PEEP possível para a menor pressão de distensão possível ajustada a esse VC protetor. Isso ganhou uma grande aceitação no contexto da terapia intensiva após estudos em pacientes com SDRA e, posteriormente, também foi comprovado em algumas subpopulações cirúrgicas que demonstraram redução na morbimortalidade. Ao se adaptar essas estratégias em diferentes contextos cirúrgicos de pacientes de alto risco, o objetivo é tanto evitar a VILI quanto proteger um pulmão potencialmente já lesado. É importante ressaltar que uma VM com PEEP mais elevada e manobras de recrutamento não é isenta de risco e pode levar a distensão alveolar e, também, ao impacto hemodinâmico como já mencionado.

A contribuição de cada um desses componentes citados na melhora do desfecho em CPP ainda não foi amplamente estudada em cirurgia cardíaca. Em virtude do menor número de publicações e das particularidades cirúrgicas que foram expostas, na prática, os resultados de outros estudos em subpopulações críticas e cirúrgicas foram adaptados para que o racional fisiopatológico da proteção pulmonar seja potencialmente alcançado. E, como resultado dessa falta de consenso, em diferentes países e grandes centros de cirurgia cardiovascular existe heterogeneidade nas práticas de manejo ventilatório.

Zamani et al. publicaram, em 2017, um estudo clínico randomizado com 64 pacientes submetidos a cirurgia de revascularização do miocárdio com CEC que mostrou benefício em se manter uma estratégia de ventilação protetora em todo o período intra e pós-operatório, caracterizada por baixo VC (6 mL/kg), PEEP de 10 cmH_2O no intraoperatório e 5 cmH_2O no pós-operatório e manobra de recrutamento alveolar a cada 30 minutos. Mathis et al. publicaram, em 2019, um estudo de coorte, no qual coletaram dados de 4.694 casos de cirurgias cardíacas com CEC e observaram que o emprego de medidas de proteção pulmonar resultou em redução significativa nas CPP – particularmente, a pressão de distensão modificada abaixo de 16 cmH_2O foi um fator independente para isso, ao invés de determinado valor isolado de VC ou PEEP.

Outro ponto alvo de investigações é o impacto da manutenção da VM durante a CEC e será exposto a seguir.

VENTILAÇÃO PULMONAR DURANTE A CEC

A apneia durante a CEC é uma prática habitual, pois minimiza as interações coração-pulmão e melhora a qualidade do campo cirúrgico. Entretanto, isso inevitavelmente leva à formação de atelectasia por um longo período.

Atualmente, de acordo com as publicações disponíveis, os benefícios em se manter a VM durante a CEC são controversos. Alguns estudos prévios descreveram melhora da oxigenação e redução da resposta inflamatória e dano tecidual. As diretrizes de 2019 da Associação europeia de anestesia cardiotorácica (EACTA), sobre práticas durante a CEC em cirurgia cardíaca adulta sugerem que a PEEP ou a manutenção da ventilação durante a CEC devem ser consideradas para promoção de proteção pulmonar (classe de recomendação IIa e IIb, respectivamente). Esse baixo grau de recomendação é explicado pela baixa qualidade dos estudos publicados até então. Diferentes protocolos já foram aplicados durante a CEC:

- Pressão positiva contínua nas vias aéreas (CPAP).
- Manobras de recrutamento.
- Manutenção da VM com baixo VC.

A seguir, serão apresentadas algumas publicações recentes sobre o tema.

Em 2018, Wang et al. realizaram uma metanálise, envolvendo 15 trabalhos publicados entre 1993 e 2016, que investigou a manutenção de ventilação mecânica com e sem PEEP ou CPAP durante a CEC e desfechos de oxigenação, evolução do gradiente de oxigênio alvéolo-arterial, duração da VM e tempo de permanência hospitalar. O uso de CPAP durante a CEC teve relação, apenas, com a melhora da troca gasosa. É importante apontar a dificuldade em se chegar a conclusões mais detalhadas em virtude da heterogeneidade dos parâmetros nos estudos incluídos e o tamanho das amostras.

Em 2019, o estudo Provecs randomizou 493 pacientes em 5 hospitais diferentes e investigou a manutenção de VM durante a CEC aliada a PEEP mais elevada e manobras de recrutamento intraoperatórias. Também não houve diferença nos desfechos de CPP, hipoxemia ou uso de suporte respiratório.

Em 2021, Zang et al. investigaram o efeito da manutenção da VM com baixo VC durante a CEC com diferentes níveis de FiO_2 *versus* apneia no desenvolvimento de complicações pulmonares pós-operatórias (CPP). Não houve diferença relevante no desfecho entre os grupos.

O estudo Mecano, em 2021, recrutou uma grande amostra de pacientes (n = 1.501) e investigou a manutenção de baixo VC (3 mL/kg) com PEEP (5 cmH_2O) *versus* apneia durante a CEC. Nenhuma diferença foi observada nos desfechos de mortalidade hospitalar, falência respiratória precoce, suporte ventilatório maior que 2 dias e reintubação. Uma análise *post-hoc*, publicada em 2023, evidenciou benefício no subgrupo submetido à cirurgia de revascularização do miocárdio isoladamente, com redução de mortalidade e CPP.

Mais recentemente, em 2022, Trancart et al. investigaram os resultados dos efeitos da ventilação durante a CEC *versus* apneia no volume pulmonar expiratório final ao término da cirurgia e 1 hora após a admissão na UTI. Também não houve diferença entre os grupos.

Portanto, os benefícios em se manter algum grau de ventilação mecânica ou CPAP durante a CEC ainda permanecem incertos. Há controvérsias a respeito de manutenção ou descontinuação da VM durante a CEC, seus potenciais efeitos protetores no desenvolvimento de CPP e ativação imune local e sistêmica. Em pacientes de alto risco para desenvolvimentos de CPP, sobretudo em cirurgias de RM, a manutenção de ventilação mecânica com baixo VC e PEEP durante a CEC talvez possa trazer benefícios.

CONSIDERAÇÕES FINAIS

As CPPs são um grande fator limitante ao desfecho favorável em cirurgias cardíacas. A estratégia ventilatória é uma variável que certamente pode resultar em proteção pulmonar ou, por outro lado, piorar a lesão que se instala nesse tipo de procedimento, com resultado significativo na morbimortalidade relacionada à cirurgia cardíaca. A melhor estratégia ventilatória perioperatória – inclusive durante a CEC – ainda carece de maior investigação, mas a aplicação das técnicas mais atuais de proteção mecânica pulmonar deve ser incentivada, haja vista o racional fisiopatológico e a vasta literatura favorável em pacientes críticos. É necessário estar atento aos pacientes mais vulneráveis e sensíveis e individualizar o tratamento, pois as manobras de recrutamento ou determinados parâmetros ventilatórios podem trazer impacto negativo no perfil hemodinâmico. É importante que essas práticas sejam uniformizadas entre a equipe multidisciplinar no cuidado perioperatório, pois para que a intervenção seja modificadora de desfechos ela deve ser integrada a uma abordagem multimodal e ser praticada em todo o cuidado perioperatório.

LEITURA RECOMENDADA

1. Murthy SC, Arroliga AC, Walts PA, Feng J, Yared JP, Lytle BW, et al. Ventilatory dependency after cardiovascular surgery. J Thorac Cardiovasc Surg. 2007,134(2):484-90.
2. Tanner TG, Colvin MO. Pulmonary complications of cardiac surgery. Lung. 2020 Dec;198(6):889-896.
3. Wahba A, Milojevic M, Boer C, De Somer FMJJ, Gudbjartsson T, van den Goor J, et al. 2019 EACTS/EACTA/EBCP guidelines on cardiopulmonary bypass in adult cardiac surgery. Eur J Cardio-thoracic Surg. 2020;57(2):210–51.
4. Amato MB, Meade MO, Slutsky AS, Brochard L, Costa EL, Schoenfeld DA, et al. Driving pressure and survival in the acute respiratory distress syndrome. N Engl J Med. 2015;372(8):747-55.
5. Zhang C, Xu F, Li W, Tong X, Xia R, Wang W, et al. Driving pressure-guided individualized positive end-expiratory pressure in abdominal surgery: a randomized controlled trial. Anesth Analg. 2021;133(5):1197-1205.
6. Nguyen LS, Estagnasie P, Merzoug M, Brusset A, Law Koune JD, Aubert S, et al. Low tidal volume mechanical ventilation against no ventilation during cardiopulmonary bypass in heart surgery (MECANO): a randomized controlled trial. Chest. 2021;159(5):1843-1853.
7. Boussion K, Tremey B, Gibert H, Koune JL, Aubert S, Balcon L, et al. Efficacy of maintaining low-tidal volume mechanical ventilation as compared to resting lung strategy during coronary artery bypass graft cardiopulmonary bypass surgery: a post-hoc analysis of the MECANO trial. J Clin Anesth. 2023;84:110991.
8. Zochios V, Klein AA, Gao F. Protective invasive ventilation in cardiac surgery: a systematic review with a focus on acute lung injury in adult cardiac surgical patients. J Cardiothorac Vasc Anesth. 2018;32(4):1922-1936.
9. Mathis MR, Duggal NM, Likosky DS, Haft JW, Douville NJ, Vaughn MT, et al. Intraoperative mechanical ventilation and postoperative pulmonary complications after cardiac surgery. Anesthesiology. 2019;131(5):1046-1062.

17

Particularidades do suporte ventilatório no paciente cirúrgico pediátrico

Vinícius Caldeira Quintão
Bruna Silveira Ferreira Klauck

DESTAQUE DO TEMA

1. Alterações fisiológicas pulmonares dos pacientes pediátricos remetem em alvos estratégicos ventilatórios.
2. A parede torácica das crianças é muito mais complacente, com maior tendência ao colapso pulmonar e capacidade residual funcional reduzida.
3. A complacência torácica é completamente desproporcional à complacência pulmonar.
4. A ventilação mecânica do grupo de pacientes pediátricos possui alvos protetores.
5. Recomenda-se a utilização de volumes correntes entre 6 e 10 mL/kg (peso predito), sendo que em crianças com alteração da complacência pulmonar, esses valores devem estar entre 5 e 8 mL/kg (peso predito) e alvos de pressão de platô < 30 cmH_2O.
6. Atualmente, é recomendado manter valores de PEEP de 4 a 8 cmH_2O para todas as crianças.

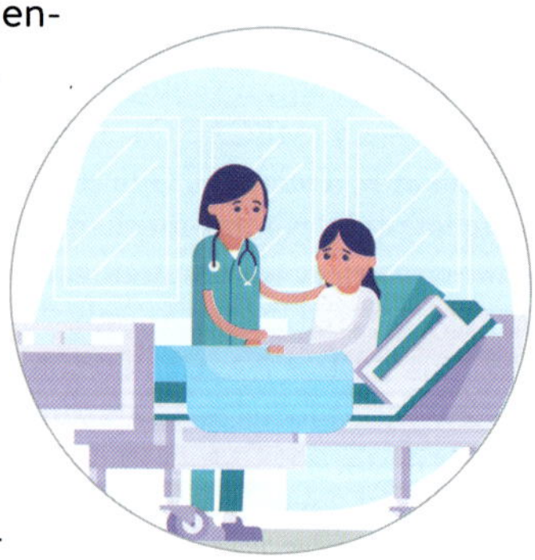

INTRODUÇÃO

Muitos são os desafios para o anestesiologista durante a ventilação mecânica no perioperatório em pediatria, sendo o maior deles reconhecer as diferenças fisiológicas de cada faixa etária em relação aos adultos, além da grande variação de peso, altura e idade entre as crianças. Do ponto de vista fisiológico, a constante transformação do sistema respiratório, desde o nascimento até a adolescência, exige abordagem individualizada para cada paciente, sabendo identificar as faixas de normalidade para as várias faixas etárias dentro da pediatria. No mesmo dia, o anestesiologista terá que definir a ventilação mecânica de um recém-nascido, passando para uma criança em idade escolar e um adolescente.

Inúmeros estudos já definiram que a ventilação mecânica protetora no perioperatório deve ser indicada em adultos. Mas existem poucas evidências para indicar ventilação mecânica protetora em crianças, além de poucas publicações indicando as melhores estratégias de ventilação mecânica no perioperatório.

A maioria das crianças submetidas à cirurgia sob anestesia geral serão ventiladas por curto período e apresentam pulmões saudáveis, tornando os efeitos deletérios da ventilação mecânica aos pulmões menos frequentes nessa população. Estudos pré-clínicos e alguns estudos clínicos observacionais ainda têm dados conflitantes, indicando que a lesão pulmonar induzida pela ventilação (*ventilation-induced lung injury* – VILI) é virtualmente inexistente em crianças. Porém, outras publicações sugerem que a VILI está presente na população pediátrica e que há uma correlação positiva com o aumento da idade.

Apesar da falta de evidências, muitos especialistas recomendam uma ventilação otimizada no perioperatório. A ventilação otimizada no perioperatório em crianças inclui: evitar grandes volumes correntes, limitar o pico inspiratório e *driving pressure*, utilizar a menor FiO_2 possível, uso da PEEP, utilização de manobras de recrutamento alveolar e evitar a aspiração desnecessária da traqueia.

HISTÓRICO

Muitos anestesiologistas ainda utilizam dispositivos de ventilação manual, em circuito aberto, sem válvulas e sem absorvedor de CO_2 para ventilação de crianças no perioperatório. A maior justificativa seria a falta de acurácia dos ventiladores mecânicos dos aparelhos de anestesia. De fato, a complacência do circuito ventilatório e o fluxo de gases frescos podem influenciar o volume corrente definido no aparelho de anestesia. Por esse motivo, muitos anestesiologistas tinham a preferência de ventilar o paciente manualmente, especialmente em pediatria, em que a maioria dos procedimentos cirúrgicos são curtos. Além da ventilação manual, muitos ainda preferiam deixar a criança em ventilação espontânea, o que é totalmente não aconselhável. Ventilação espontânea sob anestesia geral pode levar a hipercapnia e fadiga da musculatura respiratória devido às características fisiológicas das crianças.

Os aparelhos de anestesia mais antigos não conseguiam fornecer volumes correntes muito pequenos. Por esse motivo, muitos anestesiologistas escolhiam ventilar os pacientes utilizando modos de pressão controlada. Modos controlados por pressão sofrem pouca influência da complacência do circuito respiratório, do fluxo de gases frescos e de pequenos vazamentos, mas pequenos volumes correntes podem não ser fornecidos, especialmente em procedimentos cirúrgicos com aumentos transitórios da complacência torácica, como cirurgias de abdome superior, laparoscópicas ou torácicas. Os aparelhos de anestesia mais modernos conseguem balancear a complacência do circuito ventilatório e do fluxo de gases frescos, o que possibilita que os modos controlados por volume sejam utilizados com mais acurácia até em crianças muito pequenas, submetidas a procedimentos cirúrgicos complexos.

Outro contexto histórico importante diz respeito ao volume corrente utilizado. Um estudo observacional em adultos, publicado na década de 1960, concluiu que grandes volumes correntes aparentemente protegiam da hipoxemia no perioperatório. A partir desse estudo, muitos anestesiologistas recomendavam grandes volumes correntes, com uma variação de 10 a 12 mL/kg. Isso não foi diferente para as crianças. Sem dúvida, o motivo para a utilização de grandes volumes correntes se baseava no conceito de manobras de recrutamento, mas estudos posteriores mostraram que grandes volumes correntes poderiam levar a volutrauma, muito bem definido em adultos. Apesar do volutrauma, que pode levar à VILI, não ser bem definido em crianças, a recomendação de utilizar grandes volumes correntes no perioperatório em pediatria não tem mais indicação, sendo recomendada, quando indicada, outras manobras de recrutamento.

PRINCIPAIS DIFERENÇAS ENTRE CRIANÇAS E ADULTOS

A anestesia pediátrica tem suas peculiaridades, tornando a assistência perioperatória da criança completamente diferente do adulto. As diferenças fisiológicas entre as crianças e os adultos são as responsáveis por essa diferença na assistência, e isso não é diferente para a ventilação mecânica.

As características pulmonares, ventilatórias, de vias aéreas e da parede torácica diferem dos adultos e dentro das diferentes faixas etárias das crianças. Uma característica importante é o rápido crescimento dos pulmões, do parênquima e da parede torácica.

Com o crescimento da criança, ocorrerá uma redução da resistência das vias aéreas, principalmente devido ao aumento da quantidade de alvéolos. A complacência pulmonar cresce rapidamente com o crescimento da criança (principalmente altura em comparação com o peso). A multiplicação alveolar é intensa até os 8 anos de idade, podendo continuar até a adolescência. A capacidade residual funcional e capacidade pulmonar total aumentam com a idade, já a capacidade de fechamento dos pulmões diminui com a idade.

Além das características de desenvolvimento do parênquima pulmonar, a parede torácica da criança é diferente do adulto e apresenta papel importante para entender a ventilação mecânica das crianças. A parede torácica das crianças é muito mais complacente devido a não ossificação completa dos arcos costais (que só é completa por volta dos 6 anos de idade) e fraqueza relativa da musculatura respiratória. Por esse motivo, ocorrerá, com mais facilidade, colapso pulmonar, diminuindo o volume da capacidade residual funcional, distorcendo a parede torácica e resultando em baixo volume inspiratório. A complacência torácica é completamente desproporcional à complacência pulmonar. Em crianças pequenas, devido às diferenças na complacência torácica, ocorrerá tendência de fechamento de vias aéreas distais.

Crianças apresentam poucas fibras musculares do tipo 1, que toleram fadiga. A proporção de fibras musculares tipo 1 aumenta com a idade. Por isso, crianças pequenas poderão entrar em fadiga ventilatória se ocorrer aumento do trabalho respiratório, principalmente sob anestesia geral com dispositivos não valvulados. Com o surgimento de aparelhos de anestesia mais modernos, que permite ventilação com pressão de suporte, não é mais recomendado manter uma criança em ventilação espontânea sob anestesia geral sem pressão de suporte.

Uma outra característica peculiar da criança é o aumento da resposta de reflexos, especialmente reflexos parassimpáticos. É reconhecido um aumento do tônus parassimpático das crianças, e isso não é diferente para as vias aéreas. Crianças pequenas podem desenvolver broncoespasmo grave durante intubação traqueal ou outras instrumentações das vias aéreas, mesmo sem história de hiper-reatividade brônquica. Recomenda-se indicar o manejo menos invasivo possível das vias aéreas em crianças, mesmo em ventilação mecânica. Mais uma vez, aparelhos de anestesia mais modernos conseguem compensar pequenas fugas no sistema e a complacência no circuito ventilatório, além de apresentar modos ventilatórios espontâneos, como a pressão de suporte. Por esses motivos, recomenda-se que o manejo de via aérea seja o menos invasivo possível, dando preferência para máscaras faciais e dispositivos supraglóticos.

APARELHO DE ANESTESIA

Diferentemente dos ventiladores mecânicos utilizados em unidades de terapia intensiva, os aparelhos de anestesia devem fornecer anestésicos inalatórios, por meio de vaporização, e ventilar mecanicamente os pacientes. Os aparelhos mais modernos conseguem fornecer modos ventilatórios mais avançados, como ventilação controlada por pressão e com volume garantido, que podem se adaptar às mudanças de complacência pulmonar e torácica no perioperatório. Além disso, os ventiladores dos aparelhos de anestesia mais modernos conseguem fornecer volumes correntes muito baixos, com boa acurácia e precisão.

Os determinantes do volume corrente de um aparelho de anestesia incluem a complacência do circuito ventilatório, o fluxo de gases frescos e o espaço morto. Os aparelhos de anestesia mais modernos, especialmente os que usam pistão, conseguem compensar a complacência do circuito ventilatório e o fluxo de gases frescos, aumentando a precisão do volume corrente, que pode chegar a valores tão baixos quanto 5 mL. Já o espaço morto não consegue ser compensado pelo aparelho de anestesia e deve ser manejado de acordo com peso e tamanho da criança.

MODOS VENTILATÓRIOS

Com a progressiva modernização dos aparelhos de anestesia, diversos modos ventilatórios estão disponíveis e é responsabilidade do anestesiologista empregar o modo mais apropriado para cada paciente em cada momento do ato anestésico. Além disso, o anestesista pediátrico deve ter fluência para transitar de um modo para outro, se adaptando às mudanças do paciente ou necessidades do procedimento.

Ventilação espontânea

Apesar de sua aplicabilidade ter diminuído nos últimos anos com o surgimento de modos ventilatórios e aparelhos de anestesia mais modernos, a ventilação espontânea (VE) sempre terá um espaço na anestesia pediátrica. Existem diversas situações em que a criança precisará de um certo nível de hipnose para tolerar o procedimento, porém não há estímulo suficiente, como é o caso da anestesia para procedimentos de ressonância magnética e BERA, além dos casos em que a manutenção da VE se faz necessária como em cirurgias de vias aéreas e broncoscopias (terapêuticas ou diagnósticas).

A anestesia geral sob máscara facial com o paciente em ventilação espontânea, apesar de parecer um cenário simples, requer atenção e expertise mesmo em procedimentos de curta duração, pois é preciso assegurar a patência das vias aéreas durante todo o procedimento, devendo-se atentar também para o risco de obstrução parcial ou completa da via aérea, laringoespasmo e aspiração.

A aplicabilidade da ventilação espontânea diminui quando se escolhe utilizar um dispositivo de via aérea (supraglóticos ou tubo endotraqueal), pois há aumento do trabalho ventilatório devido à maior resistência do circuito, podendo mais facilmente levar à fadiga, hipoxemia e hipercarbia, especialmente em pacientes mais suscetíveis. Além disso, a impossibilidade de implementação de uma PEEP adequada é um importante argumento que fala contra o uso de modos de ventilação espontânea, devendo ser reservado, portanto, para situações específicas e de exceção.

Ventilação assistida e ventilação de suporte

A maioria dos aparelhos modernos de anestesia já oferecem modos de suporte para a ventilação de suporte como a pressão de suporte (*presurre support ventilation* – PSV). O PSV pode ser um modo único ou associado com modos controlados, como o SIMV (*synchronized intermittent mandatory ventilation*). Modos espontâneos são importantes para ventilação no perioperatório de crianças. A conduta antiga de manter a criança em ventilação espontânea fora do aparelho de anestesia ou em dispositivos não valvulados deve ser substituída por ventilação espontânea fornecida pelo ventilador mecânico do aparelho de anestesia, que garantirá pressão adequada.

Quando usamos PSV, a maioria dos benefícios da ventilação espontânea estão presentes e o paciente ainda coordena o ritmo respiratório, permitindo uma avaliação da profundidade anestésica. Além disso, quando associado a uma pressão positiva e uma PEEP, reduz o risco de atelectasia, hipoxemia e hipercarbia, além de reduzir o trabalho ventilatório da criança. Os modos de suporte também facilitam o despertar ao incrementar o volume corrente, aumentando a quantidade de anestésico inalatório exalado.

Outra vantagem do uso dos modos assistidos é a possibilidade de uso de dispositivos de via aérea (tanto supraglóticos quanto tubo endotraqueal), devendo se atentar para que a pressão inspiratória compense o gradiente da pressão resistiva das vias aéreas artificiais. Além disso, é importante salientar que os dispositivos de via aérea exercem uma resistência contrária aos esforços do paciente para disparar o ventilador, sendo necessário programar um valor de *trigger* (em torno de 1 L/min) para atingir sincronia paciente-ventilador.

Apesar das inúmeras vantagens, modos assistidos de ventilação ainda apresentam alguns fatores que contradizem seu uso. A via aérea não é totalmente assegurada caso não seja utilizada com um tubo endotraqueal e o risco de aspiração pode ser elevado caso a pressão utilizada exceda a pressão do esfíncter esofágico inferior (em torno de 12 cmH_2O), resultando em insuflação gástrica. Além disso, PSV não é recomendada quando controle fino de $ETCO_2$ se faz necessário (p. ex., em uma craniotomia) e o fato de a respiração permanecer controlada pelo paciente não permite uso de relaxantes musculares, o que pode tornar as condições operatórias menos favoráveis.

Ventilação mecânica

A ventilação mecânica em um aparelho de anestesia em um circuito fechado permite maior acurácia de análise de gases, medida de oxigenação e de ventilação, além da entrega precisa dos anestésicos inalatórios. Além disso, reduz o trabalho ventilatório do paciente e pode otimizar as condições cirúrgicas ao programar um modo de ventilação adequado para cada situação. A checagem completa do equipamento de anestesia é imprescindível para que todos esses dados sejam precisos e faz-se especialmente importante quanto menor for o paciente.

Os aparelhos de anestesia modernos possuem vários modos ventilatórios controlados. Os mais comuns são: o modo ventilação controlada por pressão (*pressure controlled ventilation* – PCV), ventilação controlada por volume (*volume controlled ventilation* – VCV) e ventilação controlada por pressão e com volume garantido (*pressure controlled ventilation – volume guaranteed* – PCV-VG).

Ventilação controlada à pressão (PCV)

PCV é o modo ventilatório mais utilizado por anestesiologistas pediátricos. Em um estudo observacional multicêntrico francês, que incluiu 29 centros, o modo PCV foi utilizado em mais de 40% dos casos em que a máscara laríngea foi utilizada, e em mais de 20% dos casos em que a intubação orotraqueal foi indicada. Um dos motivos para indicação do modo PCV é que o volume corrente fornecido pelo aparelho seria independente da complacência do circuito e do fluxo de gases frescos. Em aparelhos de anestesia modernos, em que o volume corrente é garantido por pistão e não por fole, não ocorrerá essa diferença quando usados modos controlados por volume.

Para ventilar uma criança, utilizando o modo PCV, a pressão inspiratória, o tempo inspiratório e a frequência respiratória são definidas. Em relação aos modos VCV, o modo PCV apresenta as seguintes vantagens:

- Curva de pressão quadrada, com padrão de fluxo desacelerado, que garante uma ventilação mais homogênea e com recrutamento de mais áreas dos pulmões.
- Apesar de pequenos vazamentos, como ao redor de tubos endotraqueais sem balonete ou com o uso de dispositivos supraglóticos, o volume corrente será garantido se a complacência pulmonar for normal.
- Como a pressão inspiratória é limitada, o risco de barotrauma é diminuído.
- É preferível quando há risco de hiperinsuflação dinâmica.

Ventilação controlada a volume (VCV)

Para ventilar uma criança utilizando o modo VCV é necessário definir o volume corrente, o tempo inspiratório (ou relação I:E) e a frequência respiratória. Esse modo garante um fluxo constante, com a pressão máxima atingida no final da inspiração. Como a pressão inspiratória poderá variar de acordo com a complacência pulmonar, o risco de barotrauma pode ser diminuído ao definir uma pressão inspiratória máxima.

Por ser um modo de ventilação com volume corrente constante e pressão inspiratória variável, o uso de VCV pode ser uma vantagem em situações em que mudanças na complacência respiratória são esperadas, como é o caso em cirurgias laparoscópicas, cirurgias do abdômen superior ou cirurgias com necessidade de reposicionamento.

Uma desvantagem do modo VCV é que muitos aparelhos de anestesia não conseguem fornecer volumes correntes muito baixos. Mas os aparelhos de anestesia mais modernos conseguem fornecer volumes correntes mais baixos, sendo que alguns podem fornecer um volume corrente de 5 mL, o que seria suficiente para ventilar um recém-nascido de peso extremamente baixo, com 1 kg.

Ventilação controlada à pressão com volume garantido (PCV-VG)

Aparelhos de anestesia mais modernos já apresentam modos ventilatórios com volume garantido (também chamado *auto-flow* em alguns aparelhos), que combinam o padrão de fluxo desacelerado e curva de pressão quadrada presente no PCV com volume corrente garantido presente no VCV. O modo PCV-VG é interessante para pacientes e procedimentos em que a complacência pode variar muito, pois, como tem um volume corrente definido, a pressão inspiratória poderá variar de acordo com as mudanças na complacência. Esse modo ventilatório resolve a maior desvantagem do PCV, mas, infelizmente, não são todos os aparelhos de anestesia que têm esse modo disponível.

PARÂMETROS VENTILATÓRIOS

Volume-minuto

Atingir um volume-minuto adequado e suficiente é o ponto principal quando definimos os parâmetros ventilatórios na anestesia pediátrica.

O volume-minuto em criança é desproporcionalmente maior quando comparado a adultos devido à alta taxa de consumo de oxigênio, baixa capacidade de difusão do oxigênio e baixa capacidade residual funcional (CRF). Somado a esses fatores, os pulmões se desenvolvem mais rápido do que as vias aéreas, levando à alta resistência do sistema respiratório e a relação do espaço morto, comparado ao volume corrente, torna a troca gasosa ainda mais complexa.

Volume corrente

Ainda não existem evidências contundentes para se definir um alvo de volume corrente, porém, sabe-se que um baixo volume corrente é mais amplamente aceito atualmente. Alguns autores sugerem que o volume corrente seja próximo ao fisiológico, sendo 5-8 mL/kg de peso predito. O consenso da Conferência de Ventilação Mecânica Pediátrica (PEMVECC), de 2017, recomendou que o volume corrente deve ser menor que 10 mL/kg de peso predito. Estudos atuais indicam que manter a faixa de volume corrente entre 6 e 10 mL/kg de peso predito pode reduzir a taxa de complicações pulmonares no pós-operatório.

Pressão inspiratória

A pressão inspiratória é definida para atingir um volume corrente adequado para a idade. Altos picos de pressão inspiratórias (PIP) estão relacionados com maior mortalidade em pacientes com insuficiência pulmonar aguda e devem ser evitados.

Ainda mais importante do que evitar PIP alta é evitar uma alta *driving pressure* (termo usado para definir a diferença entre a pressão de platô e a PEEP), que deve ser preferencialmente menor do que 10 cmH_2O, independentemente do modo ventilatório escolhido, o que garante também um volume corrente em uma faixa segura.

Frequência respiratória

De um ponto de vista pragmático, após definir o volume corrente de acordo com as características do paciente, a frequência respiratória multiplicará o VC até que o volume-minuto desejado seja atingido. Apesar de parecer simples, é importante ter atenção para não definir frequências respiratórias muito altas, que acabam por aumentar o espaço morto cumulativo, prejudicando a ventilação alveolar, devendo, portanto, manter a frequência respiratória em faixas mais baixas em pacientes saudáveis.

Relação Inspiração:Expiração (I:E)

O tempo expiratório deve ser o mínimo necessário para garantir a exalação completa dos pulmões, limitando assim o tempo em que o sistema respiratório se mantém na menor pressão durante o ciclo ventilatório, prevenindo, assim, o colapso alveolar e atelectasias.

PEEP ótima

A definição de um valor ótimo de PEEP durante a ventilação mecânica perioperatória pediátrica é uma questão que continua a gerar dúvidas. Ao programar uma PEEP em crianças, deve-se lembrar que a base fisiológica para tal é o fato de o volume de fechamento ser maior do que a capacidade residual funcional nesses indivíduos, favorecendo, dessa forma, a formação de atelectasias. O uso de PEEP tem a finalidade de manter a distensão alveolar, evitando a ação das forças associadas à expansão e ao colapso das subunidades pulmonares.

Uma das funções da PEEP é a correção de atelectasias, o que é bem frequente no perioperatório. Atualmente, é recomendado manter valores de PEEP de 4 a 8 cmH_2O para todas as crianças, independentemente do dispositivo ventilatório utilizado. Valores de PEEP em torno de 5 cmH_2O devem ser rotineiramente utilizados em crianças com pulmões saudáveis e estudos mostram que um maior nível de PEEP pode reestabelecer a capacidade residual funcional quando maiores frações de oxigênio inspirado (FiO_2) são utilizadas. Valores acima de 5 cmH_2O, e até acima de 10 cmH_2O, poderão ser utilizados em situações de ventilação mecânica protetora no caso de algumas patologias. Diferentemente dos adultos, a aplicação clínica de PEEP alta tem pouca repercussão hemodinâmica em crianças saudáveis, sendo clinicamente insignificante.

Os aparelhos de anestesia modernos conseguem fornecer valores de PEEP com precisão, sem alterar os valores de volume corrente. Nas situações em que ocorre queda na saturação de oxigênio no perioperatório de uma criança em ventilação mecânica, recomenda-se titular valores de PEEP antes de aumentar a fração inspirada de oxigênio. Apesar de bem tolerada pela maioria das crianças, existem contraindicações relativas, como aumento da pressão intracraniana, hipovolemia e fístula broncopleural.

Nesses aparelhos, é possível titular a PEEP para melhorar a complacência pulmonar. Um método, já validado, consiste em definir uma PEEP máxima seguida de testes decrementais de PEEP. Se a redução da PEEP também reduzir a complacência pulmonar, deve-se voltar ao valor anterior de PEEP, atingindo assim maior complacência pulmonar.

Manobras de recrutamento pulmonar

Considerando a abertura das unidades alveolares, deve-se diferenciar dois fenômenos:

- Recrutamento/desrecrutamento dentro do volume corrente, que descreve a abertura e fechamento repetitivo do tecido pulmonar durante a ventilação.

- Atelectasias, áreas de colapso alveolar mais ou menos consolidadas, sendo, portanto, áreas de *shunt* pulmonar que prejudicam a troca gasosa.

Crianças mantêm a patência da via aérea e dos alvéolos por meio da capacidade residual funcional, que diminui de forma importante durante a anestesia. Durante a indução anestésica a maioria das crianças formará áreas de atelectasias que poderão ser atenuadas com manobras de recrutamento pulmonar.

O recrutamento alveolar ocorre por intermédio de um aumento deliberado na pressão transpulmonar para maximizar o número de unidades alveolares participando das trocas gasosas. Esse recrutamento pode ser atingido por meio de titulação da PEEP ou o uso de pressão positiva sustentada. Um estudo em crianças saudáveis demonstrou que uma única ventilação sustentada com pressão de 30 cmH_2O foi capaz de reduzir a resistência da via aérea e melhorar a complacência pulmonar.

Apesar de benéficos, os efeitos positivos das manobras de recrutamento não são duradouros e devem ser repetidos sempre que houver desconexão do sistema ventilatório ou quando houver necessidades clínicas (como queda não esperada da SPO_2). O uso de uma PEEP adequada torna os efeitos do recrutamento mais sustentados e duradouros.

Fração inspirada de oxigênio (FiO_2)

Definir a fração inspirada de oxigênio para as diversas situações do perioperatório em pacientes pediátricos é uma tarefa desafiadora. É preciso considerar a necessidade real do paciente, uma reserva de segurança para possíveis intercorrências e os possíveis efeitos colaterais do oxigênio.

A tensão de oxigênio nos pulmões afeta diretamente a resistência vascular pulmonar, o que pode ser relevante em neonatos e em pacientes com cardiopatias congênitas. Além disso, nos neonatos, altas frações de oxigênio são correlacionadas com retinopatia e broncodisplasia pulmonar, além da formação de radicais livres de oxigênio (ROS).

Durante a indução anestésica, frações mais altas de oxigênio inspiradas são consideradas. Ao realizar pré-oxigenação em um circuito fechado, a oxigenação pode ser considerada adequada quando a fração expirada de oxigênio (FeO_2) for maior que 0,7 (com FiO_2 de 0,8) ou FeO_2 maior que 0,9 (com FiO_2 de 1,0). Com a concentração de oxigênio nessa faixa, haverá formação de áreas de atelectasia que podem ser resolvidas com manobras de recrutamento e PEEP, como discutido anteriormente.

Alguns estudos já mostram que é possível reduzir a formação de atelectasias ao utilizar frações mais baixas de oxigênio para indução anestésica. Um desses estudos demonstrou que a taxa de atelectasia foi menor quando comparada a uma FiO_2 de 0,6 com FiO_2 de 0,8 e 1,0.

Assim que a via aérea estiver assegurada, a FiO_2 deve ser reduzida para o nível mínimo necessário. Uma SpO_2 de até 94% (correspondendo aproximadamente a 60-80 mmHg de PaO_2) pode ser aceita na ausência de doença pulmonar. No neonato saudável, a SpO_2 pré-ductal em uma faixa de 85-95% é aceitável. É recomendável reduzir periodicamente a FiO_2 para atingir a menor concentração de oxigênio possível para manter a saturação adequada.

Manter FiO_2 alta durante o perioperatório pode reduzir a complacência pulmonar e aumentar a *driving pressure* necessária para atingir um volume corrente adequado. Em crianças de idade pré-escolar submetidas à anestesia, comparou-se os efeitos de uma FiO_2 de 1,0 e de 0,3, houve redução na capacidade residual funcional e na homogeneidade da ventilação. Além disso, altas FiO_2 podem diminuir o volume corrente no pós-operatório, além de promover uma ventilação não homogênea no tecido pulmonar.

RECOMENDAÇÕES ATUAIS PARA DEFINIR OS PARÂMETROS VENTILATÓRIOS NO PERIOPERATÓRIO

Um fluxograma para resumir e aplicar de forma prática os conhecimentos descritos anteriormente foi desenvolvido (Figura 1).

A seguir, são sugeridos valores para a definição de parâmetros ventilatórios segundo os estudos mais atuais:

- Volume corrente: apesar de poucas evidências, recomenda-se volume corrente entre 5 e 8 mL/kg e não acima de 10 mL/kg.
- Pressão de platô: recomenda-se uma pressão de platô menor que 28 cmH_2O em pulmões normais, sendo que, em doenças obstrutivas, recomenda-se manter menor que 30 cmH_2O. Valores de *driving pressure* menores que 10 cmH_2O. Monitorar a variação de volume corrente de forma cuidadosa para evitar volutrauma.
- O uso de PEEP é altamente aconselhável apesar de não haver valores específicos definidos. Em crianças com pulmão normal, recomenda-se PEEP entre 4 e 8 cmH_2O. Já em crianças com alguma doença pulmonar, PEEP mais alta poderá ser necessária, sendo que uma titulação da PEEP é recomendada.
- Relação I:E ou tempo inspiratório: apesar de não haver recomendação formal para o perioperatório, a relação deve ser otimizada para atingir troca gasosa máxima e efetiva. Em crianças com doença pulmonar restritiva, recomenda-se aumentar a frequência respiratória para compensar o baixo volume corrente. É importante evitar diminuição excessiva do fluxo expiratório, o que pode levar a *air-trapping*.

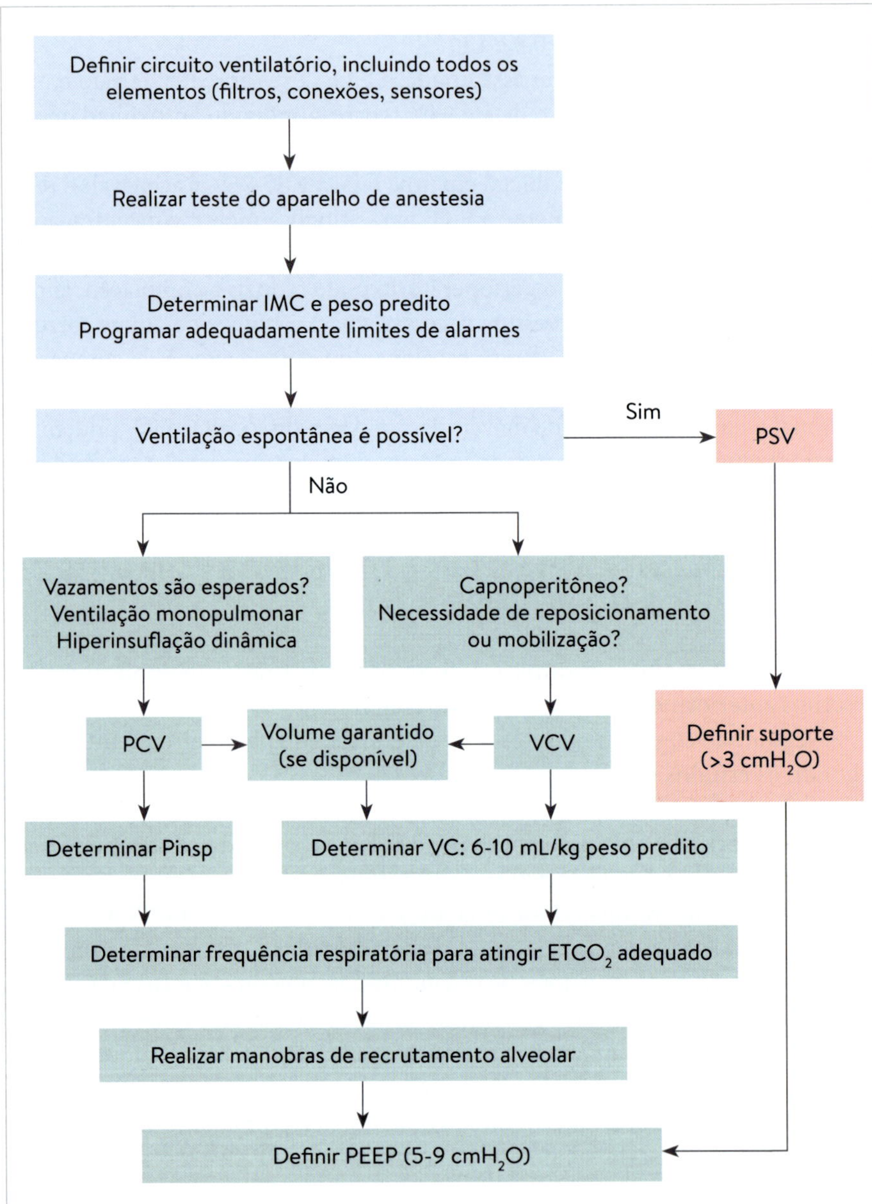

FIGURA 1 Fluxograma para definir parâmetros ventilatórios em crianças no cenário perioperatório. Considerar que pode ser necessário adaptar a sequência sugerida a depender das circunstâncias clínicas e durante emergências. Considerar valores de $ETCO_2$ alvo entre 35-45 mmHg, com hipercapnia permissiva em neonatos (45-55 mmHg).

Fonte: adaptada de Spaeth J., 2022.

- *Trigger*: no perioperatório, a ventilação geralmente é controlada, então não há necessidade de definir *trigger*. Se for manter PSV no intraoperatório ou para o despertar, um *trigger* de 1 L/min é adequado para quase todas as idades.
- Aplicar manobras de recrutamento após indução anestésica, desconexões do sistema respiratório ou em situações de redução da complacência pulmonar sem explicação aparente. O recrutamento aconselhado para manter a capacidade residual funcional pode ser executado ao manter pressão positiva de 30 cmH_2O por 10 a 30 segundos ou por aumento incremental da PEEP.
- Evitar FiO_2 de 100%, exceto em situações de emergência.

ESPAÇO MORTO

Um dos grandes desafios da ventilação mecânica no perioperatório em crianças é o espaço morto, principalmente em ventilações com baixo fluxo de gases frescos. Em teoria, o espaço morto é aquela parte do circuito onde há mistura do fluxo inspiratório e expiratório. Objetivamente, o espaço morto do circuito ventilatório seria todo o volume acrescentado a partir da peça Y.

Em crianças, especialmente em recém-nascidos ou crianças muito pequenas, qualquer dispositivo a mais entre a peça Y e o tubo endotraqueal ou máscara laríngea poderá aumentar muito o espaço morto, levando a hipercapnia importante, difícil de ser compensada pelo aumento do volume-minuto do aparelho de anestesia.

Os filtros umidificadores e trocadores de calor (filtro tipo *heat and moisture exchanger* – HME) são muito utilizados no perioperatório. Como já mencionado, um dos grandes desafios da ventilação mecânica perioperatória em crianças é a adaptação aos diferentes tamanhos e pesos dos pacientes. Os filtros tipo HME (Figura 2), além de joelhos, traqueias extensoras e dispositivos para conexão da linha de aspiração do capnógrafo, são responsáveis pelo aumento do espaço morto e devem ser utilizados de acordo com peso, idade e volume corrente predito.

VENTILAÇÃO MECÂNICA PROTETORA NO PERIOPERATÓRIO

A ventilação mecânica no perioperatório, mesmo em crianças com pulmões saudáveis, pode levar à lesão pulmonar induzida pela ventilação mecânica (VILI), apesar de poucas evidências. Além da VILI, a disfunção diafragmática é também reconhecida. Os fatores determinantes para VILI são: o volutrauma e a formação de atelectasias, com reabertura de vias aéreas pequenas de forma repetida.

Tradicionalmente, volumes correntes acima de 12 mL/kg eram usados para ventilar pacientes no perioperatório. Em adultos, estudos clínicos randomizados

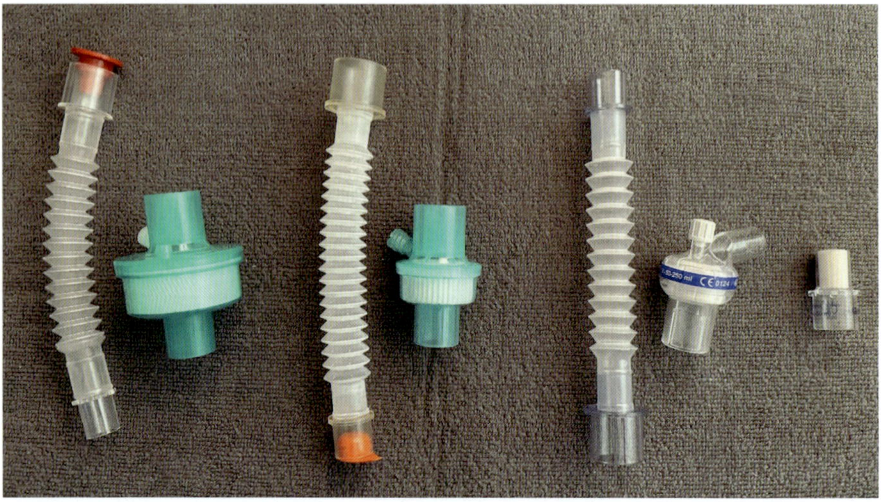

FIGURA 2 Exemplos de filtros HME e traqueias extensoras (da esquerda para direita, tamanhos adulto, pediátricos e neonatal).

comparando tais volumes com volumes menores comprovaram a associação de altos volumes com a VILI. Estratégias de ventilação mecânica protetora incluem baixos volumes correntes e uso titulado de PEEP. Mas não existem estudos clínicos em crianças, especialmente no perioperatório.

Poucos estudos observacionais mostraram que a VILI pode ocorrer, também, em crianças, havendo uma correlação positiva quanto maior a idade do paciente. Apesar das medidas de ventilação protetora não serem totalmente adaptáveis para crianças, é consenso entre especialistas a aplicação de algumas dessas medidas.

Recomenda-se a utilização de volumes correntes entre 6 e 10 mL/kg (peso predito), sendo que, em crianças com alteração da complacência pulmonar, esses valores devem ser entre 5 e 8 mL/kg (peso predito). Valores de pressão de platô também devem ser considerados durante a ventilação mecânica de crianças no perioperatório. É importante considerar que a maioria das crianças que serão ventiladas no perioperatório terão pulmões saudáveis e com valores bem baixos de pressão de platô. É reconhecido que crianças com síndrome do desconforto respiratório agudo terão mortalidade aumentada quando ventiladas com pressões de platô muito altas. Nessas crianças, recomenda-se valores de pressão de platô abaixo de 28 cmH_2O, permitindo valores até 32 cmH_2O. Titular a PEEP também é importante para manter uma ventilação mecânica protetora. Apesar de não haver evidência suficiente para titulação de PEEP em crianças, recomenda-se manter PEEP em torno de 5 cmH_2O, sendo que valores maiores que 10 cmH_2O poderão ser necessários em crianças com atelectasias ou síndrome do desconforto respiratório agudo. Durante a titulação da PEEP, variáveis hemodinâmicas devem ser consideradas em contraste com o aumento da oxigenação.

Por fim, recomenda-se monitorizar as curvas de pressão e volume, além de curvas de espirometria, se disponível. Vários aparelhos de anestesia modernos fornecem curvas de pressão, volume, fluxo e espirometria. Além da monitorização das curvas, recomenda-se monitorizar o CO_2 expirado e a SpO_2. Crianças com pulmões normais devem ser mantidas normocápnicas (entre 35 e 45 cmH_2O) e normoxêmicas (acima de 94%). Em crianças com pulmões com baixa complacência pode ser tolerado valores mais altos de capnografia (hipercapnia permissiva) e valores mais baixos de SpO_2.

MONITORIZAÇÃO

A monitorização da ventilação mecânica mais precisa seria a análise dos gases sanguíneos por meio da gasometria arterial. Mas não são todas as crianças que terão uma linha arterial disponível para coleta de amostras, tornando esse monitor pouco aplicável. Monitores da mecânica respiratória como curvas de fluxo, curva de pressão, curvas de espirometria e curvas de volume, além dos monitores não invasivos como o oxímetro de pulso e o capnógrafo, serão os monitores utilizados para garantir uma adequada ventilação mecânica no perioperatório.

Se a criança tiver uma linha arterial, a PaO_2 deve ser monitorizada. Recomenda-se monitorizar a pressão parcial de oxigênio e comparar com os valores de FiO_2 para estimar o gradiente alvéolo-capilar. Mas, como já foi discutido, a maioria das crianças não irá dispor de uma linha arterial. Nelas, o oxímetro de pulso, que mede a saturação de oxigênio, será utilizado. Quando se usa uma FiO_2 muito acima de 21%, é difícil estimar o correto gradiente alvéolo-capilar com a SpO_2, uma vez que a saturação sempre será de 100%.

Recomenda-se utilizar a menor FiO_2 possível e, em casos em que a atelectasia, que é a principal causa de *shunt* no intraoperatório, for um diagnóstico possível, recomenda-se usar uma baixa FiO_2 e tentar manobras de recrutamento para aumentar a SpO_2.

Da mesma forma que, na ausência de uma linha arterial para monitorizar PaO_2, utiliza-se um monitor não invasivo para monitorizar o CO_2, recomenda-se a capnografia. A capnografia consegue estimar a $PaCO_2$, mas sempre terá um gradiente entre o CO_2 expirado e a $PaCO_2$. Esse gradiente é importante para monitorização do volume do espaço morto e pode aumentar com a diminuição do volume corrente ou aumento do volume dos aparatos entre o paciente e o Y do circuito ventilatório. Em crianças muito pequenas ou em situações de ventilação mecânica protetora, com baixo volume corrente, poderá ocorrer um aumento desse gradiente. Nessas situações, recomenda-se uma ventilação manual com grande volume para aferição mais precisa do CO_2 expirado para modificar ou alterar a estratégia ventilatória, como aumento do volume corrente ou diminuição do espaço morto entre o paciente e o Y do circuito ventilatório.

A hipercarbia e a hipercapnia são bem toleradas por crianças e até permissiva em situações de ventilação mecânica protetora. Em situações em que a hipercapnia não é tolerada, ou até pode piorar o prognóstico, como situações de aumento da pressão intracraniana, recomenda-se a monitorização invasiva da pressão arterial de CO_2.

VENTILAÇÃO EM SITUAÇÕES ESPECIAIS

Asma brônquica

Como a incidência de asma e hiper-reatividade brônquica na população pediátrica é alta e está em ascensão em todo o mundo, o manejo dessas crianças está se tornando cada vez mais comum para o anestesiologista pediátrico. A reatividade aérea delas é aumentada, devendo-se sempre evitar medicações e anestésicos que podem causar broncoespasmo, como, por exemplo, o desflurano. Durante a ventilação mecânica, algumas características importantes devem ser observadas, a fim de evitar lesão pulmonar. Recomenda-se a hipercapnia permissiva, evitando a hiperinsuflação dinâmica, frequência respiratória baixa, um longo tempo expiratório e ventilação controlada à pressão.

Hérnia diafragmática congênita

Recém-nascidos com hérnia diafragmática congênita apresentam algumas alterações pulmonares que devem ser levadas em consideração durante a ventilação mecânica de tais pacientes. A hipoplasia pulmonar, muitas vezes associada à hipertensão pulmonar, pode levar a um manejo ventilatório difícil. Com isso em mente, deve-se minimizar o pico de pressão inspiratória e evitar grandes volumes correntes para reduzir a VILI. A ventilação oscilatória de alta frequência é um modo alternativo razoável de ventilação para esses pacientes, quando a baixa complacência pulmonar, baixos volumes e má troca gasosa complicam o quadro clínico. A ventilação de alta frequência tem como objetivo minimizar a VILI, evitando altos picos de pressão inspiratória, atelectasias, barotrauma e presença de mediadores inflamatórios. A FiO_2 geralmente é mais alta, em torno de 0,8 (80%). A terapia com óxido nítrico pode ser uma alternativa para melhorar a oxigenação em recém-nascidos com hérnia diafragmática congênita e hipertensão pulmonar grave.

Atresia de esôfago

Atresia esofágica com ou sem fístula traqueoesofágica afeta, aproximadamente, 1:4.000 recém-nascidos. A taxa de sobrevivência é alta, chegando a mais de 90%, sendo o baixo peso ao nascimento e anomalias cardíacas os principais fatores associados à mortalidade. De todos os tipos de atresia de esôfago, cerca de 85% são pacientes com fístula traqueoesofágica distal. Após a intubação traqueal, que, idealmente, deve ocorrer em ventilação espontânea para evitar distensão de estômago com ventilação sobre pressão em máscara facial, o paciente será acoplado à ventilação mecânica. A fístula traqueoesofágica pode ser um grande problema para ventilação. Muitas vezes, o posicionamento distal do tubo endotraqueal, sob visão direta e guiada por broncoscopia flexível, pode permitir passar o orifício da fístula traqueoesofágica. A broncoscopia flexível também pode ser útil para colocar um balão na fístula e, assim, obstruí-la, especialmente se a fístula é carinal e não pode ser ultrapassada. Em alguns casos, a ventilação monopulmonar deve ser utilizada durante a cirurgia.

A ventilação mecânica deve ser com baixa pressão, sempre observando a insuflação do estômago. Durante a cirurgia para correção da fístula traqueoesofágica por toracoscopia, deve-se atentar ao aumento exacerbado do CO_2 e acidose. Em alguns casos selecionados é necessário utilizar oxigênio a 100%.

Ventilação monopulmonar

O desafio da ventilação monopulmonar em pediatria se inicia na escolha do tubo endotraqueal. Alguns dispositivos estão disponíveis no mercado e necessitam serem locados com broncoscopia flexível. Alguns trabalhos recentes demonstraram ser benéfico para a criança em ventilação monopulmonar utilizar uma ventilação mecânica protetora com baixo volume corrente, em torno de 4 mL/kg, com uma pressão inspiratória em torno de 20 mmHg e PEEP de 6 cmH_2O. Alguns modelos animais demonstraram ser seguro utilizar PEEP entre 4 e 8 cmH_2O, frequência respiratória ao redor de 25 por minuto, objetivando um $ETCO_2$ entre 35-45. Utilizar manobra de recrutamento é benéfico ao término do procedimento cirúrgico, pode ser feita com uma pressão sustentada de via aérea de 30 cmH_2O por 15 a 20 segundos.

Crianças submetidas à ventilação monopulmonar tem risco aumentado de desenvolver hipoxemia e hipercarbia no perioperatório. Uma coorte retrospectiva analisou 306 casos de ventilação monopulmonar de crianças entre 2 meses e 3 anos de idade e revelou ocorrência de hipoxemia (SPO_2 < 90% durante 3 minutos) em 26% dos casos e hipoxemia grave (SPO_2 < 90% durante 5 minutos) em 18% dos casos. Hipercarbia ocorreu em 50% dos pacientes. Um fator que demonstrou diminuir risco de hipoxemia foi o uso de bloqueadores brônquicos, demonstrando a necessidade evidente do uso de equipamentos adequados para cada faixa etária.

Síndrome do desconforto respiratório agudo

Em 2015, foi publicado um consenso durante uma conferência sobre o manejo da síndrome do desconforto respiratório agudo (SDRA) em pacientes pediátricos. De acordo com o consenso, não há dados de resultados sobre a influência do modo (controlado ou assistido) durante a ventilação mecânica convencional. Portanto, nenhuma recomendação pode ser feita sobre o modo de ventilação a ser usado em pacientes com SDRA.

Na escolha do tubo endotraqueal, deve-se optar por um com balonete. No modo VCV é recomendado o uso de volumes correntes dentro ou abaixo da faixa de volumes correntes fisiológicos para a idade/peso corporal (ou seja, 5 a 8 mL/kg de peso corporal predito), de acordo com a patologia pulmonar e complacência do sistema respiratório. Porém, de acordo com a gravidade da doença, em pacientes com baixa complacência do sistema respiratório, o volume corrente deve ser 3-6 mL/kg de peso corporal predito.

No modo PCV, recomenda-se um limite de pressão de platô inspiratório de 28 cmH_2O, permitindo pressões de platô ligeiramente mais altas (29-32 cmH_2O) para pacientes com elastância da parede torácica aumentada (isto é, complacência da parede torácica reduzida).

Recomenda-se níveis moderadamente elevados de PEEP (10-15 cmH_2O), o qual deve ser titulado para a oxigenação adequada. PEEP maior que 15 cmH_2O pode ser necessária para SDRA grave, embora seja adequado limitar a pressão do platô como anteriormente descrito. Nos pacientes com SDRA moderado a grave, a hipercapnia permissiva deve ser considerada a fim de minimizar a VILI.

Cateter nasal de alto fluxo (CNAF)

O CNAF em pediatria, chamado usualmente de THRIVE (*transnasal humidified rapid insufflation ventilatory exchange*) é relativamente novo na prática clínica. Tem sido utilizado com sucesso em situações em que a criança necessita de um tempo prolongado de apneia sem apresentar dessaturação, como, por exemplo, situações de emergência para intubação de via aérea, via aérea difícil, pacientes cardiopatas graves que não devem fazer hipóxia durante a laringoscopia para intubação orotraqueal. Os estudos ainda são escassos em pediatria, porém, os trabalhos realizados mostraram sucesso no uso dessa tecnologia em pacientes pediátricos. O uso de CNAF, apesar de prolongar o tempo de apneia, não promove melhora na troca gasosa em crianças.

A interface nasal deve ser adequada para idade, sendo imperativo garantir a patência das narinas, havendo risco de barotrauma em casos em que a oclusão da narina é maior que 50%. Os fluxos de oxigênio são obtidos de acordo com o peso corporal, sendo de 0 a 12 kg: 2 L/kg/min; 13 a 15 kg: 30 L/min; 16 a 30 kg: 35 L/min; 31 a 50 kg: 40 L/min; acima de 50 kg: 50 L/min; com fração inspirada de oxigênio de 1,0 (FiO_2 de 1,0), se não houver contraindicação clínica. Em pacientes que não devem receber FiO_2 de 1,0, por exemplo, paciente com ventrículo único, a FiO_2 deve ser ajustada conforme critérios clínicos. A monitorização do CO_2 pode ser realizada com um monitor transcutâneo, por exemplo, o Tosca™, (*radiometer, neuilly plaisance, France*).

LEITURA RECOMENDADA

1. Spaeth J. Understanding pediatric ventilation in the operative setting. Part II: Setting perioperative ventilation. Paediatr Anaesth. 2022; 32:247–254.
2. Kneyber MC. Intraoperative mechanical ventilation for the pediatric patient. Best Pract Res Clin Anaesthesiol. 2015;29(3):371-9.
3. Heath C, Hauser N. Is there a role for lung-protective ventilation in healthy children? Pediatr Anesth. 2022; 32:278–285.
4. Feldman JM. Optimal ventilation of the anesthetized pediatric patient. Anesth Analg. 2015;120(1):165-75.
5. Badgwell M, Swan J, Foster AC. Volume-controlled ventilation is made possible in infants by using compliant breathing circuits with large compression volume. Anesth Analg. 1996;82(4):719-23.
6. Bendixen HH, Hedley-Whyte J, Laver MB. Impaired oxygenation in surgical patients during general anesthesia with controlled ventilation. A concept of atelectasis. N Engl J Med. 1963;269:991-6.
7. Narayanan M, Owers-Bradley J, Beardsmore CS, Mada M, Ball I, Garipov R, et al. Alveolarization continues during childhood and adolescence: new evidence from helium-3 magnetic resonance. Am J Respir Crit Care Med. 2012;185(2):186-91.
8. Brooks Peterson M, Szolnoki J. Modes of ventilation for pediatric patients under anesthesia: A Pro/ Con conversation. Pediatr Anesth. 2022;32:295–301.
9. Lebossé M, Kern D, De Queiroz M, Bourdaud N, Veyckemans F, Chassard D, et al. Ventilation in pediatric anesthesia: A French multicenter prospective observational study (PEDIAVENT). Paediatr Anaesth. 2020;30(8):912-21.
10. Kneyber MCJ, de Luca D, Calderini E, Jarreau PH, Javouhey E, Lopez-Herce J, et al. Recommendations for mechanical ventilation of critically ill children from the Paediatric Mechanical Ventilation Consensus Conference (PEMVECC). Intensive Care Med. 2017;43(12):1764-80.
11. Kim H, Min JY, Lee JR, Woong CK, Cho M, Byon HJ. The effects of oxygen concentration on atelectasis formation during induction of general anaesthesia in children: a prospective randomized controlled trial. Pediatric Anesthesia. 2021;00:1-6.
12. Futier E, Constantin JM, Paugam-Burtz C, Pascal J, Eurin M, Neuschwander A, et al. A trial of intraoperative low-tidal-volume ventilation in abdominal surgery. N Engl J Med. 2013;369(5):428-37.

13. Rimensberger PC, Cheifetz IM, Group PALICC. Ventilatory support in children with pediatric acute respiratory distress syndrome: proceedings from the Pediatric Acute Lung Injury Consensus Conference. Pediatr Crit Care Med. 2015;16(5 Suppl 1):S51-60.
14. Conti G, Piastra M. Mechanical ventilation for children. Curr Opin Crit Care. 2016;22(1):60-6.
15. Regli A, von Ungern-Sternberg BS. Anesthesia and ventilation strategies in children with asthma: part II - intraoperative management. Curr Opin Anaesthesiol. 2014;27(3):295-302.
16. Abman SH, Hansmann G, Archer SL, Ivy DD, Adatia I, Chung WK, et al. Pediatric Pulmonary Hypertension: Guidelines From the American Heart Association and American Thoracic Society. Circulation. 2015;132(21):2037-99.
17. Morini F, Conforti A, Bagolan P. Perioperative complications of esophageal atresia. Eur J Pediatr Surg. 2018;28(2):133-40.
18. Broemling N, Campbell F. Anesthetic management of congenital tracheoesophageal fistula. Paediatr Anaesth. 2011;21(11):1092-9.
19. Lee JH, Bae JI, Jang YE, Kim EH, Kim HS, Kim JT. Lung protective ventilation during pulmonary resection in children: a prospective, single-centre, randomised controlled trial. Br J Anaesth. 2019;122(5):692-701.
20. Templeton W.T. Hypoxemia in young children undergoing one-lung ventilation: a retrospective cohort study. Anesthesiology 2021; 135:842-53.
21. Sequera-Ramos L, GarciaMarcinkiewicz A, Riva T, Fuchs A. Noninvasive ventilation in children: A review for the pediatric anesthesiologist. Pediatr Anesth. 2022;32:262–272.
22. Riva T, Pedersen TH, Seiler S, Kasper N, Theiler L, Greif R, et al. Transnasal humidified rapid insufflation ventilatory exchange for oxygenation of children during apnoea: a prospective randomised controlled trial. Br J Anaesth. 2018;120(3):592-9.
23. George S, Humphreys S, Williams T, Gelbart B, Chavan A, Rasmussen K, et al. Transnasal Humidified Rapid Insufflation Ventilatory Exchange in children requiring emergent intubation (Kids THRIVE): a protocol for a randomised controlled trial. BMJ Open. 2019;9(2):e025997.

18

Ventilação mecânica não invasiva em pacientes cirúrgicos

Ladyer da Gama Costa
João Manoel Silva Jr.
Talison Silas Pereira

DESTAQUE DO TEMA

1. A ventilação mecânica não invasiva (VMNI) é uma técnica utilizada para auxiliar na respiração de pacientes sem a necessidade de intubação endotraqueal.
2. A VMNI pode ser realizada por meio de duas técnicas principais: a pressão positiva contínua nas vias aéreas (CPAP) e a pressão positiva intermitente nas vias aéreas (BiPAP).
3. A VMNI pode ser utilizada em pacientes cirúrgicos para prevenir ou tratar complicações respiratórias pós-operatórias, como atelectasias, pneumonia e insuficiência respiratória aguda.
4. A cânula nasal de alto fluxo (CNAF) é uma técnica de oxigenação e ventilação não invasiva que tem sido utilizada cada vez mais em pacientes cirúrgicos e consiste na administração de uma mistura de ar e oxigênio aquecida e umidificada.
5. A CNAF apresenta algumas vantagens em relação a outras técnicas de oxigenação e ventilação não invasiva, como, por exemplo, a ventilação não invasiva com pressão positiva (VNI), porque é mais confortável e tolerada pelos pacientes.

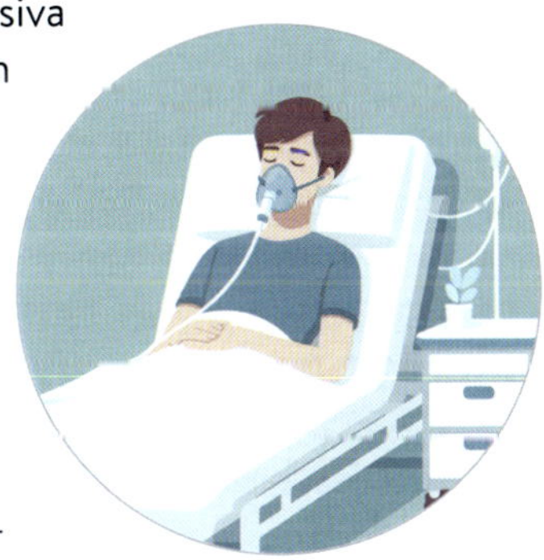

INTRODUÇÃO

Define-se como ventilação não invasiva por pressão positiva (VNIPP) todo suporte ventilatório administrado sem a cânula endotraqueal (intubação ou traqueostomia). Essa definição inclui os seguintes termos:

- CPAP – pressão positiva contínua em vias aéreas.
- BiPAP – pressão positiva na via aérea em dois níveis.

Na VNIPP, a interface entre o paciente e o ventilador é obtida por meio do acoplamento de máscaras nasais, faciais ou capacetes. Ela melhora a troca gasosa pulmonar, minimiza a formação de atelectasia e aumenta a capacidade residual funcional, sem a necessidade de ventilação invasiva artificial e pode ser utilizada na sala de recuperação pós-anestésica (SRPA), no intraoperatório de alguns procedimentos, na unidade de terapia intensiva (UTI) ou no pronto-socorro para tratar e prevenir a insuficiência respiratória e a necessidade da intubação e ventilação mecânica invasiva. É estabelecido que a VNIPP, em pacientes com edema pulmonar cardiogênico e doença pulmonar obstrutiva crônica exacerbada, é a primeira linha de tratamento. Além disso, ela é utilizada com excelentes resultados em pacientes com síndrome da apneia obstrutiva do sono (SAOS).

Nota-se, também, uma incidência extremamente baixa de pneumonia bacteriana quando a VNIPP evita a intubação endotraqueal nos casos de insuficiência respiratória aguda, esse fato é importante para pós-transplantes, pacientes imunossuprimidos, ou outras situações cirúrgicas.

Os principais fatores limitantes para aplicação da VNIPP são: a dificuldade do ajuste da máscara facial, grandes vazamentos e desconforto dos pacientes. Esses fatos têm sido minimizados com a evolução dos equipamentos, como a melhora da interface, e aparelhos mais modernos, próprios para ventilação não invasiva.

Assim, um melhor entendimento para a aplicação correta da ventilação não invasiva (VNI) é relevante. Este capítulo revisa o uso da VNIPP, incluindo a CNAF, em todo período perioperatório.

ENTENDENDO AS ALTERAÇÕES DA FISIOPATOLOGIA RESPIRATÓRIA DURANTE O PERIOPERATÓRIO

Distúrbios na relação ventilação-perfusão podem ocorrer em todos os pacientes que são submetidos à anestesia geral e a procedimentos cirúrgicos maiores, não importando se a ventilação é espontânea ou mecânica ou se ocorreu a utilização de agentes venosos, inalatórios e bloqueadores neuromusculares. Imediatamente após a indução anestésica, estima-se uma redução de 16 a 20% da capacidade residual funcional (CRF), que continua a cair durante os próximos 5-10 minutos. Os fatores mais correlacionados com a redução da CRF são: a idade e a elastância da parede torácica. O formato da caixa torácica, após indução anestésica associada à posição supina, é alterado, havendo um deslocamento cefálico do diafragma e, consequentemente, alteração na relação ventilação-perfusão pulmonar (V/Q) (Figura 1). A atelectasia, ou o colapso parcial ou total do pulmão, ocorre em até 90% dos pacientes, sendo o *shunt* pulmonar o responsável por grande parte desses casos. Após a indução anestésica, até 20% das bases pulmonares já apresentam atelectasia. Os principais fatores de risco para o desenvolvimento de atelectasia no período perioperatório estão elencados no Quadro 1.

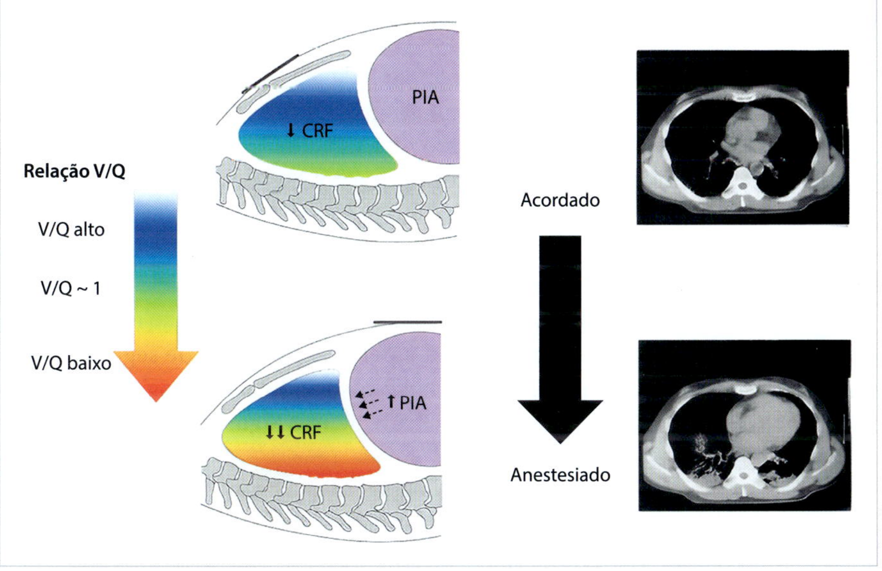

FIGURA 1 Representação da alteração na relação ventilação-perfusão pulmonar de acordo com as situações "acordado" *vs*. "anestesiado". Durante a ventilação mecânica com o paciente anestesiado, a pressão aplicada pelo ventilador mecânico irá deslocar a parte ventral do diafragma, que enfrentará menor pressão intra-abdominal (Pabd), mais do que a parte dorsal (movimento passivo). A ventilação será, então, distribuída, preferencialmente, às regiões pulmonares ventrais, ocasionando elevação do índice V/Q alto dessas áreas. Em contraste, as regiões dorsais pulmonares receberão menos ventilação e sua V/Q será menor. Durante a respiração espontânea (assistida ou não), tanto a parte ventral como a parte dorsal do diafragma se movem (contração ativa). A ventilação se distribuirá de forma mais homogênea ao longo do eixo ventro-dorsal do pulmão e corresponderá mais de perto à perfusão (V/Q ≈ 1). O corte tomográfico à direita exemplifica a progressão da atelectasia no paciente "acordado" para situação "anestesiado", com predominância do fenômeno na porção dorsal (dependente).

Fonte: adaptada de: Selickman et al.

QUADRO 1 Fatores de risco para desenvolvimento de atelectasia

Idade > 65 anos
Obesidade
Gestação
Cirurgias do abdome superior ou torácicas
Cirurgias > 2 horas
Bloqueio neuromuscular residual
Cirurgias de emergência

VENTILAÇÃO NÃO INVASIVA NO PERÍODO PRÉ-OPERATÓRIO

A alta FiO_2 causa a atelectasia de absorção. Ela resulta da presença de grande gradiente de oxigênio entre o alvéolo e o sangue venoso misto. No ar ambiente, a presença de nitrogênio evita o colapso dos alvéolos; sem ele, o oxigênio flui rapidamente, devido ao gradiente de concentração, e a parede alveolar se desestabiliza, com tendência ao colabamento.

A compressão do tecido pulmonar gera a atelectasia de compressão, principalmente no lobo inferior esquerdo – comprimido pelo coração – e na região próxima ao diafragma. Evitar a pré-oxigenação previne a formação de atelectasia na indução anestésica, mas também leva à perda de margem de segurança durante um período crítico de apneia. O CPAP, associado a pré-oxigenação, pode minimizar a atelectasia por altas frações de oxigênio (Figura 2).

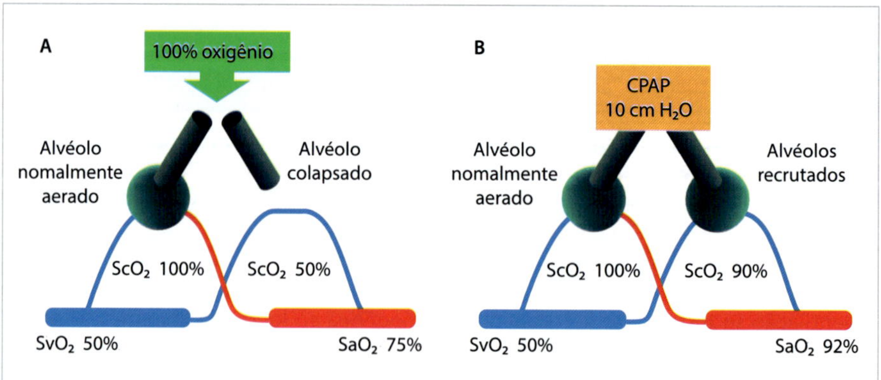

FIGURA 2 (A) Impacto da atelectasia na troca gasosa; (B) uso de CPAP.
ScO_2: saturação da hemoglobina no sangue capilar.

Prevenção da hipoxemia pós-operatória com VNI

Ao chegarem na sala de recuperação pós-anestésica, 20% dos pacientes apresentam saturação de oxigênio menor que 92% e 10% deles demonstram saturação abaixo de 90%. Em pacientes submetidos à cirurgia abdominal alta, a incidência de hipoxemia, com SpO_2 entre 86 e 90%, pode ocorrer em 38% dos casos, e a hipoxemia grave em 3%. Em pacientes submetidos à cirurgia toracoabdominal, a incidência de hipoxemia e hipoxemia grave foi de 52 a 20%. A atelectasia pós-operatória, associada à hipoxemia e ao maior trabalho pulmonar é um grave problema para pacientes obesos mórbidos.

A associação de atelectasia, ligada à combinação, na sala de recuperação pós-anestésica, de bloqueio neuromuscular residual, uso de opioides de meia-vida longa, SAOS e obstrução de via aérea superior, podem levar à fadiga respiratória, a qual demanda reintubação e ventilação mecânica.

O emprego de CPAP na indução e na RPA, a pressão positiva ao final da expiração (PEEP), as manobras de recrutamento alveolar e posicionamento céfalo-aclive são os principais recursos utilizados.

VENTILAÇÃO NÃO INVASIVA COM PRESSÃO POSITIVA

A ventilação não invasiva com pressão positiva (VNIPP) inclui CPAP e BiPAP, descritas como ventilação não invasiva (VNI). A CPAP se refere à pressão basal elevada na via aérea durante todo o ciclo respiratório, principalmente durante o fim da expiração. Ela possui três efeitos:

1. Ao restringir o movimento de gases para fora do alvéolo, ela os mantém abertos, prevenindo a formação de atelectasia.
2. Ao aumentar o gradiente entre a pressão pleural negativa e a pressão na via aérea, há uma diminuição do esforço respiratório para pacientes com fraqueza, o que acaba recrutando alvéolos colapsados.
3. A pressão positiva força a abertura das vias aéreas, tanto distais, evitando o fechamento e o aprisionamento de gases durante a expiração, quanto proximais, evitando obstruções de vias aéreas altas.

A CPAP pode ser obtida através de máscara facial ou nasal bem acoplada ligada à válvula de PEEP e a um aparelho gerador de fluxo ou um ventilador não invasivo. A interface ideal para VNI deve fornecer conforto adequado ao paciente e vazamentos mínimos de ar (Quadro 2). As máscaras (oronasal ou nasal) e capacetes estão atualmente disponíveis.

QUADRO 2 Sistemas de distribuição para ventilação mecânica não invasiva na sala de recuperação anestésica

CPAP
Máscara com válvula de pressão positiva ao final da expiração e sistema de alto fluxo
Máquina doméstica de BIPAP
Ventilador não invasivo autônomo (tais como BiPAP Vision)
Sistema CPAP Boussignac
VNI
Máquina doméstica de BIPAP
Ventilador não invasivo autônomo (tais como BIPAP Vision)
Ventilador de cuidados intensivos em modo "VNI"

As maiores complicações do CPAP são:

- dificuldade de adaptação do paciente;
- hiperexpansão pulmonar com aumento do volume morto alveolar e do trabalho respiratório;
- elevação da pressão intratorácica, que leva à diminuição do retorno venoso e hipotensão.

Pode-se adicionar à CPAP a pressão de suporte inspiratória, num modo ventilatório disparado pelo paciente, ciclado pelo fluxo. A pressão de suporte pode ser entregue por aparelho de anestesia, ventilador mecânico de UTI ou ventilador não invasivo. Ela diminui o esforço respiratório ao auxiliar a ventilação espontânea em pacientes impossibilitados para obter volume corrente adequado. A pressão de suporte (PS) deve buscar um alvo de 5 a 7 mL/kg de volume corrente. Quando ela é obtida de maneira não invasiva com ventilador mecânico, a pressão de platô (Pplatô) é a pressão de suporte somada à PEEP ou à CPAP. Por exemplo, um paciente que recebe pressão de suporte de 10 cmH_2O e PEEP de 5 cmH_2O possui uma Pplatô de 15 cmH_2O.

Em um ventilador não invasivo, BIPAP pode ser obtido com níveis diferentes de pressão nas vias aéreas na inspiração (IPaP) e na expiração (EPaP). Nessa situação, a Pplatô é a IPaP acima da pressão atmosférica. Por exemplo, um paciente que recebe 10 cmH_2O de IPaP e 5 cmH_2O de EPaP está com uma Pplatô de 10 cmH_2O.

Ventiladores não invasivos possuem vantagens para uso na SRPA. Eles possuem correção de vazamentos superior à dos ventiladores normais de UTI, de modo que, na presença de sondas nasogástricas ou enterais, ou mesmo de acoplamento deficiente da máscara ao paciente, o aparelho é capaz de fornecer a pressão programada corrigindo perdas. Em comparação aos aparelhos projetados para uso doméstico, usados por pacientes com apneia obstrutiva do sono ou doença pulmonar obstrutiva crônica, são capazes de ofertar uma fração inspirada de oxigênio alta e, se necessário, ventilação mecânica. As vantagens sobre a máscara de CPAP são a capacidade de aferir a frequência respiratória e o volume corrente, além da presença de alarme de apneia. A desvantagem dos ventiladores não invasivos é o custo e a necessidade de profissionais treinados para seu manuseio, além da necessidade constante de monitorização.

A VNI pode ser ofertada através de máscara facial, máscara nasal ou capacete. O capacete é muito utilizado na Europa e é associado ao conforto maior do paciente. Entretanto, o uso de capacete na SRPA pode dificultar a comunicação com o paciente e elevar o risco de náusea e vômito no período pós-operatório (Figura 3 e Quadro 3).

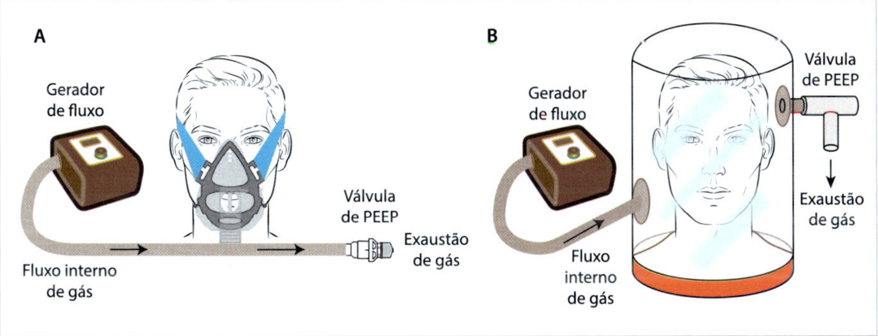

FIGURA 3 Ventilação não invasiva com máscara e capacete.

QUADRO 3 Principais indicações e contraindicações ao uso de VNI

Indicações	Contraindicações
▪ Doença pulmonar obstrutiva crônica exacerbado ▪ Edema pulmonar cardiogênico ▪ Insuficiência respiratória em pacientes imunossuprimidos ▪ Prevenção e tratamento de falência respiratória aguda no pós-operatório ▪ Doença neuromuscular ▪ Asma ▪ Trauma torácico ▪ Uso paliativo para pacientes não recomendados para intubação	▪ Parada cardiorrespiratória ▪ Sangramento gastrointestinal ▪ Instabilidade hemodinâmica ou arritmias graves ▪ Deformidade, trauma ou cirurgia facial ▪ Lesões no esôfago ou cirurgia gastroesofágica recente ▪ Inabilidade para manejo de secreções ▪ Crise convulsiva ▪ Agitação ou não cooperação do paciente ▪ Síndrome da angústia respiratória do adulto: moderada e grave (relativa) ▪ Cirurgia facial ou neurológica

COMO UTILIZAR A VNI?

O início da VNI no período pós-operatório deve sempre ser realizado em locais adequadamente monitorados e na presença de profissional capacitado. É necessário explicar o procedimento para o paciente, pontuando riscos e benefícios. Ele deve estar apoiado em pelo menos 30 graus, em posição confortável e ter recebido a analgesia adequada. Inicia-se a VNI com baixa pressão de suporte (PS), já que decorre alguns minutos para que ele se adapte à pressão aplicada e sincronize sua respiração com a máquina. No momento em que o paciente começa a se sentir confortável e a respiração começa a melhorar, é mais fácil aumentar gradualmente a PS e fixar a máscara com as correias. Os valores finais das PS aplicadas devem ser sempre individualizados até que haja melhora dos sintomas, redução das taxas respiratórias e boa sincronia.

Uma gasometria de sangue arterial deve ser obtida entre 1 e 2 horas para verificar melhorias clínicas e realizar otimização da relação PaO_2/FiO_2. Normalmente, um gatilho inspiratório de 1 a 2 L/min ou –1 a –2 cmH_2O é aplicado, com inclinação de moderada à máxima. Níveis EPAP de 4 cmH_2O e IPAP de 8 cmH_2O (4 cmH_2O acima de EPAP) são, normalmente, utilizados na iniciação. Podem ser gradualmente aumentados em incrementos de 1 a 2 cmH_2O até um EPAP máximo de 10 cmH_2O e IPAP de 25 cmH_2O. Se pressões maiores forem necessárias, é provável que seja preciso alterar a interface, ajustar a máscara ou considerar a necessidade de possível intubação e ventilação invasiva. O gatilho expiratório é, geralmente, fixado em 0,8 a 1 segundo ou entre 40 a 60% do pico de fluxo.

VNI na SRPA

A VNI pode ser utilizada na SRPA de várias formas, tanto profiláticas quanto terapêuticas (Quadro 4). Embora haja estudos avaliando a VNI no pós-operatório, eles são em sua maioria pequenos, poucos são randomizados e, a maior parte, examina apenas resultados de curto prazo. A literatura disponível se divide entre estudos sobre uso profilático em pacientes de alto risco para complicações pulmonares e estudos sobre VNI de resgate em pacientes com falência respiratória pós-operatória. Também existem estudos que avaliaram VNI contínua após a extubação ou intermitente por uma ou duas horas, durante 2 ou 3 dias após a cirurgia.

APLICAÇÕES CLÍNICAS PARA USO DA VNI

A decisão de usar a VNI na SRPA para a terapia profilática em pacientes que apresentam alto risco para complicações respiratórias é, geralmente, recomendada

QUADRO 4 Indicações específicas para a ventilação mecânica não invasiva na sala de recuperação anestésica

Profilático
1. Prevenção da obstrução das vias aéreas a. Síndrome da apneia e hipopneia obstrutiva do sono b. Traqueomalácia 2. Prevenção de atelectasia em pacientes cirúrgicos de alto risco, como aqueles que tenham sido submetidos a cirurgias de andar superior do abdome
Terapêutico
3. Tratamento de hipoxemia pós-operatória a. Atelectasia b. Obstrução por muco 4. Tratamento de hipercarbia pós-operatório ou fraqueza respiratória a. Bloqueio neuromuscular residual b. Fraqueza muscular diafragmática c. Retorno tardio da anestesia d. Paralisia do nervo frênico (por exemplo, pós-bloqueio interescalênico) e. Bloqueio alto do neuroeixo 5. Tratamento de edema pulmonar por pressão negativa pós-extubação (*ex-vacuum*)

no pré-operatório, conforme planejamento prévio. Por outro lado, a quantidade de pressão aplicada nas vias aéreas dependerá de cada paciente. Além disso, a avaliação da oxigenação no intraoperatório tem papel fundamental para o emprego da VNI.

Tratamento das complicações respiratórias na SRPA

O paciente deve ser colocado na posição vertical ou sentada: o efeito da gravidade recruta tecido pulmonar e gera aumento da capacidade residual funcional. O oxigênio deve ser administrado e o paciente deve ser encorajado a tossir, para mobilizar secreções, e respirar fundo. Deve-se estar atento a uma potencial reversibilidade de processos. Se o paciente está com respirações superficiais lentas causadas por opiáceos ou benzodiazepínicos, deve-se considerar a naloxona ou a administração flumazenil. Se ele apresenta estridor, secundário ao edema de laringe, pode se beneficiar de epinefrina, esteroides e, se disponível, heliox (mistura gasosa de hélio e oxigênio) para melhorar o fluxo de oxigênio ofertado. Se o paciente tem respiração rápida e superficial, o bloqueio neuromuscular parcial deve ser considerado imediatamente, e a reversão precisa ser administrada: neostigmina ou sugamadex. Se o paciente demonstrou, anteriormente, um padrão de obstrução respiratória e agora tem respiração rápida e superficial, o edema pulmonar por pressão negativa pós-extubação deve ser considerado: a furosemida de 20 a 40 mg, aplicada por via intravenosa, pode melhorar os sintomas. Em cada caso, se a reversão imediata do problema não for possível, a ventilação não invasiva deve ser considerada. Como um exercício de transição, o anestesiologista pode apoiar a via aérea usando um circuito Mapleson C ou dispositivo similar, com o APL (liberação de pressão) da válvula parcialmente fechada.

Quando se inicia a VNI, o mecanismo da insuficiência respiratória deve ser considerado, pois ela é adequada apenas para pacientes que possuem a previsão de resolução do quadro entre 4 e 6 horas.

Pacientes com respiração rápida e superficial ou padrões respiratórios obstrutivos estão propensos a responder melhor ao uso de CPAP, isso faz com que haja a restauração da CRF e ajuda a recrutar o pulmão, além de evitar que ocorra o colapso das vias aéreas e aprisionamento aéreo. A CPAP de 5 a 10 cmH_2O é, geralmente, suficiente. A pressão de suporte é titulada de acordo com a frequência respiratória do paciente e SpO_2. O aumento excessivo da pressão do fim da expiração amplia o espaço morto e o trabalho respiratório. E, se a oxigenação do paciente melhora a mecânica respiratória, mas continua com frequência elevada (> 30/min), a pressão de suporte pode ser adicionada (BIPAP).

Pacientes com a respiração superficial lenta tendem a hipoventilar e reter CO_2 e são mais propensos a se beneficiar da VNI. A pressão de suporte é titulada com o volume corrente do paciente: a faixa-alvo de 5-7 mL/kg. Os valores típicos são de 5 a 10 cmH_2O acima do nível de PEEP.

Com a exceção dos pacientes com doença pulmonar por enfisema bolhoso grave, a PEEP é sempre adicionada, porque, independentemente do mecanismo de lesão, todos os pacientes com desconforto respiratório pós-operatório estão em risco para desenvolver atelectasias.

Em geral, se os pacientes respondem à VNI, os seus sintomas se estabilizarão rapidamente, em geral, dentro de 15 minutos. Se, depois de 15 a 20 minutos, a frequência respiratória do paciente continuar a exceder a 30 respirações por minuto, se a SpO_2 for inferior a 90%, ou se o paciente se torna hipotenso ou em rebaixamento do nível de consciência e coma, o paciente deve ser submetido à IOT e transferido para a UTI (Figura 4).

CÂNULA NASAL DE ALTO FLUXO (CNAF)

As formas mais convencionais de administração de oxigênio no paciente cirúrgico, de forma não invasiva, são através de máscaras faciais ou cânulas e dispositivos nasais. A oxigenoterapia convencional tem o fluxo limitado a 15 L/min, no máximo, valores que são, manifestamente, insuficientes na falência respiratória, quer pela diluição do oxigênio (O_2), fornecido a um baixo fluxo com o ar ambiente, quer pelos efeitos secundários do oxigênio não aquecido e umidificado. Quanto à VNI, ela apresenta importantes taxas de intolerância à técnica, sendo complicações mais frequentes as lesões cutâneas (nasal, mucosa oral e ocular),

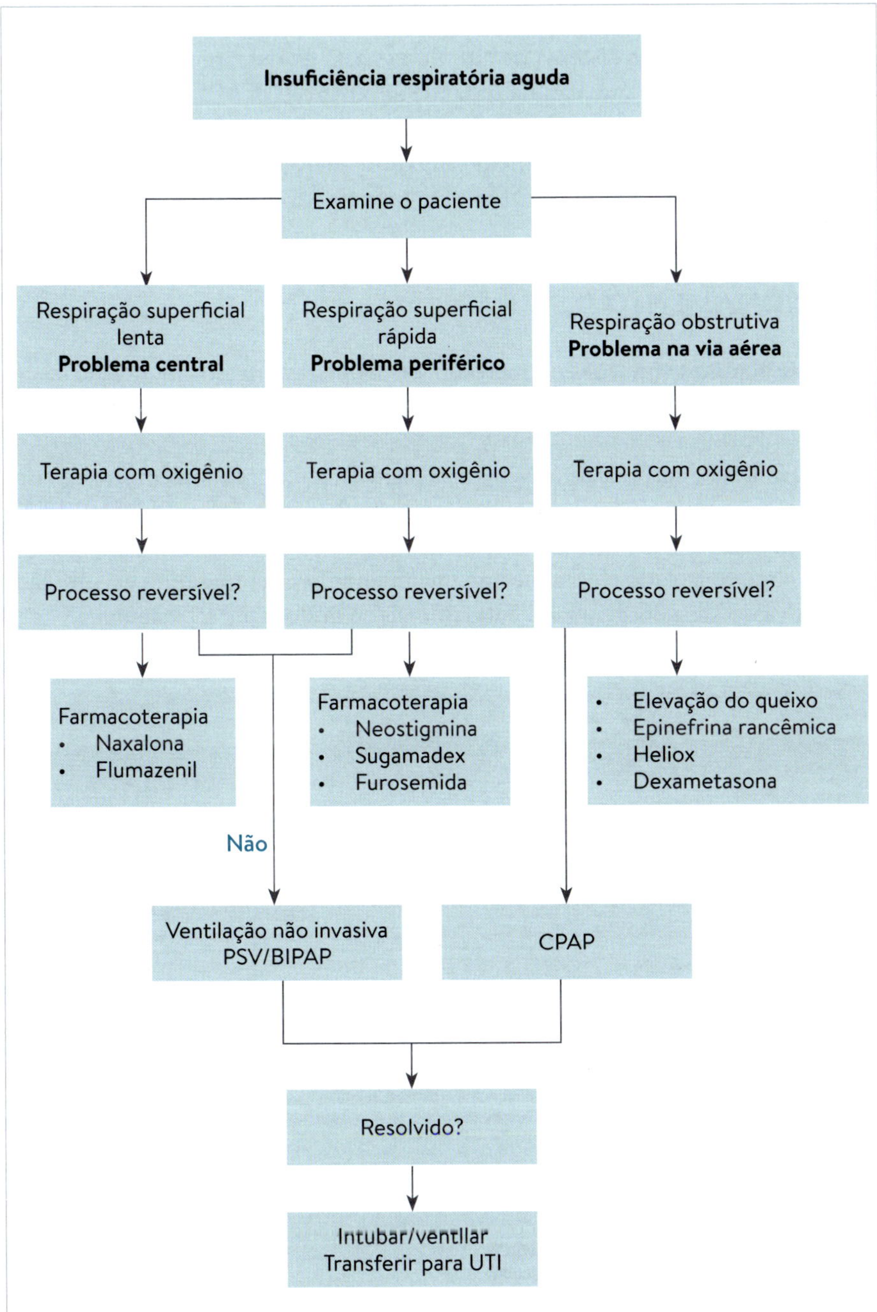

FIGURA 4 Fluxograma para o atendimento dos pacientes com complicações respiratórias na SRPA e aplicação de VNI.

a irritação facial e a sensação de claustrofobia. Uma alternativa à oxigenoterapia convencional seria um sistema de alto fluxo nasal de oxigênio aquecido e umidificado, conhecido como cânula nasal de alto fluxo (CNAF), técnica que pode fornecer oxigênio aquecido e umidificado com uma fração inspirada de oxigênio (FiO_2) controlada e com fluxo médio máximo de 60 L/minuto por intermédio de uma cânula nasal. Assim, a CNAF vem tomando importantes aplicabilidades no perioperatório.

FUNCIONAMENTO DO CNAF

Existe algumas variações no mercado de CNAF, porém a configuração básica inclui os mesmos elementos essenciais para sua base de funcionamento, incluindo:

1. Uma fonte pressurizada de oxigênio e ar, regulada por um fluxômetro/misturador.
2. Um reservatório de água esterilizada conectado a um aquecedor e umidificador eficiente.
3. Um circuito isolado e/ou aquecido que mantenha a temperatura e a umidade relativa do gás condicionado enquanto ele se desloca até o paciente.
4. Uma cânula não oclusiva (Figura 5).

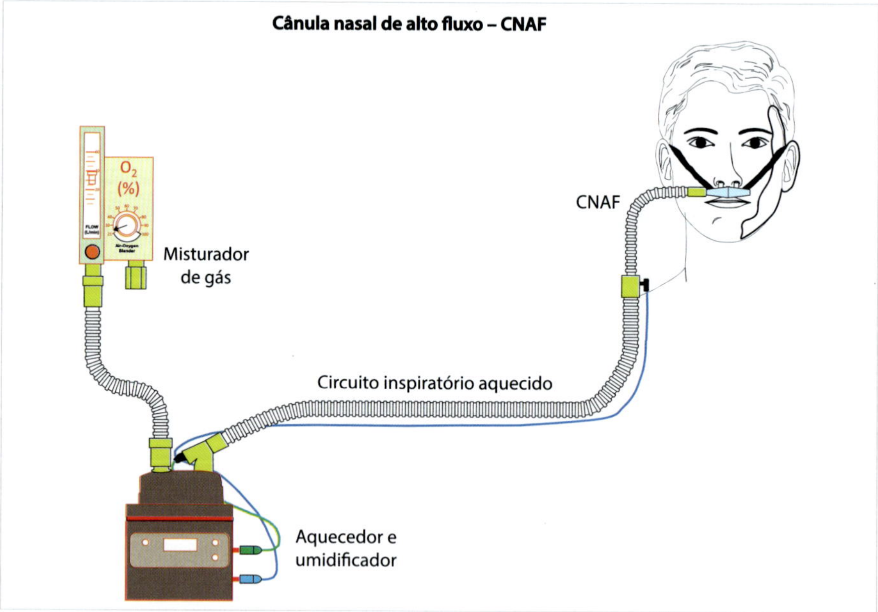

FIGURA 5 O circuito da CNAF com os seus 4 componentes.
Fonte: adaptada de Michael et al., 2018.

INDICAÇÕES

A CNAF ganhou seu espaço inicial em neonatos em virtude de fornecer uma pressão de distensão para neutralizar a falta de surfactante. Seu uso em recém-nascidos é, agora, generalizado e é apoiado por uma grande base de evidências. Em adultos, a CNAF está ganhando popularidade no tratamento da insuficiência respiratória aguda (IRpA), no manejo de vias aéreas difíceis, para melhorar as trocas gasosas pós-operatórias de cirurgias abdominais e cirurgia cardíaca, no período pós-extubação e pré-intubação imediata em terapia intensiva e para facilitar a broncoscopia.

QUADRO 5 Vantagens e desvantagens da CNAF

Vantagens	Desvantagens
Fácil de implementar e administrar	Irritação da mucosa nasal (infrequente)
Risco mínimo de degradação da pele e mucosas, possui umidificação contínua	Desconforto (infrequente)
Sem claustrofobia	Custo
Permite o paciente comer, beber e se comunicar	Alteração do olfato (infrequente) Luxação da cânula nasal (infrequente) Barulho
Estabilidade da cânula nasal em comparação com a máscara facial de alto fluxo convencional	Risco de intubação tardia

Hipoxemia pós-operatória

A VNIPP mostrou-se eficaz na manutenção do volume pulmonar, melhorando a oxigenação, reduzindo a necessidade de reintubação e CPP, após uma cirurgia de grande porte. No entanto, essas formas de assistência ventilatória podem ser limitadas por problemas logísticos na sala de recuperação do centro cirúrgico e pela intolerância do paciente. Além disso, a ocorrência de distensão gástrica pode diminuir ainda mais a CRF ou ser contraindicada por causa do sítio de anastomose cirúrgica. É fato que, quando esses inconvenientes limitam o uso da VNIPP, a CNAF pode, a princípio, oferecer vantagens terapêuticas potenciais em comparação com o tratamento de oxigenioterapia convencional. Infelizmente, porém, as evidências disponíveis não confirmam essa suposição.

Pré-oxigenação e manejo da via aérea

Sabe-se que em pacientes com preditores de via aérea difícil e ventilação difícil, as técnicas de pré-oxigenação visam melhorar a segurança do paciente para IOT. Nesses pacientes, a intubação por fibra óptica acordada é comumente realizada, o que expõe o paciente a um alto risco de hipoxemia, apesar da administração padrão suplementar de oxigênio.

O principal método para aumentar a janela apneica é através da pré-oxigenação, o que acarreta ventilação espontânea da máscara facial com oxigênio a 100%. Em cima desse conceito, a oxigenação apneica tem sido utilizada tanto experimentalmente quanto clinicamente como uma estratégia para estendê-la, fornecendo um reservatório de oxigênio faríngeo. O dispositivo de troca ventilatória por insuflação de alto fluxo contínuo de oxigênio umidificado por via nasal (*transnasal humidified rapid-insufflation ventilatory exchange,* THRIVE) administrado por uma CNAF, pode prolongar a janela apneica de forma segura, o que poderia alterar a natureza das intubações difíceis, de um evento apressado para um evento suave.

Uso da CNAF durante procedimentos invasivos endoscópicos

É importante lembrar que, no manejo de via aérea e na oxigenação adequada de um paciente, alguns procedimentos endoscópicos acabam por ocupar um espaço que parece ser mais reduzido em grupos de risco. A broncoscopia com fibra óptica, ecocardiografia transesofágica ou endoscopia digestiva, são procedimentos que podem precipitar ou piorar a hipoxemia de um paciente que já possui baixa CRF. Semelhante ao CPAP e à VNI, a CNAF tem o potencial de melhorar a segurança reduzindo eventos de hipoxemia e dessaturação.

CONSIDERAÇÕES FINAIS

A ventilação não invasiva com pressão positiva (VNIPP), tem sido utilizada como terapia de resgate para pacientes que desenvolvem problemas respiratórios agudamente no período pós-operatório, e parece ter sucesso, frequentemente, em pacientes cujo diagnóstico é atelectasia ou obesidade.

Ausência de resposta à VNIPP após 20 minutos na SRPA é, em geral, uma indicação para intubação, ventilação mecânica e encaminhamento à UTI.

A CNAF estabelece melhor conforto ao paciente, facilita no pós-operatório a possibilidade de oxigenação e alimentação simultânea do paciente. O seu uso, em situações de manejo de via aérea difícil, garante oxigenação por maior tempo em apneia e segurança em manejo de um paciente com risco de hipoxemia.

Em hipótese alguma a VNIPP deverá postergar a possibilidade de IOT em um paciente que não está respondendo a esse recurso.

LEITURA RECOMENDADA

1. Antonelli M, Conti G, Bufi M, et al. Noninvasive ventilation for treatment of acute respiratory failure in patients undergoing solid organ transplantation: a randomized trial. JAMA 2000;283:235-41.
2. Selickman J, Marini JJ. Chest wall loading in the ICU: pushes, weights, and positions. Ann Intensive Care. 2022 ;12(1):103.
3. Vella MA, Pascual-Lopez J, Kaplan LJ. High-flow nasal cannula system not just another nasal cannula; JAMA Surg. 2018;153(9):854-855.
4. Silva JM Jr., Pereira TS. Gurgel II MRM, Katayama HT. Ventilação não invasiva. In: Tratado de anestesiologia: SAESP. 9.ed., v.1. São Paulo: Editora dos Editores, 2021. p.1225-12.
5. Helviz Y, Einav S. A systematic review of the high-flow nasal cannula for adult patients. Crit Care. 2018;22:71.
6. Zoremba M, Kalmus G, Begemann D, et al. Short term non-invasive ventilation post-surgery improves arterial blood-gases in obese subjects compared to supplemental oxygen delivery - a randomized controlled trial. BMC Anesthesiol 2011;11:10.

19

Ventilação mecânica em situações de lesão pulmonar aguda intraoperatória

Saullo Queiroz Silveira
Leopoldo Muniz Costa
Talison Silas Pereira

DESTAQUE DO TEMA

1. Ventilação protetora preemptiva pode evitar a progressão de formas subclínicas da lesão pulmonar aguda e impede a lesão pulmonar associada à ventilação.
2. Ventilação protetora terapêutica deve ser instalada assim que houver suspeita de lesão pulmonar aguda.
3. Pacientes com lesão pulmonar aguda devem, na maioria dos casos, ser submetidos à monitorização hemodinâmica com pressão arterial invasiva e cateterização venosa central, preferencialmente com monitor de débito cardíaco e preditores de responsividade volêmica.
4. A reposição volêmica deve sempre ser guiada por metas, objetivando estratégia hídrica restritiva caso as condições hemodinâmicas permitam.
5. O anestesiologista deve buscar diagnósticos diferenciais para a causa da lesão pulmonar que se manifeste no intraoperatório e estabelecer tratamentos específicos caso existam.

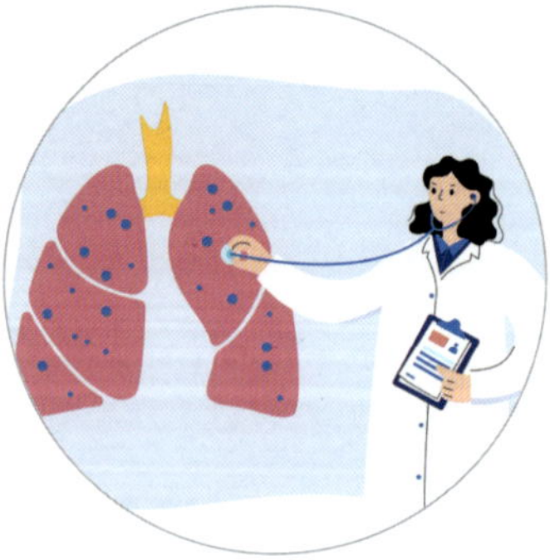

INTRODUÇÃO

Anestesiologistas prestarão assistência a pacientes com pulmões normais na maioria dos casos, porém podem se deparar com portadores de pneumopatia crônica, lesão pulmonar aguda (LPA) já estabelecida, ou casos em que se desenvolverá no intraoperatório. O manejo desse último cenário é o objeto de interesse deste capítulo, que focará apenas nos casos em que a lesão pulmonar aguda se manifeste ainda durante o intraoperatório.

Em maio de 2023 foi publicada pela American Thoracic Society uma nova atualização da definição de lesão pulmonar aguda, determinada dentro do conceito de síndrome do desconforto respiratório agudo (SDRA), a nova atualização recebe o nome de Nova Definição Global de SDRA que se baseia na então consagrada Definição de Berlim. Suas principais sugestões para uma nova definição de SDRA são apresentadas nas Tabelas 1 e 2.

O DESENVOLVIMENTO DA LESÃO PULMONAR AGUDA NO INTRAOPERATÓRIO

A LPA no intraoperatório pode se desenvolver por diferentes mecanismos, associados ou não:

- Lesão pulmonar associada à ventilação.
- Trauma direto por manipulação pulmonar.
- Lesão de isquemia de reperfusão.
- Reação inflamatória sistêmica.
- Sobrecarga volêmica.
- Lesão relacionada à transfusão.
- Embolia gordurosa e de outros elementos.
- Broncoaspiração.

TABELA 1

Inclusão da necessidade de suporte respiratório com cânula nasal de alto fluxo (CNAF) ≥ 30 L/min ou necessidade de CPAP ou VNI com PEEP > 5 cmH_2O para pacientes não intubados
Inclusão da relação SpO_2/FiO_2 ≤ 315 com SpO_2 ≤ 97% como critério alternativo à relação PaO_2/FiO_2
Inclusão de ultrassonografia pulmonar (realizada por profissional capacitado) para avaliar a presença de infiltrados pulmonares bilaterais

Nota: em situações de acesso limitado a recursos, desconsiderar a necessidade de critérios como necessidade de PEEP, alto fluxo ou uso de dispositivos específicos de suporte respiratório

TABELA 2 Critérios diagnósticos da nova definição global de SDRA

Modelo conceitual		
SDRA é uma lesão pulmonar inflamatória difusa aguda precipitada por um fator de risco predisponente, como pneumonia, infecção não pulmonar, trauma, transfusão, queimadura, aspiração ou choque. A lesão resultante leva ao aumento da permeabilidade vascular pulmonar e epitelial, edema pulmonar e atelectasia dependente da gravidade, todos os quais contribuem para a perda de tecido pulmonar aerado. As características clínicas são hipoxemia arterial e opacidades radiográficas difusas associadas a aumento do shunt, aumento do espaço morto alveolar e diminuição da complacência pulmonar. A apresentação clínica é influenciada pelo tratamento médico (posição, sedação, paralisia e equilíbrio hídrico). Os achados histológicos variam e podem incluir edema intra-alveolar, inflamação, formação de membrana hialina e hemorragia alveolar		
Critérios que se aplicam a todas as categorias de SDRA		
Fatores de risco e origem do edema: precipitado por um fator de risco predisponente agudo, como pneumonia, infecção não pulmonar, trauma, transfusão, aspiração ou choque. O edema pulmonar não é exclusivo ou primariamente atribuível ao edema pulmonar cardiogênico/sobrecarga de fluidos, e hipoxemia/anormalidades nas trocas gasosas não são primariamente atribuíveis à atelectasia. No entanto, a SDRA pode ser diagnosticada na presença dessas condições se um fator de risco predisponente para SDRA também estiver presente.		
Momento de início agudo ou agravamento de insuficiência respiratória hipoxêmica dentro de 1 semana do início estimado a partir do fator de risco predisponente ou presença de sintomas respiratórios novos ou agravados.		
Imagem do tórax: opacidades bilaterais na radiografia de tórax e tomografia computadorizada, ou linhas B bilaterais e/ou consolidações por ultrassonografia pulmonar não totalmente explicadas por derrames, atelectasia ou nódulos/massas.		
Critérios que se aplicam a categorias específicas de SDRA		
Não intubado-SDRA	Intubado-SDRA	Definição modificada para configurações de recursos limitados
Oxigenação: $PaO_2/FiO_2 \leq 300$ mmHg ou $SpO_2/FiO_2 \leq 315$ (com $SpO_2 \leq 97\%$) e CNAF com fluxo de ≥ 30 L/min ou VNI/CPAP com 5 cmH_2O com pressão expiratória	Leve: $PaO_2/FiO_2 \leq 300\text{-}200$ ou $SpO_2/FiO_2 \leq 315\text{-}235$ (se $SpO_2 \leq 97\%$) Moderada: $PaO_2/FiO_2 \leq 200\text{-}100$ ou $SpO_2/FiO_2 \leq 235\text{-}148$ (se $SpO_2 \leq 97\%$) Grave: $PaO_2/FiO_2 \leq 100$ ou $SpO_2/FiO_2 \leq 148$ (com $SpO_2 \leq 97\%$)	$SpO_2/FiO_2 \leq 315$ (se $SpO_2 \leq 97\%$). Tanto a pressão expiratória final positiva quanto a taxa mínima de fluxo de oxigênio não são necessárias para o diagnóstico em configurações de recursos variáveis

Frente a isso, a incidência desse evento varia amplamente entre os diferentes tipos de cirurgias e perfis de complexidade dos pacientes. São de especial relevância, as cirurgias de ressecção pulmonar com ventilação monopulmonar, as ressecções de tumores de esôfago por via trans-hiatal, cirurgias com circulação extracorpórea e aquelas dos andares superiores do abdômen. A escala de ARISCAT é uma boa forma de estratificar pacientes sob maior risco de complicações pulmonares perioperatórias e pode ser útil nesse contexto. Ao anestesiologista caberá:

- Prevenir a ocorrência de lesão iatrogênica optando por estratégia ventilatória protetora sempre que possível.
- Diagnosticar a LPA quando essa acontecer.
- Identificar os diagnósticos diferenciais para a causa dessa lesão.
- Adequar a ventilação mecânica ao novo cenário.
- Prover tratamento específico relacionado à causa quando houver.

MANIFESTAÇÕES CLÍNICAS E MANEJO INICIAL

A LPA se manifestará, geralmente, por queda na saturação ou dificuldade ventilatória. Inicialmente, devem ser excluídos diagnósticos diferenciais mais simples, como falha no aparelho de anestesia, mistura hipoxêmica de gases frescos, intubação seletiva, obstrução ou acotovelamento do tubo orotraqueal. Outro diagnóstico diferencial importante a ser afastado é o broncoespasmo, facilmente reconhecível pela ausculta pulmonar e observação da onda de capnografia (padrão ascendente). Por fim, uma possibilidade a ser considerada é a ocorrência de pneumotórax, lembrando que mesmo pacientes que não foram expostos a barotrauma podem desenvolvê-lo, como nos portadores de bolhas pleurais e em cirurgias laparoscópicas no andar superior do abdômen com manipulação do hiato diafragmático. Outra situação na qual o pneumotórax deve ser considerado é em cirurgias de endometriose, pela possibilidade de implantes diafragmáticos com perfuração desse músculo.

A seguir, é também imprescindível excluir causas cardiovasculares, sendo necessário conhecer a história pregressa do paciente, a fim de identificar aqueles de alto risco cardiovascular e os portadores de insuficiência cardíaca congestiva. No intraoperatório, é primordial atentar-se a eventuais crises hipertensivas que possam ser desencadeadas por infiltração com soluções anestésicas contendo vasoconstritores, ou manipulação de tumores produtores de adrenalina e nora drenalina (feocromocitoma e paragangliomas) que podem resultar em edema agudo de pulmão hipertensivo e até mesmo falência ventricular relacionada à síndrome de takotsubo. Excluir esses diagnósticos pode incluir, além da história clínica, a realização de exames complementares como ecocardiograma e cateterismo coronariano peptídeo natriurético cerebral (BNP).

A avaliação da causa da hipóxia no intraoperatório incluirá, além da revisão da história clínica e da realização de exame físico, a coleta de exames complementares e a aquisição de monitorização avançada caso ainda não esteja disponível. Gasometria arterial deve ser coletada assim que possível para confirmar a presença

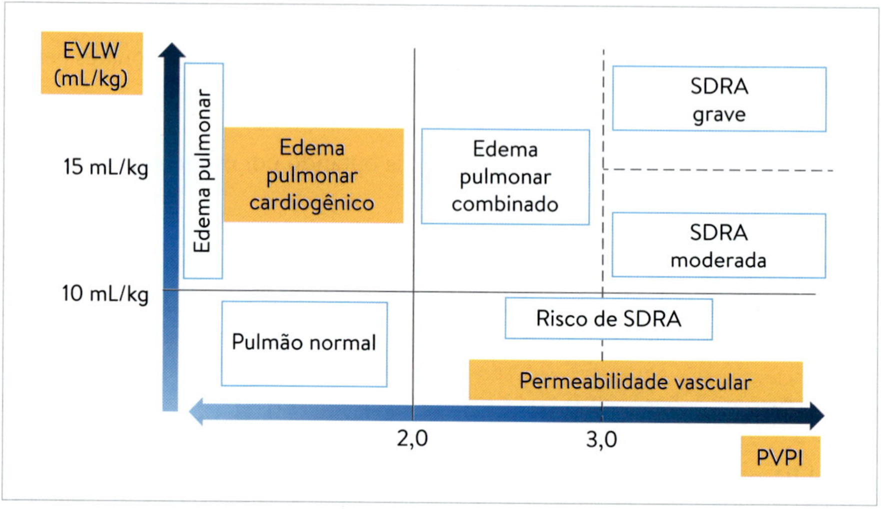

FIGURA 1 Relação entre água extravascular pulmonar (*extravascular lung water* – EVLW) e índice de permeabilidade vascular pulmonar (*pulmonary vascular permeability index* [PVPI]).

de hipoxemia e descartar falha na monitorização, além de ser primordial para estratificação da gravidade (relação PaO_2/FiO_2), descartar diagnósticos diferenciais, como metahemoglobinemia e realizar ajuste hidroeletrolítico. A cateterização arterial para medida de pressão arterial invasiva será estratégica, pois permite a rápida coleta de exames seriados e o melhor manejo hemodinâmico, já que a maioria das causas de lesão pulmonar aguda no intraoperatório serão acompanhadas de instabilidade cardiovascular. Nesse cenário, a opção por monitores de débito cardíaco, especialmente aqueles que permitam a predição de responsividade volêmica (variação de volume sistólica e variação da pressão de pulso) parece sensata, possibilitando manejo hídrico mais adequado e evitando sobrecarga que pode agravar a LPA. Ainda nesse racional, a aquisição de um acesso venoso central e o início precoce da administração de droga vasoativa (noradrenalina) pode ser vantajoso. Há robusta evidência na literatura de que estratégia hídrica restritiva reduz o tempo de internação e de ventilação em pacientes com SDRA, apesar de não haver impacto comprovado sobre a mortalidade. Vale salientar que esse benefício é verdadeiro para pacientes cirúrgicos e clínicos.

De tal modo, pode-se dividir os pacientes com SDRA em dois grupos, a depender da associação de instabilidade hemodinâmica à lesão pulmonar: SRDA isolada; e SDRA associada à disfunção cardiovascular. O manejo dessas diferentes entidades é sintetizado na Figura 2.

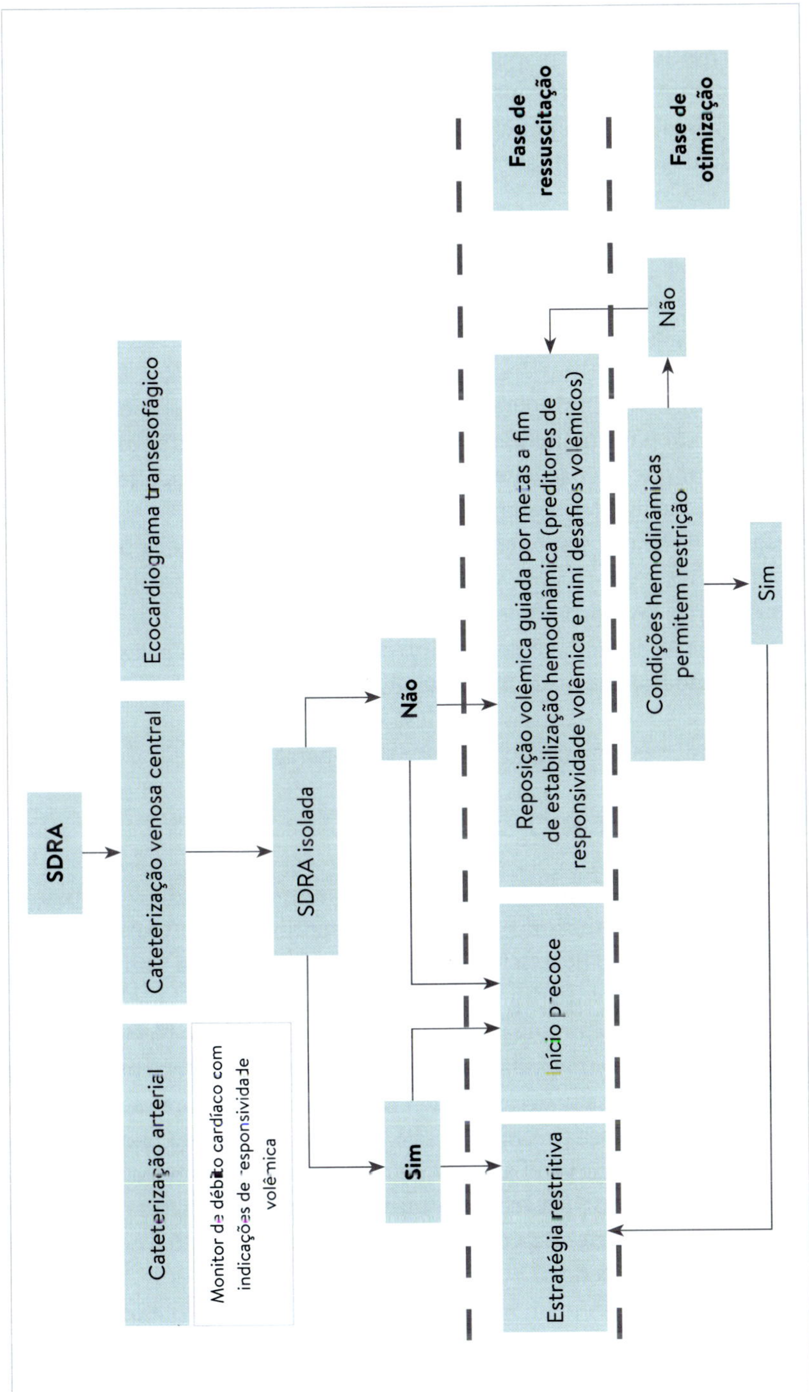

FIGURA 2 Resumo esquemático do manejo não ventilatório de pacientes com SDRA divididos entre aqueles que apresentam disfunção cardiovascular associada ou não.

O uso de monitores com capacidade para aferir a água extravascular pulmonar por termodiluição transpulmonar é promissor, podendo auxiliar tanto no diagnóstico, diferenciando causas cardiogênicas de inflamatórias, quanto na condução dos casos, possibilitando estratégias restritivas de reposição volêmica. A diferenciação da causa pode ser feita conforme indicado a seguir:

- Causa inflamatória (SDRA): *extravascular lung water* (EVLW) maior que 10 mL/kg e *pulmonary vascular permeability index* (PVPI) maior que 3.
- Causa cardiogênica: *extravascular lung water* (EVLW) maior que 10 mL/kg e *pulmonary vascular permeability index* (PVPI) menor que 2.

A reposição volêmica com soluções contendo albumina possui racional interessante nesse contexto por possibilitar redução do volume total infundido, porém deve-se considerar que em pacientes com aumento da permeabilidade pulmonar pode haver extravasamento dessa proteína e piora do edema.

A transfusão de hemocomponentes deve ser evitada sempre que possível, pois além de poder causar sobrecarga volêmica, pode levar ao desenvolvimento de lesão pulmonar relacionada à transfusão.

A utilização de furosemida para reduzir o edema será limitada pelas condições hemodinâmicas do paciente e, de forma geral, não será possível durante a fase de ressuscitação após o insulto causador da lesão pulmonar. Caso haja estabilidade suficiente, ela pode ser uma opção ainda na sala operatória.

MANEJO VENTILATÓRIO

Como regra geral, uma vez instalada a lesão pulmonar aguda, a ventilação mecânica deve seguir os mesmos princípios da ventilação protetora utilizada em pacientes críticos, cujo benefício é inquestionável (ventilação protetora terapêutica). Quanto antes esse padrão de ventilação for estabelecido, maior será a possibilidade de impedir a progressão para formas mais graves. Nesse racional, talvez o ideal fosse empregar ventilação protetora para todos os pacientes cirúrgicos, de maneira a impedir a progressão de formas subclínicas para estágios mais graves (ventilação protetora preemptiva). Se, por um lado, ainda não existe tão sólido respaldo para indicar ventilação protetora a todos os pacientes cirúrgicos, naqueles sob alto risco de SDRA (cirurgia cardíaca, cirurgias torácicas e cirurgias abdominais de grande porte) essa estratégia se associa a resultados consistentes em relação a melhor desfecho.

Para pacientes sem lesão pulmonar estabelecida, ventilação protetora preemptiva adequada será composta de:

- Volume corrente inferior a 8 mL/kg de peso predito.
- PEEP maior ou igual a 5 mmHg.
- Realização ou não de manobras de recrutamento.
- Menor fração inspirada de oxigênio suficiente para não gerar hipoxemia.

Pacientes cirúrgicos com lesão pulmonar aguda deverão ser conduzidos como os demais portadores de SDRA. Dessa forma, valem as seguintes orientações:

- Volume corrente: entre 4 e 6 mL/kg.
- Pressão de platô: igual ou menor que 30 cmH_2O.
- PEEP: estratégias com PEEPs mais altos são vantajosas em pacientes com SDRA moderado ou grave. Há ampla variação nos protocolos para determinação da PEEP nesses casos. O uso de uma tabela de correlação PEEP/FiO_2 pode ser útil, conforme sugerido na Tabela 3. Ajustes da PEEP/FiO_2 devem ser feitos visando manter saturação de oxigênio entre 90 e 95%. Vale destacar que as condições hemodinâmicas podem impedir o uso de PEEPs muito elevadas.
- Manobras de recrutamento: manobras de recrutamento não devem ser utilizadas de maneira rotineira, com possibilidade de piora no desfecho.
- *Driving pressure*: idealmente deve ser mantida abaixo de 15 cmH_2O. Existe a possibilidade de combinação de PEEP titulada pela tabela de PEEP/FiO_2 seguida de titulação pela *driving pressure*.

TABELA 3 Correlação PEEP/FiO_2 . Valores de PEEP devem ser ajustados de acordo com a necessidade de fração inspirada de oxigênio de cada paciente

FiO_2	0,3	0,4	0,5	0,6	0,7	0,8	0,9	1
PEEP	5-10	10-18	18-20	20	20	20-22	22	22-24

As orientações relacionadas à ventilação mecânica nas duas situações supracitadas estão reunidas na Tabela 4.

TABELA 4 Resumo das orientações quanto à ventilação protetora em pacientes sem diagnóstico de LPA (ventilação protetora preemptiva) e com diagnóstico de LPA (ventilação protetora terapêutica)

Ventilação protetora preemptiva	Ventilação protetora terapêutica
• Vt: ≤ 8 mL/kg • PEEP: ≥ 5 cmH_2O • FiO_2: menor possível para evitar dessaturação	• Vt: 4-6 mL/kg • Pressão de platô ≤ 30 cmH_2O • PEEP: titulado pela tabela PEEP/FiO_2 • FiO_2: menor possível para evitar dessaturação • Manobras de recrutamento: não utilizar de forma sistemática • *Driving pressure*: < 15 cmH_2O

O uso de bloqueadores neuromusculares está indicado em pacientes com SDRA moderado ou grave nas primeiras 48 horas após o advento da lesão. Este capítulo trata de pacientes que desenvolvem esse padrão de lesão no intraoperatório e, portanto, os pacientes cirúrgicos com formas moderadas ou graves devem ser encaminhados à UTI sob efeito dessas drogas. Deve-se evitar o uso de atracúrio pelo risco de broncoespasmo.

A indicação de terapias de resgate (posição prona e membrana de oxigenação extracorpórea) serão raras na prática do anestesiologista. Nos casos de SDRA grave estas podem ser utilizadas, a começar pelo posicionamento em prona seguido da *extracorporeal membrane oxygenation* (ECMO). Uma situação na qual o anestesiologista pode ser confrontado com a necessidade de indicar essas terapias é a pneumonite química secundária à broncoaspiração maciça.

DIAGNÓSTICOS DIFERENCIAIS DE INTERESSE DO ANESTESIOLOGISTA

A seguir, serão discutidos alguns possíveis diagnósticos diferenciais para a ocorrência de lesão pulmonar aguda que se manifeste no intraoperatório.

Lesão pulmonar aguda associada à transfusão

A lesão pulmonar aguda relacionada à transfusão (*transfusion-related acute lung injury* – TRALI) é a ocorrência de lesão pulmonar, usualmente em até 6 horas após a transfusão de hemocomponentes contendo plasma. É um diagnóstico de exclusão e deve ocorrer após afastadas causas cardiogênicas e outras causas inflamatórias. É a principal causa de morte relacionada à transfusão. A incidência vai de 0,02 a 1,12% por bolsa transfundida, não variando entre as populações adulta e pediátrica, mas sim em pacientes críticos nos quais pode exceder 5 a 8%. Já, entre pacientes cirúrgicos, pode chegar a 2%. O aumento da incidência em pacientes críticos corrobora o modelo fisiopatológico proposto, no qual um pulmão predisposto por um "primeiro golpe" (condições pró-inflamatórias como: cirrose, insuficiência cardíaca, insuficiência renal, câncer, abuso de álcool, ventilação mecânica com altas pressões de pico (> 30 cmH_2O), tabagismo, pneumonia, múltiplas fraturas, pancreatite, extremos de idade, TRALI prévia e choque hemodinâmico) desenvolve a lesão após a exposição a um "segundo golpe" constituído pela transfusão em si (fatores imunológicos e não imunológicos). Nos pacientes cirúrgicos pode haver um "terceiro golpe" relacionado ao manejo anestésico e cirúrgico (características da ventilação mecânica, tempo de cirurgia, reposição volêmica, manejo transfusional e uso de circulação extracorpórea) que retroalimenta os demais. Nesse sentido a execução de ventilação protetora e de um manejo volêmico, transfusional e hemostático guiado por metas pode ser fundamental para reduzir o terceiro golpe e a ocorrência dessa entidade em pacientes cirúrgicos.

Apresenta vários diagnósticos diferenciais. No perioperatório, o reconhecimento é ainda mais difícil, pois esses pacientes estão expostos a diversos insultos pulmonares (lesão pulmonar associada à ventilação, trauma pulmonar direto, sobrecarga volêmica e outros). Dentre as causas transfusionais, é de especial interesse a diferenciação com a sobrecarga volêmica relacionada à transfusão (*transfusion-associated circulatory overload* – TACO), entidade mais comum que a TRALI e que compartilha com essa uma série de características. Portanto, ao se suspeitar de TRALI, deve-se excluir ativamente a possibilidade de TACO. Ambas causam hipoxemia aguda com infiltrado pulmonar bilateral, porém a TACO relaciona-se a grandes volumes de transfusão, ou a infusões muito rápidas e a sinais de sobrecarga volêmica (aumento da pressão venosa central, turgência jugular, anasarca e aumento do BNP). Trata-se de um edema pulmonar hidrostático, enquanto a TRALI apresenta características inflamatórias. Pacientes com TACO responderão bem ao uso de diuréticos em contraste com aqueles com TRALI (Figura 3).

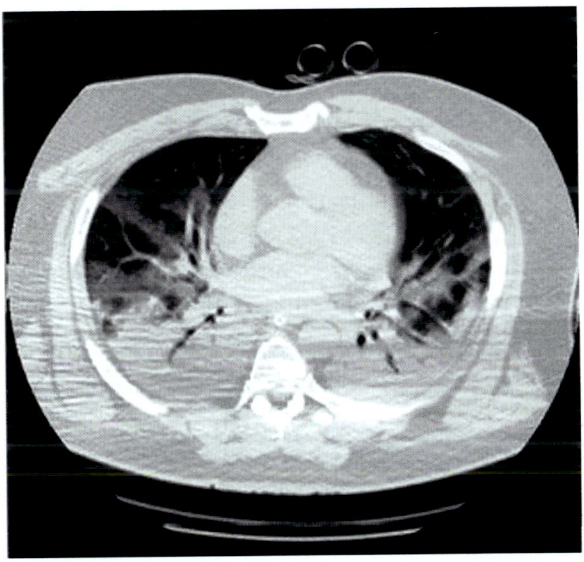

FIGURA3 Tomografia de tórax com infiltrado alveolar heterogêneo em paciente em pós-operatório imediato de trissigmentectomia hepática, com politransfusão intraoperatória por lesão de vasos periportais. O paciente em questão apresentou relação PaO_2/FiO_2 de 78, pressão ocluída da artéria pulmonar (POAP) 9 mmHg, índice cardíaco de 3,4 L/min, cerca de 4 horas após a transfusão de hemocomponentes, com provável diagnóstico de TRALI.

Ao suspeitar de TRALI, a transfusão deve ser interrompida e o banco de sangue imediatamente comunicado. Não existe tratamento específico para TRALI. Medidas de suporte incluem ventilação protetora, posição prona e até mesmo o uso de ECMO. O uso de corticoides é controverso. Há relatos de plasmaférese com bons resultados. Diuréticos devem ser utilizados se houver possibilidade de TACO.

Síndrome de embolia gordurosa

A síndrome de embolia gordurosa é diagnóstico diferencial para hipoxemia intraoperatória em pacientes submetidos a cirurgias para correção de fraturas ósseas, inserção de hastes intramedulares, artroplastia de grandes articulações e lipoaspirações, especialmente se associadas à lipoenxertia. Em cirurgias ortopédicas, são fatores de risco para o desenvolvimento dessa entidade: fraturas fechadas, múltiplas e manejo conservador prolongado em fraturas de ossos longos.

Essa síndrome acomete múltiplos sistemas, com manifestações cutâneas, respiratórias, neurológica e cardíacas. Existem dois principais conjuntos de critérios para o diagnóstico:

- Critérios de Wilson e Gurd: para confirmação diagnóstica são necessários dois critérios maiores, ou um critério maior e quatro critérios menores, conforme descrito na Tabela 5.
- Critérios de Schoenfeld: para diagnóstico são necessários 6 ou mais pontos, conforme descrito na Tabela 6.

O tratamento é constituído basicamente de medidas de suporte e não existem tratamentos específicos. A utilização sistemática de corticosteroides não tem respaldo. Muitos pacientes evoluirão com choque e necessitarão de reposição volêmica. Nesses casos, o uso de albumina pode ser vantajoso, pois restaura a

TABELA 5 Critérios de Wilson e Gurd para diagnóstico de síndrome da embolia gordurosa

Critérios maiores	Critérios menores
Hipóxia (PaO_2 < 60 mmHg e FiO_2 > 0,4)	Taquicardia (Fc > 120 bpm)
Depressão do sistema nervoso central	Febre (Tax > 39 °C)
Petéquias	Trombocitopenia (Plaquetas < 150.000/dL)
	Glóbulos de gordura na urina ou no escarro
	Embolia para a retina
	Anemia inexplicada
	Aumento da velocidade de hemossedimentação

TABELA 6 Critérios de Schoenfeld para diagnóstico de síndrome da embolia gordurosa

5 pontos	4 pontos	3 pontos	1 ponto
Rash petequial	Infiltrado difuso na radiografia de tórax	Hipoxemia	Febre
			Taquicardia
			Rebaixamento do nível de consciência

volemia e reduz a quantidade de ácidos graxos livres ligando-se a eles. Adicionalmente, a realização de ecocardiograma pode ser fundamental para diagnóstico de disfunção ventricular direita e correto manejo.

Pacientes submetidos à cirurgia sob anestesia loco-regional podem necessitar de intubação orotraqueal por dois diferentes motivos: insuficiência respiratória e rebaixamento do nível de consciência. Ressonância nuclear magnética e tomografia computadorizada de crânio podem ser úteis para pacientes com manifestações neurológicas.

Quanto à ventilação mecânica, não existem orientações específicas, mas segue o racional de uso de parâmetros protetores.

Síndrome da implantação óssea de cimento (SIOC)

A SIOC se caracteriza por hipóxia, hipotensão arterial ou ambos e/ou perda inesperada de consciência próximo ao momento da cimentação, inserção da prótese, redução da articulação e ocasionalmente após a deflação do garrote em pacientes submetidos à cirurgia ortopédica com cimentação. As hemiartroplastias de quadril são os procedimentos de mais alto risco.

A gravidade pode variar bastante, de casos leves até parada cardiorrespiratória. A comunicação entre anestesiologista e cirurgião é fundamental para prevenir, reconhecer e tratar essa entidade. Aumentar a fração inspirada de oxigênio, garantir volume intravascular adequado e aumento da pressão arterial nos períodos de maior risco de SIOC (especialmente durante a cimentação) são medidas sugeridas. Além disso, o uso sistemático de vasopressores (mesmo infusões de baixas doses de epinefrina) durante a cimentação é, agora, um componente do protocolo intraoperatório de algumas instituições.

No perioperatório, é imprescindível a vigilância dos sinais de comprometimento cardiorrespiratório, desde a remoção da cabeça do fêmur até a instrumentação do canal femoral.

A falência vascular se relaciona à hipertensão pulmonar, e o uso de oxigênio a 100% pode resultar em redução da pressão nesse território. Os demais ajustes da ventilação devem incluir parâmetros de ventilação protetora. O uso precoce de drogas vasoativas (vasopressores e inotrópicos) é incentivado. A reposição volêmica deve ser precoce e agressiva.

Pneumonite aspirativa

A broncoaspiração durante a anestesia pode conduzir a pneumonite química e a pneumonia aspirativa. Nem todo paciente desenvolverá ambas as complicações. A síndrome de Mendelson é definida pela aspiração do conteúdo gástrico, causando pneumonite química caracterizada por febre, cianose, hipóxia, edema pulmonar e potencial para óbito. A radiografia de tórax inicial demonstrará consolidação característica de broncoaspiração (bases pulmonares), mas pode evoluir para um padrão característico de SDRA.

O foco do anestesiologista sempre deve estar na prevenção dessa complicação, com respeito ao jejum pré-operatório e à indicação de intubação em sequência rápida ou com paciente acordado, quando cabível.

Quando houver regurgitação do conteúdo gástrico, o paciente deve ser posicionado em Trendelenburg e a orofaringe deve ser aspirada. Após a intubação, deve-se aspirar a traqueia antes de iniciar a ventilação mecânica, se possível. No caso de aspiração de conteúdo sólido, a broncoscopia pode ser útil. O uso rotineiro de antibiótico como profilaxia não é indicado e só deve ser iniciado se as condições clínicas do paciente sugerirem pneumonia.

A ventilação mecânica deve usar padrões protetores. Cirurgias eletivas devem ser postergadas, porém cirurgias de urgência deverão acontecer mesmo após o evento. Pacientes que apresentem boas condições ventilatórias podem ser extubados ao final do procedimento, já aqueles com sinais precoces de pneumonite química devem ser encaminhados à UTI intubados.

CONSIDERAÇÕES FINAIS

Cabe ao anestesiologista, quanto ao manejo do paciente com lesão pulmonar aguda:

1. Prevenir a ocorrência de lesão iatrogênica, optando por estratégia ventilatória protetora sempre que possível. Essa ação impede que a ventilação mecânica seja a causa da lesão ou seja decisiva para o agravamento de um quadro subclínico já em curso.
2. Diagnosticar a lesão pulmonar aguda quando esta acontecer. Para tanto, atentar-se a pacientes e à cirurgia de alto risco, descartar outras causas para a dessaturação de oxigênio e realizar gasometria arterial o mais rápido possível.

3. Identificar os diagnósticos diferenciais para a causa dessa lesão pulmonar. Para esse fim, o conhecimento acerca das causas de lesão pulmonar no intraoperatório é primordial. Esse passo garante condução e tratamentos específicos corretos, caso existam, assim como o tratamento de disfunções associadas.
4. Adequar a ventilação mecânica ao novo cenário. Uma vez identificada a lesão pulmonar aguda, a ventilação protetora tem que ser prontamente instalada, caso ainda não esteja em uso.
5. Garantir a continuidade do cuidado. Ao encaminhar o paciente à UTI, o anestesiologista deve garantir ventilação adequada durante o transporte e fornecer ao intensivista todas as informações necessárias para prover adequado tratamento, inclusive com a hipótese para a o evento.

LEITURA RECOMENDADA

1. ARDS Definition Task Force, Ranieri VM, Rubenfeld GD, Thompson BT, Ferguson ND, Caldwell E, Fan E, et al. Acute respiratory distress syndrome: the Berlin Definition. JAMA. 2012;307(23):2526-33.
2. O'Gara B, Talmor D. Perioperative lung protective ventilation. BMJ. 2018;362:k3030.
3. Vignon P, Evrard B, Asfar P, Busana M, Calfee CS, Coppola S, et al. Fluid administration and monitoring in ARDS: which management? Intensive Care Med. 2020;46(12):2252-2264.
4. Tagami T, Ong MEH. Extravascular lung water measurements in acute respiratory distress syndrome: why, how, and when? Curr Opin Crit Care. 2018;24(3):209-215.
5. Sadowitz B, Jain S, Kollisch-Singule M, Satalin J, Andrews P, Habashi N, et al. Preemptive mechanical ventilation can block progressive acute lung injury. World J Crit Care Med. 2016;5(1):74-82.
6. Menk M, Estenssoro E, Sahetya SK, Neto AS, Sinha P, Slutsky AS, et al. Current and evolving standards of care for patients with ARDS. Intensive Care Med. 2020;46(12):2157-2167.
7. Griffiths MJD, McAuley DF, Perkins GD, Barrett N, Blackwood B, Boyle A, et al. Guidelines on the management of acute respiratory distress syndrome. BMJ Open Respir Res. 2019;6(1):e000420.
8. Meade MO, Cook DJ, Guyatt GH, Slutsky AS, Arabi YM, Cooper DJ, et al. Lung Open Ventilation Study Investigators. Ventilation strategy using low tidal volumes, recruitment maneuvers, and high positive end-expiratory pressure for acute lung injury and acute respiratory distress syndrome: a randomized controlled trial. JAMA. 2008;299(6):637-45.
9. Writing Group for the Alveolar Recruitment for Acute Respiratory Distress Syndrome Trial (ART) Investigators, Cavalcanti AB, Suzumura ÉA, Laranjeira LN, Paisani DM, Damiani LP, Guimarães HP et al. Effect of lung recruitment and titrated positive end-expiratory pressure (PEEP) vs low PEEP on mortality in patients with acute respiratory distress syndrome: a randomized clinical trial. JAMA. 2017;318(14):1335-1345.
10. McVey MJ, Kapur R, Cserti-Gazdewich C, Semple JW, Karkouti K, Kuebler WM. Transfusion-related acute lung injury in the perioperative patient. Anesthesiology. 2019;131(3):693-715.

11. Adeyinka A, Pierre L. Fat Embolism. 2022. In: StatPearls. Treasure Island (FL): StatPearls Publishing, 2022.
12. Donaldson AJ, Thomson HE, Harper NJ, Kenny NW. Bone cement implantation syndrome. Br J Anaesth. 2009;102(1):12-22.
13. Matthay MA, Arabi Y, Arroliga AC, Bernard G, Bersten AD, Brochard LJ, et al. A new global definition of acute respiratory distress syndrome. Am J Respir Crit Care Med. 2024;209(1):37-47.

Índice remissivo